健康行動理論による研究と実践

編集 一般社団法人日本健康教育学会

執筆

神馬征峰 東京大学大学院医学系研究科国際地域保健学教室 教授

福田吉治 帝京大学大学院公衆衛生学研究科 教授

戸ヶ里泰典 放送大学 教授

助友裕子 日本女子体育大学 教授

衞藤久美 女子栄養大学栄養学部 准教授

赤松利恵 お茶の水女子大学基幹研究院自然科学系 教授

石川ひろの 帝京大学大学院公衆衛生学研究科 教授

齊藤恭平 東洋大学ライフデザイン学部健康スポーツ学科 教授

溝田友里 静岡社会健康医学大学院大学 准教授

杉森裕樹 大東文化大学スポーツ・健康科学部看護学科 教授

イチロー・カワチ ハーバード大学公衆衛生大学院 教授

医学書院

装丁：笠原直樹，エッジ・デザインオフィス
表紙写真：©k_yu, ©metamorworks_photo-stock.adobe.com

健康行動理論による研究と実践

発　行　2019年6月15日　第1版第1刷©
　　　　　2022年9月1日　第1版第3刷

編　集　一般社団法人日本健康教育学会

発行者　株式会社　医学書院

　　　　代表取締役　金原　俊

　　　　〒113-8719　東京都文京区本郷1-28-23

　　　　電話　03-3817-5600(社内案内)

印刷・製本　三報社印刷

本書の複製権・翻訳権・上映権・譲渡権・貸与権・公衆送信権(送信可能化権
を含む)は株式会社医学書院が保有します.

ISBN978-4-260-03635-1

本書を無断で複製する行為(複写，スキャン，デジタルデータ化など)は，「私
的使用のための複製」など著作権法上の限られた例外を除き禁じられています.
大学，病院，診療所，企業などにおいて，業務上使用する目的(診療，研究活
動を含む)で上記の行為を行うことは，その使用範囲が内部的であっても，私的
使用には該当せず，違法です.また私的使用に該当する場合であっても，代行
業者等の第三者に依頼して上記の行為を行うことは違法となります.

JCOPY 〈出版者著作権管理機構　委託出版物〉
本書の無断複製は著作権法上での例外を除き禁じられています.
複製される場合は，そのつど事前に，出版者著作権管理機構
(電話 03-5244-5088, FAX 03-5244-5089, info@jcopy.or.jp)の
許諾を得てください.

はしがき

* * *

　元号が令和となり，新たなスタートをきったこの年，『健康行動理論による研究と実践』が完成した。日本健康教育学会のテキストとしては，『健康教育―ヘルスプロモーションの展開』(保健同人社)を刊行した2003年以来，16年ぶりのことである。この間，健康教育とヘルスプロモーションの研究と実践は世界中で進められ，新たな健康行動理論やモデルも登場した。大量のテキストも欧米で発行されてきた。しかし，欧米のテキストに日本の事例が含まれることは少ない。

　だからといって日本での研究や実践が少ないとか劣っているというわけではない。英語論文にならなくとも，多くの研究が日本で行われ，研究に基づいた実践もなされてきた。それらをまとめ，「ヘルスリテラシー」「エンパワメント」「ストレス対処能力」などに特化して書かれた著書も出版されてきた。一方，日本において，健康行動理論を用いた研究や実践を包括した類書は長らく不在であった。

　この不在によって苦労した研究者は数多くいるはずである。何事も新たな学びをする際は，短時間で全体像を俯瞰することが肝要である。全体像がつかめれば，グイグイと自分の関心の対象に迫っていける。その手だすけをするために本書を企画した。

　本書は，2003年のテキストにはさほど見られなかった，日本の研究と実践の事例が盛りだくさんである。そのリアルな感覚を手にしたいのであれば，序章のあと，第5章から第8章までを一気に読んでもらいたい。それによって，若干難しいかもしれない第1章から第4章までの理解も深まるはずである。

　本書の対象は，第一に，健康行動にかかわるテーマの研究に取り掛かろうとする看護・保健・栄養・福祉系などの大学院生や若手の研究者である。代表的な健康行動理論を理解でき，実際の研究に役だつであろう，国内の研究事例や日本語で使用可能な測定尺度を紹介している。研究者にとっておおいに参考になるはずである。ただし紙面の都合上，その使い方に関する詳細な説明は十分できていない。その点，各章末にある文献をおおいに活用していただきたい。第二に，学校や職場(病院を含む)，地域社会で健康行動理論を活用している実践家である。理論が実践に役にたたなかったなら，それは「よい理論」ではない。「よい理論」として理解かつ活用できるような解説を心がけた。

　本書がかかわる領域は多岐にわたる。健康教育，ヘルスプロモーション，医学，薬学，歯学，看護学，介護学，社会福祉学，心理学，臨床心理学，健康社会学，行動医

学，ヘルスコミュニケーション学，栄養学，産業医学，行動科学，リハビリテーション。この領域は今後も増えていくに違いない。本書がより多くの人に活用されることを期待したい。

　ただし，本書を参考に，論文や著書を仕上げることを最終目的としてはいただきたくない。本書によって，研究と実践が進められ，それによって人々がより健康になり，より幸せになる，それが私たちの大きな願いである。

　最後に，本書の刊行にあたり，多大なる支援をいただいた日本健康教育学会事務局，医学書院の方々に深謝する。

2019(令和元)年　5月

神馬征峰

CONTENTS｜目 次

序 章　健康行動理論とは〈神馬征峰〉

- Ⓐ 健康行動理論とは？……………………………………………………………… 2
- Ⓑ 健康行動理論と健康教育・ヘルスプロモーション……………………………… 3
- Ⓒ 本書の概要………………………………………………………………………… 5

第1部　健康行動理論の基盤

第1章　健康行動理論の変遷〈神馬征峰〉

- Ⓐ 浅い歴史，深い課題……………………………………………………………… 12
  - **1**｜健康行動理論が扱う課題の歴史…………………………………………… 12
  - **2**｜浅い歴史を支える理論………………………………………………………… 13
- Ⓑ 健康行動理論における基本用語の定義と解釈………………………………… 13
  - **1**｜パラダイム……………………………………………………………………… 14
  - **2**｜概念，コンストラクト，変数………………………………………………… 14
  - **3**｜原則……………………………………………………………………………… 15
  - **4**｜理論……………………………………………………………………………… 15
  - **5**｜モデル…………………………………………………………………………… 17
- Ⓒ 健康行動概念・理論・モデルの系統図………………………………………… 17
  - **1**｜系統図づくりの材料…………………………………………………………… 18
  - **2**｜系統図の特徴…………………………………………………………………… 18
  - **3**｜個人レベルの概念・理論・モデル…………………………………………… 19
  - **4**｜個人間レベルの概念・理論・モデル………………………………………… 22
  - **5**｜集団レベルの理論・モデル・フレームワーク……………………………… 24
  - **6**｜系統図の効用と限界…………………………………………………………… 26
- Ⓓ 理論の発展事例…………………………………………………………………… 27
  - **1**｜失敗があればこそ……………………………………………………………… 27
  - **2**｜態度と行動をつなぐ糸………………………………………………………… 29
  - **3**｜集団レベルの理論・モデル・フレームワーク批判………………………… 30

第2章　個人レベルの理論・モデル〈福田吉治〉

A 個人レベルの理論とは ･･ 36

B KAP モデル ･･･ 36

1 基本的考え方 ･･ 36

2 KAP モデルの活用例 ･･･････････････････････････････････････ 36

3 KAP モデルの限界 ･･･ 37

C ヘルスビリーフモデル ･･ 37

1 基本的考え方・モデルの概要 ･････････････････････････････････ 37

2 モデルの提案と進化 ･･･････････････････････････････････････ 38

3 各コンストラクトの詳細 ･･･････････････････････････････････ 39

4 健康教育・ヘルスプロモーションへの応用例 ･････････････････ 41

5 モデルの限界 ･･･ 41

D 合理的行動理論・計画的行動理論・統合的行動モデル ･･･････････････ 42

1 基本的考え方・モデルの概要 ･････････････････････････････････ 42

2 モデルの変遷 ･･･ 42

3 TRA と TPB の詳細 ･･･････････････････････････････････････ 42

4 IBM の詳細 ･･･ 44

5 健康教育・ヘルスプロモーションへの応用 ･･････････････････ 44

6 モデルの限界 ･･･ 46

E トランスセオレティカルモデル ･････････････････････････････････ 48

1 基本的考え方・モデルの概要 ･････････････････････････････････ 48

2 モデルの変遷 ･･･ 48

3 ステージの詳細 ･･ 48

4 健康教育・ヘルスプロモーションへの応用例 ･････････････････ 49

5 モデルの限界 ･･･ 50

F 予防行動採用モデル ･･･ 50

1 基本的考え方・モデルの概要 ･････････････････････････････････ 50

2 健康教育・ヘルスプロモーションへの応用例 ･････････････････ 51

G 個人レベルの理論・モデルに関する基本的概念 ･････････････････････ 52

1 自己効力感 ･･･ 52

2 ヘルスリテラシー ･･･ 53

3 恐怖アピール ･･･ 54

4 文化資本/ソーシャルクラス ･････････････････････････････････ 55

5 他の関連理論 ･･･ 55

H 個人レベルの理論の限界と適応 ･････････････････････････････････ 57

第3章	**個人間レベルの理論・モデル** 〈戸ヶ里泰典〉

Ⓐ 個人間レベルの理論・モデルとは………………………………………………… 62

1 個人レベルから個人間レベルの理論・モデルへ………………………… 62

2 本章で扱う個人間レベルの理論・モデル………………………………… 62

Ⓑ 社会的認知理論………………………………………………………………… 64

1 社会的認知理論の背景…………………………………………………… 65

2 社会的認知理論の諸要素………………………………………………… 68

Ⓒ ストレスと健康への力に関する理論とその文脈………………………… 73

1 ストレスと健康への力の考え方………………………………………… 73

2 ストレス理論の歴史的変遷……………………………………………… 74

3 心理社会的ストレッサーの諸相………………………………………… 75

4 ストレスと対処のトランザクショナルモデル………………………… 76

5 対処戦略…………………………………………………………………… 77

6 ストレスと疾患—ストレスプロセスの統合モデル…………………… 78

7 健康生成論とその背景…………………………………………………… 80

8 健康生成モデルと首尾一貫感覚(SOC)………………………………… 83

9 環境とコントロールに関する理論……………………………………… 87

10 ストレス関連成長・外傷後成長・逆境後成長………………………… 89

Ⓓ 社会関係に関する理論とその文脈………………………………………… 90

1 社会関係と健康の研究の系譜…………………………………………… 90

2 社会関係に関するコンストラクトの整理……………………………… 92

3 ソーシャルサポート……………………………………………………… 94

4 社会関係の評価…………………………………………………………… 96

5 ソーシャルサポートと健康との関係に関する理論・モデル………… 98

6 ICT とソーシャルサポート……………………………………………… 100

Ⓔ 健康とコミュニケーションに関する理論とその文脈…………………… 100

1 患者—医療者関係の理論とその変遷…………………………………… 100

2 医療コミュニケーションに関する課題………………………………… 106

3 セルフヘルプグループとピアサポート………………………………… 108

4 対人関係ヘルスコミュニケーションとアウトカムの間の緩和因子……… 113

Ⓕ 個人間レベルの理論から集団レベルの理論へ…………………………… 114

第4章　集団レベルの理論・モデル〈助友裕子〉

A 集団レベルの理論・モデルとは……………………………………………… 125

1 コミュニティ………………………………………………………………… 125

2 多様なレベルのアプローチ……………………………………………… 127

B コミュニティオーガニゼーションとコミュニティビルディング……… 129

1 コミュニティエンゲージメント………………………………………… 129

2 コミュニティエンゲージメント研究の変遷………………………… 130

3 連合とパートナーシップ………………………………………………… 130

4 健康教育・ヘルスプロモーションへの応用………………………… 134

5 CBPR と CFIR の限界…………………………………………………… 137

C イノベーション普及理論…………………………………………………… 138

1 イノベーション普及理論の概要……………………………………… 139

2 適応の過程…………………………………………………………………… 140

3 健康教育・ヘルスプロモーションへの適用………………………… 141

4 限界…………………………………………………………………………… 141

D 計画モデル…………………………………………………………………… 142

1 介入の計画…………………………………………………………………… 142

2 PRECEDE-PROCEED モデル………………………………………… 142

3 ソーシャルマーケティング……………………………………………… 145

E ヘルスコミュニケーション……………………………………………… 149

1 ヘルスコミュニケーションの概要…………………………………… 149

2 変遷…………………………………………………………………………… 150

3 健康教育・ヘルスプロモーションへの応用―マスコミュニケーション理論… 151

F 集団レベルの理論・モデルの限界と課題……………………………… 153

1 どのモデルを使うか？…………………………………………………… 153

2 限界を規定する要因……………………………………………………… 153

3 限界を克服するために―ロジックモデルによる合意形成……………… 154

| 第2部 | 健康行動理論の研究と実践 |

第5章　個人レベル

Ⓐ 計画的行動理論〈衞藤久美〉 ……………………………………………… 164
　1 計画的行動理論研究の特徴 ……………………………………………… 164
　2 日本における計画的行動理論に関するおもな書籍 ……………………… 164
　3 日本人を対象とした計画的行動理論を用いた研究 ……………………… 165
　4 今後の展望 ………………………………………………………………… 170

Ⓑ トランスセオレティカルモデル〈赤松利恵〉 ………………………………… 170
　1 日本におけるトランスセオレティカルモデルの普及と発展 …………… 170
　2 トランスセオレティカルモデルに関する書籍 …………………………… 171
　3 トランスセオレティカルモデルに関する用語 …………………………… 172
　4 変容ステージの測定項目 ………………………………………………… 173
　5 日本人を対象としたトランスセオレティカルモデルを用いた研究 …… 176
　6 日本人を対象としたトランスセオレティカルモデルを活用した実践 …… 177

第6章　個人間レベル

Ⓐ 環境とコントロール・健康への力に関する理論〈戸ヶ里泰典〉 …………… 184
　1 環境とコントロール・健康への力に関する研究 ………………………… 184
　2 健康生成論とSOCに関する研究と実践 ………………………………… 184
　3 ストレスと成長に関する研究と実践 …………………………………… 188

Ⓑ ヘルスコミュニケーション〈石川ひろの〉 ………………………………… 190
　1 日本における患者─医療者関係とコミュニケーションの変化 ………… 190
　2 患者─医療者関係とコミュニケーションの評価 ………………………… 191
　3 関係性，コミュニケーションに影響を与える患者，医師の特性 ……… 193
　4 コミュニケーションのもつ影響 ………………………………………… 194
　5 教育・介入の試み ………………………………………………………… 194
　6 日本における医療コミュニケーション研究の課題 …………………… 196

第7章	集団レベル

Ⓐ コミュニティ組織とコミュニティビルディング 〈齊藤恭平〉················· 204

1 コミュニティビルディングの概念················· 204

2 日本における健康に関連するコミュニティ組織の発展················· 205

3 健康に関連するコミュニティ組織の役割················· 206

4 コミュニティ組織のかかえる課題とコミュニティビルディングの可能性··· 208

5 アクションリサーチ(実践型研究)によるコミュニティビルディング······· 209

6 コミュニティビルディングの実践例················· 210

7 コミュニティビルディングを目ざして················· 215

8 今後の研究に向けて················· 215

Ⓑ ソーシャルマーケティング 〈溝田友里〉················· 216

1 ソーシャルマーケティングの基本的な概念················· 216

2 ソーシャルマーケティングの活用事例················· 217

3 防煙・禁煙キャンペーンでのソーシャルマーケティングの実践例········· 218

第8章	多様な介入レベル

Ⓐ ヘルスリテラシー 〈杉森裕樹〉················· 238

1 ヘルスリテラシーの歴史················· 238

2 日本におけるヘルスリテラシー研究················· 244

Ⓑ 行動経済学 〈イチロー・カワチ，福田吉治〉················· 249

1 行動変容は重要，しかし……················· 249

2 行動経済学とは················· 250

3 二重過程理論················· 250

4 ヒューリスティックの具体例················· 251

5 健康行動の変容に対する行動経済学への期待················· 257

索引················· 263

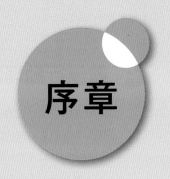

健康行動理論とは

A 健康行動理論とは？

　本書は当初「健康教育とヘルスプロモーション」の基盤テキストとして，日本健康教育学会によって企画された。日本における健康教育とヘルスプロモーションの研究と実践を高めるためである。

　しかしながら，2015年に出版されたグランツ（Glanz, K.）らの『Health Behavior；Theory, Research, and Practice』（第5版，以下「Health Behavior」）を読み進めていくうちに，タイトルそのものをかえることとした。グランツらによる同書は，第4版までは『Health Behavior and Health Education：Theory, Research, and Practice』というタイトルであった。1990年に初版が出版され，第4版までかわることのなかったタイトルが，第5版で突然変更となり，"Health Education"（健康教育）が消えたのである。

　「健康教育」がなぜ消されてしまったのか？　第5版の序文によれば，それは「健康行動理論とその研究がもたらす影響力が，もはや健康教育やヘルスプロモーションの分野に限定されなくなったから」[1]である。

　健康行動理論は，つねに外部から影響を受けつづけてきた。本書第1章でも述べるように，80年程度の歴史しかない健康行動理論は，もともと社会学や社会心理学など，保健医療分野の外部から大きな影響を受けてきた。

　たとえば，第8章で取り上げる行動経済学は，もともとは経済学から発展した分野である。教育学からの影響としては，成人発達理論で著名な元ハーバード大学教育大学院のキーガン（Kegan, R.）とレイヒー（Lahey, L. L.）が，『Immunity to Change』（邦訳：『なぜ人と組織は変われないのか』）を発行し[2]，肥満対策や病院内における麻薬処方に関する行動変容のための新たな手法を紹介している。栄養学から発展してきたポジティブデビエンス・アプローチは，栄養不良改善のための健康行動を扱っている[3]。

　本書は『Health Behavior』の影響を強く受けながらも，日本の独自性を出すことを目的に編纂された。『Health Behavior』は，きわめてすぐれたテキストであり，原著第3版と第5版の日本語訳が出版されている。学問として理論を学び，知識を増やしたいのであれば，『Health Behavior』は役にたつテキストである。しかし，日本の事例を参考に研究を進めたい者にとっては物足りない。原著で紹介されている尺度をそのまま日本で使ってよいのかどうかが気になる研究者もいることであろう。実践家にとっても，日本の事例をもっと知りたいはずである。

　では，日本に健康行動理論の研究と実践の蓄積がないかというと，そんなことはない。すでに多くの研究による論文発表がなされ，実践活動も報告されている。今後，日本において健康行動理論を有効に活用していくためには，日本の研究と実践の蓄積をいかしたテキストが必要である。

　『Health Behavior』のもう1つの問題点として，情報量が多すぎるという点があげられる。そのために，一気に読み通して全体像を把握することは困難である。本書の

編纂にあたっては，情報の「選択と集中」を行い，日本でこれまでよく使われてきた，生きた理論・モデルを選び，それらをしっかりと学んでもらうことを目的とした。そして最後まで読み通せるテキストづくりを目ざした。本書でしっかり学び，学問としての基盤が盤石となれば，現在80余りあるという理論・モデルが5年後に150に増えたとしても，たじろぐことはない。応用は楽である。

このように日本になじんだテキストとしたい，という思いを込めて，本書を書きすすめた。

Ⓑ 健康行動理論と健康教育・ヘルスプロモーション

「健康行動」のとらえ方は複雑である。『Health Behavior and Health Education』(第3版)では，以下の2つの定義が紹介されている[4]。

(1) 健康行動とは「個人，集団，組織の行為を指す。こうした行為の決定因子，関連性，結果をも意味するが，この「結果」には社会変化，政策の計画と実施，対処技術の上達，そして QOL の改善(Parkeson，他，1993)が含まれる」[*1]。

(2) 健康行動とは「信念，期待，動機，価値観，認識，その他の認知要素などの個人の属性；情緒や感性の状態・特性などの個人の人格；健康の保持，回復，改善とも関連する明確な行動パターンや習慣(Gochman 1982, Gochman 1997)」である[*1]。

どちらもわかりにくい定義である。長くて冗長なこの定義にしがみついていることは，とりわけこの「健康行動理論」を運用する際に，実践的とはいえない。むしろ，日本の研究者による定義のほうが，簡潔でわかりやすい。

畑らによれば，健康行動とは「健康のためになる行動」である。この「健康のためになる」という表現は，主観的(主観説)にも客観的(客観説)にも解釈できる[5]。

主観説による健康行動とは，客観的効果のよしあしにかかわらず，当事者が「健康のためになる」と判断してとる行動である。そのためには，教育的支援などを受けて，なにが「健康のためになる行動か」を知る必要がある[6][*2]。客観説による健康行動とは，本人の主観的判断はどうであれ，客観的にみて「健康のためになる」行動である。当事者がよくわかっていなくとも，適切な行動をとれるようになるためには，ときに管理的はたらきかけも必要となる[5]。

本書を読み進めていくうえでは，このように健康行動をとらえるほうが効果的である。

では次に，①健康行動と健康教育との関係はどうなるのか？ ②健康行動とヘルス

---

*1 『Health Behavior』(第5版)でも同じ定義が用いられている。
*2 文献5,6)に示す畑は，健康行動を保健行動としている。

プロモーションとの関係はどうなるのか？　についての見解を簡単に述べる。

　日本健康教育学会では，健康教育とヘルスプロモーションについてのとらえ方を web ページで公開している[7]。原文は，以下のとおりである。

○健康教育

・健康教育とは，一人一人の人間が，自分自身や周りの人々の健康を管理し向上していけるように，その知識や価値観，スキルなどの資質や能力に対して，計画的に影響を及ぼす営みです。この営みは，学校，地域，産業などの様々な場面で，また，教諭，養護教諭，栄養教諭，医師，歯科医師，薬剤師，保健師，助産師，看護師，管理栄養士，栄養士，歯科衛生士などの様々な職種の人がかかわり，食事，運動，喫煙，ストレス，病気やけがなどの様々なテーマに関して行われます。

・健康教育は，単に健康について教える教育ではありません。なぜなら，健康は，学ぶことにも意義があるでしょうが，獲得することにより大きな意義があるからです。健康を獲得することはすべての人の基本的な権利といえますが，健康自体，それぞれの人の生き方と強く結びついています。したがって，他人から与えられるのではなく，自分自身で，あるいは自分たちで求め獲得することが基本となります。その意味で，健康教育には，医療処置や環境衛生など，教育以外の健康のための営みとは異なる大きな役割があるのです。

・現代において，健康教育は，その営みを政策立案や環境づくりにまで拡大したヘルスプロモーションと切り離しては語れなくなっています。

○ヘルスプロモーション

・ヘルスプロモーションは，世界保健機関によって「人々が自らの健康とその決定要因をコントロールし改善できるようにするプロセス」と定義されています。このプロセスを進めていくためには，健康教育によって「知識，価値観，スキルなどの資質や能力」を身につけることが重要です。

・しかしながら，知識やスキルを用いても目的とする行動変容が起こりにくいことがあります。そこで，個人や小集団に直接アプローチするだけではなく，人々をとりまく社会環境の改善やそのための法規制の整備にも取り組むことが必要な場合があります。ヘルスプロモーションはこの点に注目し，健康的な公共政策や健康を支援する環境づくりをとりわけ重要ととらえています。

・ヘルスプロモーションの定義は健康改善だけを目的としているように読み取れます。しかしながら 1986 年に世界に向けてこの定義を発信したオタワ憲章は，「健康というのは日々の暮らしの資源の一つとしてとらえられるものであり，生きるための目的ではない」とも明言しています。たとえば糖尿病という「病い」があったとしても，その人はまだ多くの「健康」を体に宿しています。その持てる健康を使って，仕事をすることも日々の暮らしを楽しむことも可能です。言い換えれば，病気はなくならなくとも，今持っている健康を十分にいかしきって，よりよく生きることもまた重要であると，ヘルスプロモーションは示唆しているのです。

序章 健康行動理論とは | 5

このように，健康教育とヘルスプロモーションには，共通点と相違点が混在している。『Health Behavior and Health Education』(第3版)においても，両者にはオーバーラップがあり，共通の歴史的・概念的基盤を有しているとの記載がある[8]。その近さゆえに，両者を明確に分けてとらえるより，健康教育という用語を主として用いるという方針がとられている。

本書に先だつ2003年，日本健康教育学会としてはじめて作成したテキスト『健康教育：ヘルスプロモーションの展開』においても，初代学会理事長である宮坂忠夫が「健康教育はヘルスプロモーションの基本」と明言している[9]。本書も，これらの方針に従い，健康行動理論を原則，健康教育の研究と実践を推し進めていくために不可欠なツールとして位置づけることにする。

C 本書の概要

本書は，大きく第1部と第2部からなる。

1) 第1部「健康行動理論の基盤」について

第1部は総論を重視した内容であり，全4章からなる。

第1章は健康行動理論が取り扱ってきた課題が，2000年以上の昔からどのような学問や実践活動によって取り組まれてきたかを示す。基本的用語として，パラダイム，概念，コンストラクト，変数，原則，理論，モデルの定義を明確にする。ついで個人レベル，個人間レベル，集団レベルの概念・理論・モデルの歴史的変遷図を示し，簡単な解説をする。それによって，できるだけ早い段階で健康行動理論の全体像を把握できるようにしてある。その後，いくつかの健康行動理論のなりたちをストーリーとして紹介する。

読者には，健康行動理論を頭で理解するだけではなく，親しみをもち心で受けとめてほしい。健康行動理論のパラダイムシフトによって，さまざまな理論を柔軟に組み合わせていくマルチレベルでの理論やモデルの活用が，今後一層必要になってくる。そのためには，理論やモデルがからだの一部となるくらいに親しんでもらう必要がある。

第2〜4章はそれぞれ，個人レベル，個人間レベル，集団レベルの理論・モデルを総論的に解説する。いずれのレベルにおいても，国内の学術誌に掲載された論文や学会発表の頻度が高い健康行動理論・モデルについては第2部で紹介する。

2) 各レベルの総論(第1部)と各論(第2部)について

個人レベルの理論・モデルを扱う第2章においては，KAPモデル，ヘルスビリーフモデルなどを総論的に紹介する。比較的まだ日本で用いられていない理論として，計

画的行動理論をもとに発展した行動統合モデルも紹介する。日本で比較的よく使われるようになってきた計画的行動理論とトランスセオレティカルモデルについては，第5章で詳細に示す。ヘルスリテラシーもこの章でとりあげる。日本におけるヘルスリテラシーの注目度は高く，研究も増えてきている。ヘルスリテラシーの世界展開，とくにヨーロッパの動きや国内における研究事例は，第8章で詳細に紹介する。

個人間レベルの理論・モデルを取り扱う第3章では，研究においても実践においても活用頻度の高い社会的認知理論のほか，対人間で生じるストレスやコーピング，さらには健康生成論などについて紹介する。日本で研究活動が盛んな首尾一貫感覚(sense of coherence；SOC)とヘルスコミュニケーション研究の詳細な事例に関しては，第6章で詳しく紹介する。SOC研究の記載は，『Health Behavior』(第5版)にはあまりない。米国よりもヨーロッパでの研究がより盛んなためか，『Health Behavior』ではSOC研究の創始者であるアントノフスキー(Antonovsky, A.)の名前はわずかに3度でてくるだけである。本書では多くのページをSOC研究に割いており，日本の研究成果を十分に盛り込んでいる。

集団レベルでの理論・モデルを取り扱う第4章では，コミュニティ組織とコミュニティビルディング，エンパワメント論，イノベーション普及理論，PRECEDE-PROCEEDモデルなどについて触れる。集団の健康行動を促す戦略として用いられる理論・モデルは，人の行動と環境の相互作用に効果的にはたらきかけるものである。そのため，直接的に人にはたらきかけるものばかりではなく，環境要因への介入を通じて間接的に人の行動にはたらきかける場合がある。さらに第4章では，そのような介入戦略を構築する際に，対象集団と合意形成をはかる手だてを示している。具体的な事例としては，第7章でコミュニティ組織とコミュニティビルディング，さらにはソーシャルマーケティングについて詳細に示す。いずれにおいても日本の事例を多く示す。

なお，第1部には含めていないが，近年ノーベル経済学賞を受賞するなどで注目を浴びている行動経済学について，第8章に示す。

個人レベル，個人間レベルの理論・モデルは，世界各地で共通している要素が比較的強い。しかしながら集団レベルにおいては，欧米の理論やモデルをそのまま日本にあてはめがたいところがある。その点を意識しつつ読み進めてほしい。

カギとなる理論・モデルはけっして多くはない。それらのなりたちをふまえつつ，選ばれた理論・モデルの本質をよく理解することが大事である。繰り返しになるが，基盤がしっかりしていれば，新しい理論がでてきても対応できる。いつか自分自身で新たな理論を生み出すときのヒントにもなるであろう。

◆文 献

1)　Glanz, K., Rimer, K. B., & Viswanath, K. eds. Health behavior : Theory, research, and practice. 5th ed., San Francisco, John Wiley & Sons., 2015, xv.

2) Kegan, R., Laskow, L. L. Immunity to Change. Boston, Harvard Business School Publishing, 2009.

3) Pascale, R., Sternin, J., & Sternin, M. The Power of Positive Deviance：How Unlikely Innovators Solve the World's Toughest Problems. Boston, Harvard Business Press, 2010.

4) Glanz, K., Rimer, K. B., & Lewis, F. M. 編，曽根智史，渡部基，湯浅資之，鳩野洋子訳．健康行動と健康教育：理論，研究，実践．医学書院，2006, 11-12.

5) 畑栄一，土井由利子編．行動科学：健康づくりのための理論と応用．改訂第2版，南江堂，2009, 38.

6) 畑栄一，土井由利子編．行動科学：健康づくりのための理論と応用．改訂第2版，南江堂，2009, 38-39.

7) 日本健康教育学会．健康教育ヘルスプロモーションとは．http://nkkg.eiyo.ac.jp/hehp.html（参照 2019-03-01）

8) Glanz, K., Rimer, K. B., & Lewis, F. M. 編，曽根智史，渡部基，湯浅資之，鳩野洋子訳．健康行動と健康教育：理論，研究，実践．医学書院，2006, 10.

9) 宮坂忠夫．"「健康教育　ヘルスプロモーションの展開」の発刊にあたって"．日本健康教育学会編．健康教育：ヘルスプロモーションの展開．保健同人社，2003.

第1部

健康行動理論の基盤

不確実なものが根源であり，確実なものは目的である。
すべて確実なものは形成されたものであり，結果であつて，端初としての原理は不確実なものである。
懐疑は根源への関係付けであり，独断は目的への関係付けである。
理論家が懐疑的であるのに対して実践家は独断的であり，
動機論者が懐疑家であるのに対して結果論者は独断家であるというのが常であることは，
これによるのである。
しかし独断も懐疑も共に方法であるべきことを理解しなければならぬ。

(三木清．"懐疑について"．人生論ノート 他二篇．角川ソフィア文庫, 2017, p.34.)

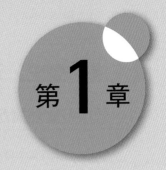

第1章

健康行動理論の変遷

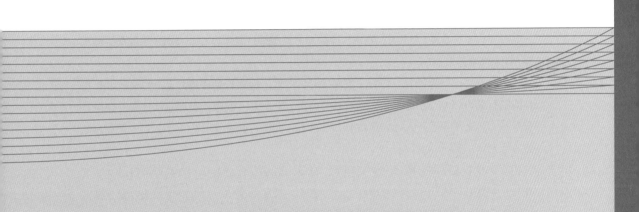

Ⓐ 浅い歴史，深い課題

1 健康行動理論が扱う課題の歴史

　健康行動理論の歴史は浅い。2018 年から遡ることまだ 80 年あまりであり，その歩みが加速化されたのは過去約 30 年である[1]。

　しかしながら，この理論が取り扱う課題はとなると，少なくとも 2500 年以上の歴史がある。過食，過度の飲酒，危険な性行動など，どれ 1 つとっても，この 80 年あまりの時期に新たに生まれてきた課題ではない。しかも，課題の取り上げられ方は，健康のためだけではなかった。西洋においては人間の罪や誘惑の克服，東洋においては煩悩の克服が課題であった。

　西洋においては，たとえば中世神学が「7 つの大罪」を特定している。暴食，色欲，強欲，憤怒，怠惰，傲慢，嫉妬がそれである。東洋においては，仏教が 108 の煩悩を特定している。そのうち 3 つは「三毒の煩悩」とよばれ，私たちを最も苦しめるものとされている。貪欲(金銭欲，物欲，性欲など)，瞋恚(怒りの心)，愚痴(うらみやねたみ)の 3 つである。

　このように，西洋においても，東洋においても，健康行動理論によって変化させたい問題行動のいくつかはすでに知られていた。しかし，健康行動理論は長らく存在しなかった。とすると，人はいかにしてこれらの問題行動を克服しようとしてきたのであろうか。

　古くからある学問分野は文学や神学，哲学，医学などであり，これらは自己コントロールが難しい人間の行動を取り上げてきた。文学は欲望とたたかう人間の姿を描いてきた。なかでも有名なのは，ギリシア文学の「オデュッセイア」である。そのうちの 1 つのエピソードは第 8 章 B「行動経済学」でも紹介されている。人類の歴史における誘惑とのたたかいのモデル，それが「オデュッセイア」である。

　神学や哲学においては，7 つの大罪や 108 の煩悩の課題提示だけではなく，それらを克服するためのさまざまな手段も講じられてきた。ただし，健康課題として特定することなくして，である。克服を目ざして，ある者は修道院に入り，ある者は禅寺に入った。なかには悟りの境地に到達し，これらを克服した者もいる。しかしながら，ふつうの暮らしを営んでいる一般住民にとって，それは至難の技である。

　健康行動理論はそんな一般住民のため，とくに医学との関連をもちながら，科学の力によって行動にまつわる問題行動を克服しようとする理論である。ただし対象となるのは，すべての問題行動ではない。

　たとえば，7 つの大罪でいえば，暴食と色欲は対象内にある。しかしながら，強欲・憤怒・怠惰・傲慢・嫉妬となると，これらがどう健康とかかわってくるのかについての科学的根拠は限られている。したがって，健康行動理論の対象としては十分に認識されていない。

煩悩についても同様である。貪欲については，健康関連行動としてある程度対応可能である。しかしながら，瞋恚と愚痴については，たち打ちしがたい。

健康行動理論がかかえる課題の多くは，今後もおそらくは，人間が人間を続ける限り消えることがない。とりわけ，罪や煩悩とたたかってきた人間の長い歴史のなかに健康行動理論を位置づけようとすると，その歩みは遅々としたものにすぎないことがわかる。

しかしながら，小さな歩みといえども，意味のある歩みである。健康行動理論を実践にいかすことによって，この80年あまりの間に，多くの人が健康になり，命を救われた。後述する結核スクリーニングの事例一つをみるだけでも，その成果は歴然としている。健康行動理論がなしとげてきた成功を卑下する必要はない。今後，さらにこの歩みを進めていくべきである。

2 | 浅い歴史を支える理論

健康行動理論の歴史は浅い。ということは，それまで健康行動に特化した理論はなかった，ということでもある。だからといって，ゼロから始まったわけではない。それ以前に存在していたほかの学問分野の概念や理論を用いて，健康行動理論は生み出され，成長をとげてきた。

100年以上の歴史を有する心理学は，動機づけや学習，説得，態度，行動などに関する研究成果によって，健康行動理論に大きな影響力をもたらしてきた。組織やコミュニティの改善を目ざして発達してきた社会心理学も同様である。医学，なかでもとくに精神医学は，大きな役割を果たしてきた。看護学・社会福祉学・教育学・経済学といった各分野からの貢献もある。既存の学問に支えられて，健康行動理論は発展してきた。

では，個々の健康行動理論は，いかに成立してきたのであろうか。そのプロセスを知ることは，理論やモデルをしっかり心にきざみ込むうえできわめて効果的である。ただしその前に，理論にまつわる基本用語の理解を深めておきたい。

B 健康行動理論における基本用語の定義と解釈

本書では，パラダイム，概念，コンストラクト，変数，原則，理論，モデルについて，グランツ(Glanz, K.)らの書籍[2]を参照しながら定義と解釈を行い，次のようにとらえる。

1 | パラダイム

パラダイムとは，"para"（隣）と"dicere"（見せる）に由来している「隣に見せる」という語源の言葉である。パラダイムとはなにかに関するトマス・クーンを始めとする科学史上の議論もあるが，ここではその議論には立ち入らない。健康行動理論において，この用語が使われているということ，そして「ある問いに答えていくための，今後の研究や実践の方向性を示すもの」，それが健康行動理論におけるパラダイムのとらえ方としておく[3]。

健康行動理論を健康教育研究や実践の現場で活用する際は，対象となる行動が変化し，対象者がより健康に，あるいはより高いQOLに到達することを期待する。そこで，この理論の当初のパラダイムは，個人の行動変容を促すための技術を開発し，それを適用することであった。具体的には，本書の第2〜4章で示すような個人レベル，個人間レベル，集団レベルの健康行動に関する概念・理論・モデルがそこに含まれる。

ところが，開発された技術を用いて，問題をかかえる個人に無理じいすることもあり，さまざまな障害が生じたことがあった。たとえば，選択の自由が制限されることへの反発があった。健康によいからといって，禁酒や禁煙を無理じいされた当事者からの抵抗があった。そこで，個人や集団の行動の変化を無理じいせず，変化のための障害を減らし，与えられた情報をもとに，問題をかかえる当事者自身が意思決定できるような支援をすることを健康行動理論が進むべき方向であるとし，これをパラダイムとするようになってきている[4]。

健康行動理論の理解や知識の適用の仕方についても変化がおこりつつある。単独の，あるいは限られた数の健康決定要因に対してのみの介入は，部分的な成功しか期待できないことが多い。健康セクターをこえた教育セクターなどへのアプローチや，政策へのアプローチが必要なこともある。そこで，個人レベル，個人間レベル，集団レベルを組み合わせ，複数レベルへ影響力をもつ介入をすべきであるという見解が強くなっている。

本書では，ソーシャルマーケティングについて述べた第7章に，この見解にそった具体例を示している。今後，健康行動理論は一層この方向に向かって活用されていくことであろう。この点もまたグランツらの書籍で強調されている。

2 | 概念，コンストラクト，変数

「**概念**（コンセプト）」とは，ある事象をとらえる考え方のことである。ドイツ語で「概念」にあたる単語は"Begriff"であり，その動詞"begriffen"は「つかむ」「つかみとる」という意味である。たとえば，手を使ってコップをつかむときに，begriffenを使う。哲学や社会科学では，頭をつかって事象をつかみとる。その行為によってつかみとられたものが概念である。

健康行動理論において，概念は，理論に含まれる主要要素である．ある概念は概念として単独でも存在しうる．しかし，それがある特定の理論の要素として採用されることもある．そのとき，概念は理論のなかの**コンストラクト**(構成要素，構成概念)と名前をかえてよばれるようになる．実態は同じであるが，おかれた状況に応じて呼称が変化する．

変数という用語は，コンストラクトを評価する際の測定項目のことをいう．それゆえ，コンストラクトと変数は当然対応している．以下，理論の説明のなかで対応している例を示す．

3 | 原則

原則は，この次に説明する理論の下位にあり，ある行為をするための一般的なガイドラインである．抽象的すぎては現実にそぐわなくなる．あいまいすぎてはその原則がすべての場合にあてはまることになってしまう．そのため，本書ではあまりこの用語は用いない．

ただし，事業評価にとどまらず，アドボカシー活動の評価や，新政策の評価などにおいては，既存の固定化されたフレームワークによる評価は現実的ではないため，「原則」重視の評価手法(principles-based evaluation)が必要であるという主張がある[5]．この新たな評価手法は，健康教育介入の評価にもとりこまれてくる可能性はある．

4 | 理論

理論の定義は多彩である．グランツらの書籍では，5種類が紹介されている[6]．なかでも重要なのは，カーリンガー(Kerlinger, F. N.)の定義である[7]．誤解を防ぐために，英語のオリジナルと日本語訳を示す．

1) **オリジナル(前半)**："A theory is a set of interrelated constructs(concepts), definitions, and propositions"
   日本語訳(前半)：「理論とは一連のコンストラクト(概念)，定義，命題からなりたつものであり」
2) **オリジナル(後半)**："that present a systematic view of phenomena by specifying relations among variables with the purpose of explaining and predicting phenomena."
   日本語訳(後半)：「ある現象を説明したり予測したりするために変数間の関係を特定して，その現象を組織だって把握できるようにしてくれるものである」

カーリンガーによれば，この定義は次の3つのことを伝えている．
(1) 理論は，定義されており相互に関連のあるコンストラクトによって構成される一連の命題からなるということ．

（2）理論は，一連の変数（コンストラクト）間の相互の関連を示しているということ。

（3）理論は，ある現象を説明するということ。

　カーリンガーは，この定義を説明するために「学業失敗理論」を示している。「学業失敗理論」には，学業に成功するかどうかに関係する変数として，知能のレベル，国語力，学業達成の動機など，6つがある。これらの変数，つまりコンストラクトの測定項目としての変数は，相互にどのように関連しあって，学業の失敗につながっていくのかを，一連の変数間の関係を解き明かすことによって説明できる。

　これらの変数間の関係を知ることによって，予測もある程度可能になる。たとえば，国語力が低いという変数と，学業達成の動機が低いという変数が結びつけられる。その結果，学業に失敗するという予測変数が導かれうる。これもまた，理論の力である。

　では，カーリンガーによる理論の定義を，本章ならびに次章で取り上げることになる健康行動理論にあてはめてみよう。

　定義の前半は「理論とは一連のコンストラクト（概念），定義，命題からなりたつものであり」というものである。**表2-2**（▶p.45）に示すように，計画的行動理論には10のコンストラクトが含まれる。個々のコンストラクトは，**図2-2**（▶p.43）に示しているように，矢印で結ばれている。定義はその図には含まれていない。しかし，1つの例として行動意図というコンストラクトは，認知されている実行可能性，あるいはよりソフトな表現を用いれば，「これから行動をとろうとする心の準備段階」と定義される。ほかのコンストラクトも，それぞれの定義をもっている。**命題**はコンストラクト間の関係を示すものであり「ある特定のコンストラクトに含まれる行為を実践することによって，目標とする行動が生じる」というものである。このように，コンストラクト，定義，命題が一連に組み合わさっているということが，理論の定義の前提となる。

　定義の後半は「ある現象を説明したり予測したりするために変数間の関係を特定して，その現象を組織だって把握できるようにしてくれるものである」となっている。すでに説明したように，変数とコンストラクトは表裏一体である。各コンストラクトを測定するために変数を用い，変数間の関連を特定する。それによってコンストラクト間の関連が明確になり，目的とする行動をとる可能性が高いとか低いとかという説明が可能になる。同様に，その可能性が高くなるであろうとか低くなるであろうとかいった予測もできるようになる。

　カーリンガーによる理論の定義とはこのようなものである。これを健康行動理論の基盤として取り扱っていくことは可能である。ただし，この定義にまったく一致させたかたちで理論をつくりあげるのは困難であり，とりわけコンストラクト間の相互の関連を明確にするのは難しいことがある。そのため，理論という用語は，つねに厳密に用いられているわけではない。

　ナットビーン（Nutbeam, D.）によると，「ヘルスプロモーションに関連する理論やモデルは，私たちの観察や思考を結合し，意味を成すことを助ける」ものである。また，「用いられる多くの理論は定義にみるほど高水準に開発されたものではなく，たと

えば物理学における理論のように厳密な試験を経たものでもない」[8]。

しかしながら，理論は，「関心のある現象に影響する主要な要因」「それら要因間の関連性」「そうした関連性が生じるあるいは生じない条件」を説明してくれる[8]。臨床医学における介入の基礎には，解剖学や生理学をはじめとする基礎医学の知見がある。それと同様に，個人や集団による行動を対象とする健康行動プログラム介入の基礎には，健康行動理論の知識が必須である。

5 モデル

モデルとは，いくつかの理論を組み合わせたものである。健康行動は本来，複雑なものであり，単一の理論だけで説明できないことが多い。ある状況下で，特定の問題をより現実的な環境のなかで理解するためには，概念や理論を組み合わせたほうがわかりやすくなる。

例として，PRECEDE-PROCEED モデルやソーシャルマーケティングがあげられる。PRECEDE-PROCEED モデルにおいては，社会的認知理論，成人学習理論，ヘルスビリーフモデルなどが組み込まれている。単純に見えるが，きわめて複雑なモデルである。第7章に示すソーシャルマーケティングも同様であり，いかに多くの健康行動理論がうまく組み合わせられ，活用されているかについては後述する。

C 健康行動概念・理論・モデルの系統図[9]

健康行動理論における概念・理論・モデルはそれぞれ単独に存在しているのであろうか？　それともなんらかの糸によってつなげられているのであろうか？

新しい理論をつくりあげるためには，先行する調査・研究を熟知しておくべきであり，それによって，先行する諸理論からの洞察が得られる。次に，理論開発者自身による調査・研究も源泉となり，新たな理論の発想が可能となる[10]。つまり，理論形成においては，多くの場合，まずそこに先行している理論がある。ゼロから始まることはまれである。もとにある理論があってこそ，新たな理論へと連鎖する可能性が生まれてくる。このようなプロセスを経て新しくできあがった理論は，以前のものに比べて，効率のよい問題解決に結びつくかたちで「発展」しうる[11]。

このような理論の発展にあたっては，**研究伝統**（research tradition）とよばれるアプローチが存在する[11]。科学史・科学哲学の領域における研究伝統とは，「伝統を構成する複数の個別理論をもち，形而上学的で方法論的なコミットメントを示し，様々な批判に耐え，ある程度長く存続しており」，かつ「非常に一般的であり，なかなか容易には試験（テスト）しがたい一連の教義あるいは前提」[12]とされている。難しい表現ではあるが，研究伝統のなかでは，（個別）理論の形成が繰り返されているとみなせる。

つまり，研究伝統をひもとくことによって，諸理論を系統的に整理できるようになることを示唆している。

科学史領域で対象としている理論と健康行動理論とは，先にナットビーンが述べたように，必ずしも一致しない可能性はある。しかしながら，心理学や社会学から派生していった理論・モデル・構成概念を見る限り，理論の変遷を系統的に整理することは十分可能である。例としては，第3章に示す生理学領域におけるストレス関連の一連の研究がある。ストレス・アプレイザルモデルや，ストレスコーピング，統御感や健康生成モデルなども同様である。

このような整理を通じて，研究者は問題解決と理論の発展に向けた研究上の位置を把握できるようにもなる。かたや実践家は，介入プログラム構築における理論の選択と活用に役だてることができる。

そこで，健康行動理論を系統的・歴史的に整理しておけば，第2章以降に述べる理論・モデルの相互関係を理解するうえで，さらには重要な理論を系統的に理解するうえでも，おおいに参考になるはずである。

ここでは，理論だけでなく，単一または複数の理論を組み合わせてわかりやすく表現した「モデル」，ならびに，理論の要素となっている「コンストラクト（概念）」も含めて整理を行う。概念を含めるのは，たとえば自己効力感やローカスオブコントロールのように，理論の枠組みから外れ，それ自体一連の研究や実践を生みだしている場合があるからである。このような特徴をもつ概念については単独で扱う。

1 | 系統図づくりの材料

健康行動理論を，定評のある6つの文献（▶表1-1）を参考に抽出した。

まずは，グランツらの一連の書で採用されている分類方法として，個人レベル，個人間レベル，集団レベルの理論分類に基づいて整理を行った。原書ではコミュニティ・グループレベルとなっているものを，本書ではより簡潔に集団レベルとしている。また，本書においては，各レベルに介入を行うマルチレベルも，集団レベルに組み入れている。次に，それぞれの分類のなかで，歴史的な変遷をふまえて核となりうると判断された理論，日本国内の研究でも比較的頻繁に用いられている理論，将来的にも重要と考えられる理論について，第1部の著者グループ間で議論を行い，整理・抽出した。

抽出された概念，理論，モデルについては，その出自や研究的展開を整理し，時系列的な整理を行った。

2 | 系統図の特徴

抽出された概念・理論・モデルの一覧を表1-2に示す。全体としてみると，個人間

表1-1 健康行動理論を抽出した6つの文献

1）Glanz, K., Lewis, F. M., & Rimer, B. K. eds. Health behavior and health educa-tion：Theory, research, and practice. San Francisco, Jossey-Bass, 1990.
2）Glanz, K. Rimer, B. K., & Viswanath, K. eds. Health behavior and health educa-tion：Theory, research, and practice. 4th ed., San Francisco, Jossey-Bass, 2008.
3）Glanz, K., Rimer, B. K., & Viswanath, K. eds. Health behavior：Theory, research, and practice, 5th ed., San Francisco, Jossey-Bass, 2015.
4）Bartholomew, L. K., Parcel, G. S., Kok, G., Gottlieb, N. H., & Fernandez, M. E. eds. Planning health promotion programs：An intervention mapping approach. 3rd ed., San Francisco, Jossey-Bass, 2011
5）DiClemente, R. J., Crosby, R. A., & Kegler, M. eds. Emerging theories in health promotion practice and research. 2nd ed., New York, Wiley, 2009.
6）松本千明. 医療・保健スタッフのための健康行動理論の基礎：生活習慣病を中心に. 医歯薬出版, 2002.

レベルの理論に含まれる項目が多い。心理学領域から社会学領域まで，かなり幅広い内容を含んでいるためである。また，ストレス学説や学習理論など，長い伝統をもつ理論の系統を含むためでもある。なお，項目の多寡は，個人レベル，個人間レベル，集団レベルのそれぞれの枠組みの優劣をあらわしているものではない。

3｜個人レベルの概念・理論・モデル

1）個人レベルの概念・理論・モデルの系譜と分類

　個人レベルの概念・理論・モデルは，個人の心のなかに存在したり，生じたりする個人内の要因に着眼したものである。具体的には，知識，態度，信念，動機，自己概念，成長歴，過去の経験，技術，スキルなどが含まれる。

　きわめて多くの健康行動理論・モデルが提唱されており，その数は60をこえるとされている。ところが，これらは共通する考え方を基盤としている場合がある。同じコンストラクトを共有している場合もある。明確に類型化することは難しい。

　そこで，本書では，全体を，**連続性モデル**（Continuum Model）と**ステージモデル**（Stage Model）の2つに区分する（▶**図1-1**）。

　連続性モデルとは，期待-価値理論[13]をベースとして，意識化された意図（conscious intention）の結果として行動を理解するものである。行動に移る前に，態度や動機が先行要因となる。通常，これらのモデルには，時間軸は考慮されていない。

　一方，ステージモデルは，時間軸を含み，行動へのプロセス（過程）をモデル化したものである。ただし，ステージモデルにおいても，連続性モデルで示される要素がステージの進行に加味されている。

20 | 第1部 健康行動理論の基盤

表1-2 抽出された健康教育・ヘルスプロモーション領域における理論・モデル・概念

個人レベル	個人間レベル	集団レベル
●連続性モデル 　KAP モデル 　ヘルスビリーフモデル 　（HBM） 　合理的行動理論 　計画的行動理論 　統合的行動モデル ●ステージモデル 　トランスセオレティカ 　ルモデル 　予防行動採用モデル 　健康行動プロセスアプ 　ローチ（HAPA） ●関連概念・理論 　期待-価値理論 　社会的学習理論 　自己効力感	●社会的認知理論関連 　社会的学習理論（ロッター） 　観察学習（モデリング）理論 　社会的学習理論（バンデューラ） 　社会的認知理論 　ローカスオブコントロール 　自己効力感 ●ストレス理論関連 　ストレス学説 　ストレスフル・ライフイベント 　トランザクショナルモデル 　ストレスプロセスの統合モデル 　対処戦略 　学習性無力感 　楽観的説明スタイル 　健康生成モデル 　首尾一貫感覚（SOC） 　ストレス関連成長 ●社会関係関連 　社会的統合（social integration） 　社会的統合（social network-tie） 　ソーシャルサポート 　社会関係 ●健康・医療とコミュニケーション関 　係 　医師-患者関係モデル（パーソンズ） 　スザッス・ホランダーモデル 　病いの経験と語り 　セルフヘルプグループ 　ピアサポートグループ 　医師-患者関係モデル（ローター） 　共有意思決定統合モデル	コミュニティビルディング コミュニティオーガニゼーション コミュニティ類型化 連合 コミュニティ参加型研究 実装研究強化フレームワーク イノベーション普及理論 ソーシャルサポート エンパワメント コミュニティ開発 コミュニティエンパワメント ソーシャルキャピタル パートナーシップ リーダーシップ コミュニティキャパシティ 批判的思考 コミュニティエンゲージメント PRECEDE-PROCEED モデル ヘルスコミュニケーション ソーシャルマーケティング

2) 連続性モデル

　連続性モデルとしては，**KAP**（Knowledge, Attitude, and Practice）**モデル**[14]がまず示され，1950年代には**ヘルスビリーフモデル**（Health Belief Model；**HBM**，健康信念モデル）[15,16]が提唱された。1960年代には，**合理的行動理論**（Theory of Reasoned Action；**TRA**）が提唱された[17]。1991年，アイゼン（Ajzen, I.）は，このTRAに「行動コントロール感」のコンストラクトを加えた**計画的行動理論**（Theory of Planned Behavior；**TPB**）を提唱した[18]。これは，行動意図が，行動をコントロールできるかどうかの認識にも影響を受けるというアイディアに基づいたものである。

　加えて2000年に，フィッシュバイン（Fishbein, M.）らや，米国医学研究所（Institute of Medicine；IOM）により，TRAとTPBなどで提唱されたコンストラクトを統

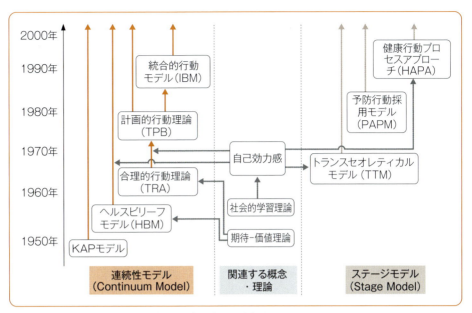

図1-1 個人レベルの理論・モデルの歴史的変遷のまとめ

合するモデルが議論された[19,20]。これらの議論をもとに提唱された**統合的行動モデル**（Integrated Behavioral Model；**IBM**）には，行動意図を予測する要因として「Personal Agency（個人の能力）」，行動に直接かかわるものとして「行動をおこすための知識や技術」や「環境的制約」などのコンストラクトが加えられている。その「経緯」については，本章の後半でより詳しく述べる。

3）ステージモデル

ステージモデルとしては，**トランスセオレティカルモデル**（Transtheoretical Model；**TTM**）が1979年に開発された[21]。「Transtheoretical（汎理論）」という名称からもわかるように，このモデルはそれまでの諸理論を統合することを意図している。一般にTTMはステージのみが強調されることが多い。しかし，TTMには，それ以外にも自己効力感などの多くの要素が含まれている。ステージの移行に必要な要素としてである。

1980年代後半に提唱された**予防行動採用モデル**（Precaution Adoption Process Model；**PAPM**，警告受容プロセスモデル）[22]は，TTMと同じくステージモデルに分類される。比較的最近では，**健康行動プロセスアプローチ**（Health Action Process Approach；**HAPA**）が提唱されている[23]。このモデルはTTMにおいて，行動意図と行動の不一致という課題を克服するため，この2変数の間に計画という変数を追加している。それによって，身体活動などの健康行動を説明する際に用いることができるようになっている。

4 | 個人間レベルの概念・理論・モデル

　個人間レベルの概念・理論・モデルは，個人レベルおよび集団レベルの理論と比較して歴史が長く，研究数も多い。研究領域も明確で，研究伝統がはっきりしている。そのぶんきわめて多くの概念・理論・モデルが存在している。ここでは，①社会的認知理論，②ストレスと健康生成論，③社会関係，④健康・医療とコミュニケーションの4つの系譜に分けて整理を行う（▶図1-2）。

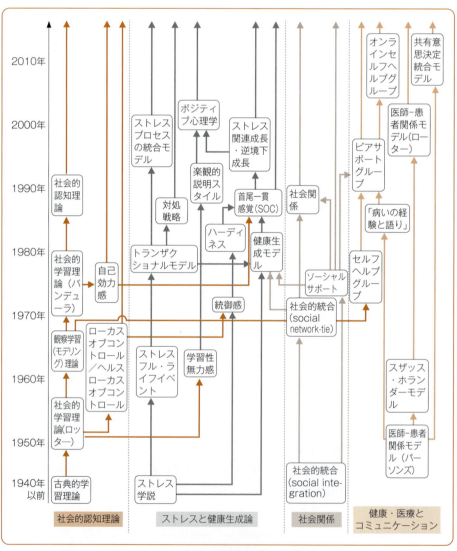

図1-2　個人間レベルの理論・コンストラクトの歴史的変遷のまとめ

1）社会的認知理論

　　心理学における学習理論は1950年代ごろより，他者とのかかわりを経験するなか
で学習を進めていく理論として，**社会的学習理論**(Social Learning Theory)[24]が提唱
された。そのコンストラクトの1つに，**ローカスオブコントロール**(locus of control；
LOC)という性格特性[25]が提示され，今日にいたるまで注目が続いている。

　　さらに，バンデューラ(Bandura, A.)は，観察学習(モデリング)に関するコンスト
ラクト，ならびに自己効力感を中核コンストラクトとした社会的学習理論を提示し
た[26]。1980年代に入って，バンデューラは個人的認知，環境，行動の3つの側面を
包括して相互作用する点を新たに加え，それまでの社会的学習理論という名称を**社会
的認知理論**(Social Cognitive Theory)と改称した[27]。社会的認知理論は，今日，さま
ざまな健康行動プログラム実践の基礎にもなっている。この流れについても，本章の
後半で詳しく述べる。

2）ストレスと健康への力に関する理論

　　ストレスに関する研究は，20世紀初頭，人体の恒常性に関する研究として始まっ
た[28]。その後，外的なストレス要因であるストレッサーから汎適応症候群にいたるス
トレス学説が提唱された[29]。

　　1960年代には，社会医学の領域でストレスフル・ライフイベントと疾患発生の関
係をとらえる動きが出てきた[30]。認知的な要素である「対処」というストレッサー処
理のプロセスに着眼したラザルス(Lazarus, R. S.)は，**トランザクショナルモデル**
(Transactional Model)を提示した[29]。また，**対処戦略**(coping strategy)という概念
も提示し[29]，人は対処戦略を用いてストレス対処を推進するものであることを示した。

　　1970年代後半より，それまでの医学において典型的に行われている疾患要因を探
究する学問的立場を疾病生成論(Pathogenesis)とし，健康の要因を探究する学問的立
場(健康生成論；Salutogenesis)の必要性が問われた。この立場の転換をもとに，スト
レス対処のプロセスを健康要因(salutary factor)で説明したモデルが**健康生成モデル**
である[31]。その中核コンストラクトが**首尾一貫感覚**(sense of coherence；**SOC**)であ
り[32]，今日でもきわめて多くの研究がなされている。健康生成モデルをふまえて，ス
トレス下における成長に関する概念(ストレス関連成長など)[33]もまた提示されている。

　　1990年代後半には，生理学的な研究成果と心理学的な研究成果を統合したストレ
スプロセスの統合モデルが示された[34]。

　　他方，ストレス下における学習に関する研究をしていたセリグマン(Seligman, M.
E. P.)は，学習性無力感という概念[35]を提唱した。その後，学習性無力感を「原因帰属
説明スタイル」という認知スタイルに応用し，逆のスタイルである楽観的説明スタイ
ル(optimism)に着眼を進めた[36]。セリグマンはその後，米国心理学会会長となり，**ポ
ジティブ心理学**という新たな心理学領域を提唱している。

3) 社会関係に関する理論

「社会的統合(social integration)」や「社会的凝集性(social cohesion)」に関する研究は，19世紀末ごろより行われてきている[37]。1970年代ごろに，社会疫学の社会的統合・紐帯研究(social network-tie)[38]と，社会学者を中心としたソーシャルストレス研究[39]の両者が，ほぼ同時期におこった。ソーシャルストレス研究ではソーシャルサポートの類型化がはかられた[40]。ハウス(House, J. S.)は，これら諸概念を「社会関係(social relationship)」という用語でまとめ[41]，1990年代にはきわめて多くの研究が行われた。「社会関係」諸概念の整理そのものについては2000年以降，バークマン(Berkman, L. F.)により，生態学的システム論に基づいて進められている[42]。

4) 健康・医療とコミュニケーションに関する理論

1950年ごろ，パーソンズ(Parsons, T.)により，医師と患者との関係性に関するモデルが提示され[43]，その問題点を克服するかたちで，スザッス(Szasz, T. S.)とホランダー(Hollender, M. H.)が，疾病の重症度をふまえたモデルを提示した[44]。

さまざまな理論が提示されたのち，2000年代になってからは，ローター(Roter, D.)が，この数十年にわたる医師-患者関係に関する研究をふまえ，両者の力関係に着眼して4タイプに分類する**医師-患者関係モデル**(Patient-Physician Relationship Model)を提唱した[45]。1990年代後半より2000年代にかけては，保健医療に関する情報と意思決定に関するさまざまなモデルが示され，それらを統合した新たな**共有意思決定統合モデル**(Integrative Model of Shared Decision Making，意思決定の共有に関する統合的モデル)が提示されている[46]。

患者どうしの関係性とその効果について，古くはセルフヘルプグループに関する議論があった[47]。疾患(disease)ではなく「病い」(illness)としてとらえ，患者・クライエントの語りに着眼する必要性が強調され[48]，その語りの類型化が行われた[49]。近年では，治療介入的なアプローチとして，ピアサポートグループに関する研究が盛んに行われている。

5 | 集団レベルの理論・モデル・フレームワーク

集団レベルになると，単独の概念は姿を消し，かわりに**フレームワーク**という用語が登場する(▶**図1-3**)。このレベルの理論・フレームワークは大きく，①コミュニティエンゲージメントに関する系譜，②戦略立案型アプローチに関する系譜，③問題解決型アプローチに関する系譜，の3つに分けられる。

コミュニティエンゲージメントに関する系譜では，コミュニティビルディングに必要な諸概念の導入が数年ごとにみられる。これに対し，戦略立案型ならびに問題解決型アプローチに関する系譜は，1980年代以降に多様なフレームワークの導入が散見される。

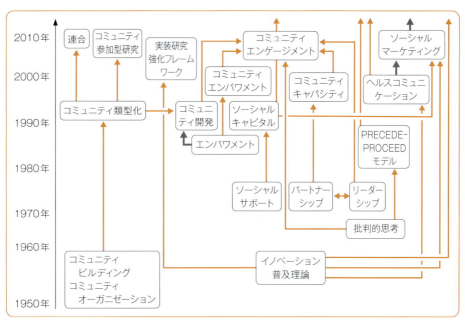

図1-3 集団レベルの理論・モデル・フレームワークの歴史的変遷のまとめ

1) コミュニティエンゲージメントに関する系譜

　コミュニティオーガニゼーションは，1800年代後半の米国で移民や貧困層の移住問題に取り組むソーシャルワークの分野で用いられ[50]，1950年までには社会変革そのものをさし，強調された[51]。**コミュニティビルディング**の必要性は，1948年のWHO憲章においても言及されている。

　その後，1970年代の**パートナーシップ論**[52]を柱の1つとする1980年代の**エンパワメント概念**[53,54]，ソーシャルサポートの結果でもある1990年代の**ソーシャルキャピタル**[55]，コミュニティオーガニゼーションの旗振り役である1970年代のリーダーシップ[56]論を経て2000年代の**コミュニティキャパシティ概念**[57]が登場するなど，コミュニティビルディングに関連した概念の提唱が続いた。

　2000年代後半になると，日本では教育学や経営学を中心に，コミュニティ参加のモチベーションの重要な要素である**コミュニティエンゲージメント**[58]に焦点があてられるようになった。さらには，個人や組織のコミュニティエンゲージメントが形成されるプロセスに注目した**連合**(coalition, 連携)[59,60]という概念に価値がおかれた。

　また，リーダーシップが縦の力関係であるとするならば，横の関係性を意味するパートナーシップ論が同時進行で展開され，コミュニティ内に**批判的思考**(critical consciousness)[61]が生ずることが重要であることがフレイレ(Freire, P.)によって説明された。

2）戦略立案型アプローチに関する系譜

この系譜は，イノベーション普及理論に端を発する。その前提は，普及させたい物事がすでに存在しているということである。**イノベーション普及（拡散）理論**(Diffusion of Innovations)は，1950年代に提唱され，以降現在までも研究が進められている理論である。他方，1990年代になるとヘルスコミュニケーションに関する理論が提唱され，2000年代以降の**実装研究強化フレームワーク**につながる[62]。同時に，パートナーシップ論やエンパワメント概念に影響された**コミュニティ参加型研究**が位置づけられるようになった[63]。

3）問題解決型アプローチに関する系譜

イノベーション普及理論やヘルスコミュニケーションのような社会に広く物事を普及させる戦略立案型アプローチに対し，問題解決型アプローチでは，ターゲット層の特定やその周辺環境の現状分析を行うという前提がある。**PRECEDE-PROCEED モデル**，ならびに**ソーシャルマーケティング**が，これに相当する。

PRECEDE-PROCEED モデルは，ヘルスプロモーション実践家の問題意識を受けて提唱され，現在も活用されている[64]。他方，ヘルスサイエンス分野におけるソーシャルマーケティングは，1990年代後半にヘルスコミュニケーションの影響を受けて提唱され[65]，現在も引きつづき活用されている。

6 ｜ 系統図の効用と限界

1）系統図の効用

このような系統図をつくることには，以下の3つの効用がある。

①理論・モデルの整理　個人レベル，個人間レベル，集団レベルの3つの枠組みによって，理論・モデルを整理することができる。健康行動理論においては，おもに学校や職場などのセッティングや対象，あるいはそこに伴う問題や課題によってアプローチが規定されるため，その観点での枠組みが期待される。しかし，幅広く学際的に理論・モデルを整理していく必要があるなか，グランツらにより同じような3つの枠組みで理論・モデルの分類・整理された例[62]と同様に，変遷を描画し，全体を把握できる。

②理論・モデルの発展の流れの把握　1950年以前の段階から，さまざまな変遷を経て現在のかたちに到達していることを把握することができる。古い理論から，より効率的，今日的な意義をもつ理論に進化してきたというプロセスを理解できるだけではない。古い理論であっても，普遍的な意義をもちつづけ，現代においても十分に活用できるものもある。そして，比較的長い歴史をもつ理論をよく理解することが，新たに登場するかもしれない理論把握の基盤となる。

③理論・モデルの選択の幅の拡大　このような理論・モデルの整理を通じ，実践に

おける理論・モデルの選択の幅が広がる。理論・モデル相互の関係について描かれたことを通じて，関連ある理論・モデルを理解することもできる。その結果，選択肢は広がり，より適切な理論・モデルを選択できるようになる。

2) 系統図の限界

一方，**図1-1〜1-3**として示した図には限界もある。

第1に，整理の対象となった理論・モデルの選択についてである。あくまでもこの分析においては，**表1-1**(▶19ページ)に示した6つの文献が取り上げたモデルを材料としている。国内雑誌に報告されている学術論文の現状をふまえ，著者らによる議論を通じて選択したものもある。しかしながら，日本国内での健康行動プログラムの実践に関しては，学術論文で十分に報告されていないものも数多くある可能性がある。

第2に，個人レベル，個人間レベル，集団レベルのそれぞれの枠組み間の関係性についてである。今回は枠組み内での関係性について整理を行った。しかし，個人レベルと個人間レベルの理論・モデルとの関連性までは描いていない。あわせて，理論・モデル間の関連性の強弱の表現も十分にできてはいない。

第3に，この系統図は，日本でいつからどのように各種概念・理論・モデルが使われるようになったかを示すものではない。諸理論がいつごろから日本で使われるようになったかについては興味深いテーマである。しかし，それに関する記述は限定的とせざるをえなかった。

今後は，モデル選択の妥当性の担保をはかること，より立体的に関連性を表現できるべく工夫をしていくこと，描画を精緻化し，強弱の関連性まで整理していく必要がある。

Ⓓ 理論の発展事例

ここまで，健康行動理論の系統図を用い，代表的な概念・理論・モデルの全体像を示してきた。1つひとつの点を線でつなぎ，面として全体の流れを知ることは，健康行動理論への理解を深めるうえでおおいに役にたつ。

一方，図のなかではうまく表現できてない部分もある。1つの点が登場するとき，あるいは1つの点が次の点に発展するとき，そこにはストーリーが生じ，そのストーリーのなかに，私たちは忘れがたい思いを感じとることができる。

ここでは2つのストーリーを紹介したい。

1 | 失敗があればこそ

最初のストーリーは，健康行動理論として最も著名な「ヘルスビリーフモデル

（HBM）」についてである。出発点は以下の問いである。

　1945年，第二次世界大戦後，日本における死因の第1位は結核であった。米国でも結核は重要な感染症であり，早期発見・早期治療のため，結核スクリーニングのためのX線検査が行われていた。アクセスをよくするため，検査料を無料とし，移動車によるX線検査も実施した。ところが，アクセスがよいにもかかわらず，住民は受診してくれない，それはどうしてなのか？

　この問いに対する答えと解決策を編み出していくなかで，1950年代初期，HBMが誕生した。既存の健康行動理論が存在しないなか，理論の開発にあたったのは，米国公衆衛生局にいた社会心理学者のグループである。彼らが参考にしたのは，社会心理学の分野で知られていた2つの理論であった。

　1つ目の理論は，**刺激-反応理論**（Stimulus-Response Theory）である。これは，なんらかの出来事が強化因子として作用すると生理的反応が生じ，行動につながる，という理論である。大事なポイントは，その行動は生理的反応として自動的に生じるということである。つまり頭を使って考えた結果おこるとか，なんらかの理由づけによって生じる，といったものではない。

　もう1つの理論は，**認知理論**（Cognitive Theory）である。認知理論において，上に述べた強化因子の作用は，行動に直接影響を及ぼすというよりはむしろ，期待感に影響を及ぼす。そしてこの場合は，頭を使って考えるとか理由づけするとかいうことがカギとなる。

　この認知理論においてとりわけ大事なのは**期待感**である。こうあってほしいとの価値をある結果におき，そして，ある種の行為によって期待した結果が得られるという感覚をもつ，ということである。期待感のレベルに応じて，行動が生じるかどうかは決まってくる。健康関連の行動においては，価値とは「病い」を防ぐとか，健康な状態を保つということである。

　この2つの理論をもとにつくりあげたHBMに従って，1958年，ホックバウム（Hochbaum, G. M.）は，結核スクリーニング対策を行った。その結果，結核にかかりやすいと思い，かつ早期発見による利益があると思った人の82％が，少なくとも1回は自発的にX線検査を受けた。逆に，結核にかかりやすいと思わず，早期発見の利益は少ないと思っている集団では，21％しか検査を受けなかった。この最初の事例こそが，その後のHBM発展の基礎となった。

　ここにいたるまでのプロセスをふり返ってみよう。まずは結核検診事業の失敗があった。金銭面にも，検診サービスへの物理的アクセスにも問題はなかった。とすると，問題なのは人々の行動である。その行動をかえるための理論は，まだ医学にも公衆衛生学にもなかった。そこで社会心理学の理論を拝借し，HBMをつくりあげ，実践することによって，事業の失敗を克服できた。理論の力がこうして発揮された。

2 | 態度と行動をつなぐ糸

　次のストーリーに移る前に，**態度**とはなにか，について触れてみたい。態度とは「ある対象の属性に関する認知に基づいた，経験によって獲得されたポジティブまたはネガティブな評価であり，その対象に対する将来的な反応傾向に影響を与える認知」[66]のことである。

　聞くだけで，逃げ出したくなるような定義である。しかし逃げるわけにはいかない。具体例をあげて考えてみよう。たとえば，スローフードが好きだというポジティブな評価をする。そのような評価をしている人においては，対象であるスローフードに近づく反応（「スローフードレストランっていいよね」と言われて賛同する反応）が生じやすい。

　しかしながら，そのような態度を示したからといって，その態度のあとにすぐ行動が伴うわけではない。行動にかかわる要因として態度は関係ない，と極論をいう研究者もいたくらいである[67,68]。

　一方，1960年代，態度と行動との間には，それを結ぶ何ものかがあるはずだと，フィッシュバイン（Fishbein, M.）は考えた。その何ものかの正体は**意図**であり，意図を介してある態度をとったとき，それに引きつづいて生じる行動を予測できるとした。意図とは，先にも説明したように，「さあこれからある行動をとろう」という心の準備状態である。上の例では，「さあスローフードレストランに行こう」という心の準備状態が意図である。

　1967年，フィッシュバインは，態度を含め，ありとあらゆるほかの要因は，意図を介して行動に影響を及ぼすとして，**合理的行動理論（TRA）**を提唱した。のちにアイゼンが加わり，TRAはより洗練された。

　TRAを用いた研究を進めつつ，アイゼンには，TRAに大きな限界があることがわかってきた。当事者が自分自身の行動や態度を自分でコントロールできる場合，TRAは有効である。しかし，すべての要因を自分でコントロールできるとは限らない。

　そこでアイゼンは，行動への意図につながる要因の1つとして「認知された行動コントロール要因」という項目を追加した。この要因を加えた理論を，1988年にアイゼンは，**計画的行動理論（TPB）**と称した。私たちにはコントロールできない要因が多くある。それによって，思ったとおりの行動ができないでいる。そのような諸要因に目を向けることが大事であるとアイゼンは指摘したのである。

　やがて，困った事態が生じてきた。1992年，米国国立精神衛生研究所から，健康行動にまつわる多くの理論の乱立状態をどうにかできないのか，というお達しがあった。社会的認知理論，HBM，主観的文化理論，TTM。TRAやTPBと同じようなコンストラクトが含まれているのに，各理論・モデル間の違いが注目されがちで，共通点はさほど議論されずにいた。これらを分離させるよりも統合させるべきではないか，というのがそのお達しの意図であった。

30 | 第1部 健康行動理論の基盤

多くの研究が進むなか，2002年，米国医学研究所(IOM)の報告書で，これらの理論・モデルを統合させたらどうかという提案がなされ，そこからできあがってきたのが**統合的行動モデル(IBM)**である。研究者の内部からというよりも，己の理論を正当化しようとして，ほかの理論との違いに終始しがちな研究者に対して，公的機関が鞭を打ち，よりすぐれた結果を出すために「統合せよ！」という外圧によりできたのが，このIBMである。このなりたちは，健康行動理論がどのように成長をとげてきたかということの証拠でもあり，一研究者ではなしえなかった統合を，公的機関の助言によってなしえた，というおもしろい歴史でもある。

3 | 集団レベルの理論・モデル・フレームワーク批判

前述したように，集団レベルの理論・モデル・フレームワークの系統図は**図1-3**(▶**25ページ**)のようになる。この図には，歴史的経緯をたどった一連の流れがわかりやすく描かれている。しかしながら，カタカナだらけのこの図式が日本にどう適合するのか，というと疑問は残る。

戦後の歩みをみただけでも，日本には独自の歩みがあった。成果も十分にある。さまざまな生活改善運動や，蚊やハエを制圧するための生活実践運動，母子愛育会の運動，沢内村において乳児死亡率をゼロにした地域保健活動，佐久病院を基盤とした農村医療などである。

これらの活動は，健康教育学会の産みの親ともいえる宮坂忠夫によって『地域保健と住民参加』[69]という名著にまとめられたことがある。この書名からもわかるように，日本における集団レベルの健康行動に関する研究や実践活動のキーワードは，**住民参加**である。

高木は同書で，イニシアティブ(誰が主導となるか)に注目して，住民参加を①行政主導型，②住民主導型，③専門家主導型，④住民・行政・専門家協調型の4つの型に分類している[70]。このうち，戦後の日本に多かったのは，①行政主導型と③専門家主導型である。上記に示したいくつかの独自の歩みのうち，生活改善運動や沢内村の活動は①行政主導型であり，佐久病院の農村医療は③専門家主導型である。

ただし，当初行政主導であったものが，住民主導にかわっていったという事例もある。ここで「蚊とハエのいない生活実践運動」を簡潔に紹介したい[72]。

蚊やハエなどを含む衛生害虫対策は，1893年に警察行政の一部として行われていた。1905年5月のペスト流行に際し，伝染病予防法が一部改正され，ネズミ・衛生害虫の駆除が市町村の義務として規定されるようになったということが背景にある。第二次世界大戦後，この体制はくずれるものの，連合国軍最高司令官総司令部(GHQ)が新たな体制を構築し，1949年には5億円程度の予算をつけた。ところが，行政主導で進められたせいか，この活動への住民参加は限定的であった。一方，翌1950年，伝染病予防法が一部改正され，補助金が打ち切られてしまった。通常であれば，金の

表1-3 活動推進のあり方

第 1 段階	中央行政レベルでの理解と内部における参加型開発の合意形成時期
第 2 段階	末端行政レベルでの地域実態把握と住民のニーズの吸い上げ，人材発掘，組織形成支援（ベーシックニーズの充足が基本）
第 3 段階	住民組織の自立と住民自身による明確な活動目標の設定
第 4 段階	優秀なグループへの濃密指導，成功例のモデル化による他地区への普及（地区どうしの競争心をあおる），最終的には全国展開へ
第 5 段階	活動分野の専門家の投入（専門指導によるレベルアップと技術移転），地域ごとの特長をいかしたサステナビリティの構築

切れ目が活動の切れ目となるところであるが，日本ではそうならなかった。全国各地で，住民主導型の駆除活動が始まったのである。

まずは，活発な活動地区をモデル地区として指定するように，市町村が県へのはたらきかけをした。ついで，すぐれた活動を県内の別の地区に広げた。1952 年ごろからは，モデル地区事業として，「蚊とハエのいない生活実践運動」が認知されるようになり，1954 年には 3,500 か所が運動拠点として指定されるまでになった。

関は，その後のこの運動をケーススタディとして分析し，その特徴を以下のようにまとめている[71]。

(1) 年齢・性別を問わないすべての住民が参加することができ，また平等に恩恵を受けられた。

(2) 地域住民が一丸となって同時に対策を行うことではじめて効果が得られた。

(3) 蚊やハエが実際にいなくなるという運動の結果が目で見えるという特徴から，住民参加型開発のプログラムとしてふさわしかった。

さらにこの運動のプロセスを一般化し，住民・行政・専門家の役割に注目し，**表1-3** のような活動推進のあり方を提言している。

この運動においては，明らかに住民に行動の変容が生じている。実際に蚊もハエも減っている。しかしながら，この活動を健康行動理論のなかにいかに組み込んでいけばよいのか，系統図に示した集団レベルのモデルやフレームワークにどう組み込めばよいのか，となると，その作業は容易ではない。

この運動のほかに，前記に示した日本における集団レベルの活動にでてくるキーワードには，住民参加の他にも，地区組織活動，地域づくり型保健活動，地域保健，健康学習などがあり，カタカナは 1 つも出てこない。日本には日本ならではの健康行動向上のための実践がなされてきているのである。

1990 年代に入ってからは，PRECEDE-PROCEED モデルを日本式にアレンジしたMIDORI モデルや，地域看護におけるコミュニティアズパートナーモデル，などが地

域保健の現場で使われはじめるようになる。これらが，戦後日本で独自に発展してき
た住民参加や地区組織活動とどのような糸でつながっているのか，それは十分に議論
されてきたとはいいがたい。本書ではそこまで立ち入った議論はしない。しかし，日
本における集団レベルの理論・フレームワークを一層充実させたものにするために
は，欠かせない視点であり，今後，一層の研究が期待される部分でもある。その課題
をかかえつつ，第1章を終わりとしたい。第2章からは具体的な理論・モデルの説明
に入っていく。

文 献

1) Glanz, K., Rimer, K. B., & Viswanath, K., eds. Health behavior : Theory, research, and practice. 5th ed., San Francisco, Jossey-Bass, 2015, 357.
2) Glanz, K., Rimer, K. B., & Viswanath, K., eds. Health behavior : Theory, research, and practice. 5th ed., San Francisco, Jossey-Bass, 2015.
3) Glanz, K., Rimer, K. B., & Viswanath, K., eds. Health behavior : Theory, research, and practice. 5th ed., San Francisco, Jossey-Bass, 2015, 24.
4) Glanz, K., Rimer, K. B., & Viswanath, K., eds. Health behavior : Theory, research, and practice. 5th ed., San Francisco, Jossey-Bass, 2015, 29.
5) Patton, M. Q. Principles-focused evaluation : the guide, New York, Guilford, 2018.
6) Glanz, K., Rimer, K. B., & Viswanath, K., eds. Health behavior : Theory, research, and practice. 5th ed., San Francisco, Jossey-Bass, 2015, 26.
7) Kerlinger, F. N. Foundations of Behavioral Research. 3rd ed., New York, Wadsworth, 1986.
8) Nutbeam, D., Harris E, Wise M. Theory in a Nutshell : A Practical Guide to Health Promotion Theories. 3rd ed., North Ryde, McGraw-Hill, 2010.
9) 戸ヶ里泰典，福田吉治，助友裕子，神馬征峰．健康教育・ヘルスプロモーション領域における健康行動理論・モデルの系統と変遷．日本健康教育学会誌．2018，26(4)，329-341．
10) 舩橋晴俊．「理論形成はいかにして可能か」を問う諸視点．社会学評論．2006，57(1)，4-24．
11) 太郎丸博．Laudan の研究伝統論による社会学理論発展法の考察．社会学評論．2006，57(1)，41-57．
12) Laudan, L. Progress and Its Problems : Toward a Theory of Scientific Growth. Berkeley, University of California Press, 1977.
13) 岡市廣成，鈴木直人．心理学概論．ナカニシヤ出版，2014．
14) World Health Organization Regional Office for the Eastern Mediterranean. Health Education : Theoretical Concepts, Effective Strategies and Core Competencies. 2014. doi : 10.1177/1524839914538045.
15) Rosenstock, I. M. What research in motivation suggests for public health. American Journal of Public Health. 1960, 50, 295-302. doi : 10.2105/AJPH.50.3_Pt_1.295.
16) Rosenstock, I. M. Historical origins of the health belief model. Health Education Monographs. 1974, 2(4), 328-335. doi : 10.1177/109019817400200403.
17) Fishbein, M. Readings in Attitude Theory and Measurement. New York, Wiley, 1967.
18) Ajzen, I. The theory of planned behavior. Organizational Behavior and Human Decision Processes. 1991, 50, 179-211. doi : 10.1016/0749-5978(91)90020-T.
19) Fishbein, M. A reasoned action approach to health promotion. Medical Decision Making. 2008, 28(6), 834-844. doi : 10.1177/0272989X08326092.A.
20) Committee on communication for behavior change in the 21st century : Improving the health diverse populations. Speaking of Health : Assessing Health Communication Strategies for Diverse Populations. 2002. https://www.ncbi.nlm.nih.gov/books/NBK222233/ (参照 2019-02-11)
21) Prochaska, J. O., Diclemente, C. Stages and Processes of Self- Change of Smoking-

Toward An Integrative Model of Change. Journal of Consulting and Clinical Psychology. 1983, 51(3), 390-395. doi：10.1037//0022-006X.51.3.390.

22) Weinstein, N. D., Sandman, P. M. A model of the precaution adoption process：evidence from home radon testing. Health Psychology. 1992, 11(3), 170-180.

23) Schwarzer, R. Modeling health behavior change：How to predict and modify the adoption and maintenance of health behaviors. Applied Psychology-An International Review. 2008, 57(1), 1-29. doi：10.1111/j.1464-0597.2007.00325.x.

24) Rotter, J. B. Social Learning and Clinical Psychology. Englewood Cliffs, Prentice-Hall, 1954.

25) Rotter, J. B. Internal versus external control of reinforcement：A case history of a variable. American Psychologist. 1990, 45(4), 489-493. doi：10.1037/0003-066X.45.4.489.

26) Bandura, A. Social Learning Theory. Englewood Cliffs, Prentice Hall, 1977.

27) Bandura, A. Social Foundations of Thought and Action：A Social Cognitive Theory. Englewood Cliffs, Prentice-Hall, 1986.

28) Canon, W. B. The Wisdom of the Body. New York, Norton, 1932.

29) Lazarus, R. S., Folkman, S. Stress, Appraisal, and Coping. New York, Springer Publishing Company, 1984.

30) Holmes, T. H., Rahe, R. H. The Social Readjustment Rating Scale. Journal of Psychosomatic Research. 1967, 11(2), 213-218. doi：10.1016/0022-3999(67)90010-4.

31) Antonovsky, A. Health, Stress, and Coping. San Francisco, Jossey-Bass, 1979.

32) Antonovsky, A. Unraveling the Mystery of Health：How People Manage Stress and Stay Well. San Francisco, Jossey-Bass, 1987.

33) Park, C. L., Cohen, L. H., & Murch, R. L. Assessment and Prediction of Stress-Related Growth. Journal of Personality. 1996, 64(1), 71-105. doi：10.1111/j.1467-6494.1996.tb00815.x.

34) Cohen, S., Kessler, R. C., & Lynn, U."Strategies for measuring stress in studies of psychiatric and physical disorders". Cohen, S., Kessler, R. C., & Lynn, U., eds. Measuring Stress：A Guide for Health and Social Scientists. New York, Oxford University Press, 1997, 3-28.

35) Seligman, M. E. P. Helplessness On Depression, Development and Death. New York, W. H. Freeman and Company, 1975.

36) 沢宮容子，田上不二夫．楽観的帰属様式尺度の作成．Japanese Journal of Educational Psychology. 1997, 45, 355-362．

37) Giddens, A. Sociology. 5th ed., Cambridge, Polity Press, 2006.

38) Berkman, L., Syme, S. Social networks, host resistance, and mortality：a nine-year follow up study of Alameda County residents. American Journal of Epidemiology. 1979, 109(2), 186-204.

39) Cobb, S. Social support as a moderator of life stress. Psychosomatic Medicine. 1976, 38 (5), 300-314. doi：10.1097/00006842-197609000-00003.

40) House, J. S. Social support and social structure. Sociological Forum. 1987, 2(1), 135-146.

41) House, J. S., Landis, K. R., & Umberson, D. Social Relationships and Health. Science. 1988, 241, 540-545.

42) Berkman, L. F., Glass, T., Brissette, I., & Seeman, T. E. From social integration to health：Durkheim in the new millennium. Social Science & Medicine. 2000, 51(6), 843-857. doi：10.1016/S0277-9536(00)00065-4.

43) Parsons, T. The Social System. New York, Free Press, 1951.

44) Szasz, T. S., Hollender, M. H. The basic models of the doctor-patient relationship. Archives of internal medicine. 1956, 97, 585-592.

45) Roter, D. The enduring and evolving nature of the patient-physician relationship. Patient Education and Counseling. 2000, 39(1), 5-15. doi：10.1016/S0738-3991(99)00086-5.

46) Makoul, G., Clayman, M. L. An integrative model of shared decision making in medical encounters. Patient Education and Counseling. 2006, 60(3), 301-312. doi：10.1016/j.pec.2005.06.010.

47) 久保紘章．"セルフヘルプ・グループとは何か"．久保紘章，石川到覚編．セルフヘルプ・グループの理論と展開．中央法規出版，1998，2-20．

48) Kleinman, A. The Illness Narratives：Suffering, Healing, and the Human Condition. New York, Basic Books, 1989.

49) Flank, A. W. The Wounded Storyteller：Body, Illness, and Ethics. London, University of Chicago press, 1997.

50) Garvin, C. D., Cox, F.“A history of community organizing since the Civil War with special reference to oppressed communities”. Rothman, J., Erlich, J. L, & Tropman, J. E., eds. Strategies of Community Intervention. Itasca, Peacock, 2001, 65-100.

51) Alinsky, S. Rules for Radicals：A Pragmatic Primer for Realistic Radicals. New York, Vintage, 1972.

52) Israel, B. A., Schulz, A. J., Parker, E. A., & Becker, A. B. Review of community-based research：Assessing partnership approaches to improve public health. Annual Review of Public Health. 1998, 19, 173-202.

53) 清水準一, 山崎喜比古. アメリカ地域保健分野のエンパワーメント理論と実践に込められた意味と期待. 日本健康教育学会誌. 1997, 4(1), 11-18.

54) Laverack, G., Wallerstein, N. Measuring community empowerment：a fresh look at organizational domains. Health Promotion International. 2001, 16(2), 179-185.

55) Putnam, R. D. Bowling alone：The collapse and revival of American community. New York：Simon & Schuster, 2000.(柴田康文訳. 孤独なボウリング：米国コミュニティの崩壊と再生. 柏書房, 2006.)

56) 斉藤進. 地域組織活動におけるリーダーシップに関する研究(1). 日本総合愛育研究所紀要. 1997, 33, 290-293.

57) Goodman, R. M., Speers, M., McLeroy, K., Fawcett, S., Kegler, M., Parker, E., & Wallerstein, N. Identifying and defining the dimensions of community capacity to provide a bases for measurement. Health Education and Behavior. 1998, 25(3), 258-278.

58) Algesheimer, R., Utpal, M. D., & Andreas, H. The Social Influence of Brand Community：Evidence from European Car Clubs, Journal of Marketing. 2005, 69(3), 19-34.(宮澤薫訳. ブランド・コミュニティの社会的影響：ヨーロピアン・カークラブの実証研究に基づいて. 季刊マーケティングジャーナル. 2007, 26(3), 95-105.)

59) Minkler, M., Wallerstein, N.“Improving health through community organizing and community building”. Minkler, M. ed. Community organizing and community building for health and welfare. 3rd ed., New Brunswick, Rutgers University Press, 2012, 37-58.

60) Butterfoss, F. D. Coalitions and partnerships in community health. San Francisco, Jossey-Bass, 2007.

61) Freire, P. Pedagogy of the oppressed. New York, Seabury Press, 1970.

62) Granz, K., Rimer, B. K., & Viswanath, K.“Theory, research, and practice in health behavior”. Granz, K., Rimer, B. K., & Viswanath, K., eds. Health Behavior：Theory, Research, and Practice. 5th ed., San Francisco, Jossey-Bass, 2015, 23-42.

63) Andrews, J. O., Cox, M. J., Newman, S. D., Gillenwater, G., Warner, G., Winkler, J. A., White, B., Wolf, S., Leite, R., Ford, M. E., & Slaughter, S. Training partnership dyads for community-based participatory research：strategies and lessons learned from the Community Engaged Scholars Program. Health Promotion Practice. 2013, 14(4), 524-533.

64) Bartholomew, L. K., Parcel, G. S., Kok, G., & Gottlieb, N. H. Intervention Mapping：Designing Theory and Evidence-Based Health Promotion Programs. New York, McGraw-Hill Higher Educations, 2001.

65) Rothschild, M. L. Carrots, Sticks, and Promises：A Conceptual Framework for the Management of Public Health and Social Issue Behaviors. Journal of Marketing. 1999, 63(4), 24-37.

66) 藤永保監修. 最新心理学事典. 平凡社, 2013.

67) Abelson, R. P. “Are attitudes necessary?” KING, B. T., McGINNIES. E., eds. Attitudes, Conflict, and Social Change. New York, Academic Press, 1972.

68) Wicker, A. W. Attitudes versus Actions：The Relationship of Verbal and Overt Behavioral Responses to Attitude Objects. Journal of Social Issues. 1969, 25(4), 41-78.

69) 宮坂忠夫編. 地域保健と住民参加. 第一出版, 1983.

70) 宮坂忠夫編. 地域保健と住民参加. 第一出版, 1983, 69.

71) 関なおみ. 戦後日本の「蚊とハエのいない生活実践活動」：住民参加と国際協力の視点から. 国際保健医療. 2009, 24(1), 1-11.

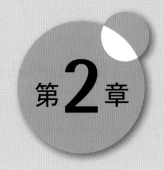

第2章

個人レベルの理論・モデル

A 個人レベルの理論とは

　本書では，健康行動理論・モデルを，個人レベル，個人間レベル(第3章)，集団レベル(第4章)に分けている。

　個人レベルでは，自分の心のなかに存在したり，生じたりする個人内の要因に注目する。具体的には，知識，態度，信念，動機，自己概念，成長歴，過去の経験，技術，スキルなどである。

　個人の理論は，健康相談，保健指導，患者教育などの健康教育の基本となる。1対1の健康教育に役だつだけではなく，集団を対象とした取り組みにもいかすことができる。メディアキャンペーンのためのメッセージづくりがよい例である。

　個人の行動は，次章以降で述べる個人間のやりとりや環境などの影響を受けるが，その逆もある。個人は，集団，組織，地域，国，環境をつくる意思決定に参加するからである。したがって，個人レベルの要因を変化させることは，個人間の関係や環境の変化には欠かせない。

　第1章で述べたように，本章でもコンストラクト(construct)やコンセプト(概念)という用語を使う。たとえば，合理的行動理論に出てくる「主観的で規範的な信念」という概念は，この理論においてはコンストラクトになる[1,2]。

B KAP モデル

1 基本的考え方

　KAP モデルの KAP は，知識(knowledge)，態度(attitude)，実践(practice)の略であり，最も基本的な行動変容モデルといってよい。実践(practice)のかわりに，行動(behavior)が使用され，KAB モデルとよばれることもある。

　たとえば禁煙の実践(行動)には，それを行うための「タバコをやめたい」という態度が必要である。その態度を得るためには，「タバコは健康によくない」といった知識が必要である。知識を得ることがまず重要で，それによって態度がかわり，やがては行動に結びつく。その点から，合理的モデル(Rational Model)とよばれることもある[3]。

2 KAP モデルの活用例

　KAP モデルは，後述する理論・モデルに比べて単純である。ただし，態度や行動を規定する要因を含んでいないため，今日では，行動変容モデルとして使用される機会は多くはない。それにもかかわらず，健康行動に関する最初の調査を行う際の枠組み

として，現在も使用されている。とくに，低・中所得国での健康問題，たとえば，飲酒運転や，ヘルメットの着用，栄養問題，感染症などに対して，KAPモデルをもとに，知識，態度，行動の3つの局面の調査が行われている[4-7]。KAPモデルをもとにしたサーベイの推奨をしている米国開発援助機構(USAID)などの機関もある[8]。

KAPモデルが有効なのは以下のような場合である。

(1)行動をおこすにあたり外的・内的障害が比較的少ない場合

(2)新たに知られることとなった健康問題に対して新しい対策をとりたい場合

(3)健康的な行動がとられていない状況やその背景をまず把握したい場合

3 │ KAP モデルの限界

上記に，理論的な説明として禁煙の例を出したが，KAPモデルの限界はこの禁煙の事例からよく理解できる。

多くの人が，喫煙は健康によくないとわかっている。それにもかかわらず，禁煙しようという態度をもたない人がいる。禁煙を試みたとしても，実際に成功する人は少ない。同様に，他の多くの健康関連行動についても，知識の獲得は態度の変化に必ずしも役だっておらず，健康的な行動変容にも結びついていかない。

知識が行動に必ずしも結びつかない理由として，以下の4つがあげられている[9]。

(1)社会には情報があふれている。どのような情報を選択し，入手するかは，個人によって異なる。

(2)個人的な経験や信念などによって情報の解釈は異なる。

(3)情報の価値は人によって異なる。

(4)知識としてわかっていても，環境などのさまざまな要因によって行動が障害されることがある。

このような課題を克服すべく，次に述べるような理論が登場してきた。

C ヘルスビリーフモデル

1 │ 基本的考え方・モデルの概要

ヘルスビリーフモデル(Health Belief Model；**HBM**，健康信念モデル)は，最も広く応用されている個人レベルの理論・モデルの1つである(▶図2-1)。HBMをストーリーとしてまとめてみると，次のようになる。

「病気にかかりやすく，病気になれば重大な結果を引きおこすと私は思っている。必要な健康行動をとれば私は病気にかかりにくくなり，重大な結果にならないようにもできる。その際，行動をとるための障害が少なく，その行動をとれると自分で信じて

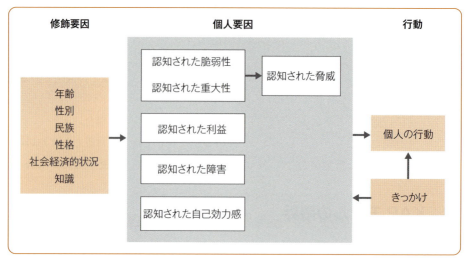

図2-1 ヘルスビリーフモデル(HBM)

いれば，なんらかのきっかけがあったとき，行動をとりやすくなる」。

　HBMでのおもなコンストラクトは，英語では"Perceived ○○"と表現される。これは，日本語では，「認知された○○」「認識された○○」「○○の認識」などと表現できる。ここでは，「認知された○○」で統一する。

　後述するように，HBMはマイナスの側面となるコンストラクトと，プラスの側面となるコンストラクトからなる。マイナス面となるのは，「認知された脆弱性」「認知された重大性」「脅威の認識」および「認知された障害」である。一方，プラス面となるのは，「認知された利益」である。

　行動のおこりやすさは，マイナスとプラスを天秤にかけて決定される。加えて「行動のきっかけ」や「自己効力感」もプラス面のコンストラクトとして影響を与える。

2 モデルの提案と進化

　HBMは，1950年代に，米国公衆衛生局のグループによって開発された[10-12]。第1章で紹介したように，米国では，結核スクリーニング(検診)のため，無料のX線検査サービスが行われていた。ところが，限られた数の住民しか参加してくれなかったため，その受診要因を説明するための調査結果として，HBMの中心的なコンストラクトが特定された。「認識された脆弱性」と「認識された利益」である。つまり，自分が結核にかかりやすく(脆弱性があると認識されている)，検診を受ければ早期に発見できる(利益があると認識されている)と信じていた人こそが，X線検査を受ける傾向が強いことが示された。

　HBMは，認知理論，とくに，後述する「期待-価値理論」の範疇に入る。予防行動

を例にとれば，期待-価値理論とは，ある行動により疾病を予防できるであろうという「期待」と，その予防によって生じることの「価値」からなる理論である。そして期待と価値が大きいほど，その行動をとる動機は高くなる。

HBMは，提唱されて以降，スクリーニング受診行動のみならず，予防行動や疾病行動，患者役割行動へと広く応用されるようになった[13-15]。やがて，バンデューラ（Bandura, A.）[16,17]によって提唱された自己効力感[*1]を，ローゼンストック（Rosenstock, I. M.）らは，HBMの新たなコンストラクトとして加えた[18]。

3 | 各コンストラクトの詳細

HBMは，次のコンストラクトから構成される（▶表2-1）[1,2,19]。

○**認知された脆弱性**：健康をそこなう危険性・リスクに対する個人の主観的な認識。すなわち，疾病やその他の健康問題を，どの程度自分がかかえることになると思っているか。

○**認知された重大性**：疾患によりこうむる重大性と，そのまま放置したときにこうむる重大性に対する個人の主観的な認識。すなわち，その健康問題の結果が，どの程度重大であると思っているかということである。死亡・障害・痛みなどの臨床的な結果とともに，仕事・家庭・社会生活などへの影響を含む社会的結果もありうる。

○**認知された脅威**：「認知された脆弱性」と「認知された重大性」とを合わせたもの。

○**認知された利益**：ある行動が危険性・リスクや重大さを減らすことができるという信念と，対象となる健康問題の脅威を軽減してくれる利益があるとする認識。すなわち，ある行動をとることによって，健康問題やそれによって生じうる重大な結果をどの程度防ぐことができると思っているかということである。健康面だけではなく，経済的な利益（例：禁煙によるお金の節約）や，家族が喜ぶことなども含まれる。

○**認知された障害**：ある行動の目に見えるコストと，心理的コストに関する信念。すなわち，ある行動をとることに対する障害がどの程度あると思っているかということである。時間や金銭的なコストのほか，副作用，痛み，不快，不便などのさまざまな障害が含まれる。

これらのコンストラクトを，がん検診にあてはめた例を**表2-1**に示す。がん検診を受けるまでの一連をコンストラクトの具体例でまとめると次のようになる。「私はがんになりやすい。がんは重大な病気である。がん検診で早期発見できれば，私はそれを予防できる。かつ，受診にあたっては大きな障害がない。このように思っているからこそ，私はがん検診を受けるのである」。

HBMのコンストラクトには，これらのおもなコンストラクトに加えて，次のもの

＊1 人がある結果を生み出すために必要とされる行動を，首尾よく達成できるという確信。

表2-1 HBM のおもなコンストラクト

コンストラクト	内　容	具体例（がん検診の場合）
Perceived susceptibility （認知された脆弱性）	ある疾病や健康問題に陥る危険性・リスクに対する認識	自分がどれくらいがんになりやすいと思っているか
Perceived severity （認知された重大性）	ある疾病や健康問題によりこうむる重大さの認識	がんがどれくらい重大なことと思っているか（例：予後，生活面への影響など）
Perceived threat （認知された脅威）	「認知された脆弱性」と「認知された重大性」を合わせたもの	―
Perceived benefit （認知された利益）	ある行動が危険性や重大さを減らす効力があるとする認識	がん検診により，がんによる重大な結果をどの程度予防できると思っているか（例：早期発見による予後の改善）
Perceived barriers （認知された障害）	ある行動をおこすときに生じる障害・コストの認識	がん検診を受けるのにどの程度障害があると思っているか（例：金銭的負担，時間的負担，痛み）

も含まれるようになった。

　○**行動のきっかけ**：準備段階からふみ出すための戦略として，身体上の出来事や，メディア広告，医療者や家族などからの助言，受診のリマインドシステムなどは，行動をおこすきっかけとなる。行動のきっかけは，HBM の初期モデルから，行動をおこそうとする気持ち（認知された脆弱性と利益）を高めるものとして，すなわち，判断過程のなかに含まれていた。その後，行動のきっかけは，判断過程後の行動化，つまり，実現因子として位置づけられている。

　○**自己効力感**：行動をとる能力に関する自信であり，前述したように，のちに追加されたコンストラクトである。初期の HBM は，スクリーニングや予防接種など，もっぱら 1 回限りの単純な予防行動に向けられていた。しかし，長期の変化と継続が必要な生活習慣の場合には，自己効力感がカギとなる。

　○**その他**：さまざまな人口統計学的変数や，社会心理的変数が，個人の認識に影響を与える。具体的には，性，年齢，学歴などである。

4 ┃ 健康教育・ヘルスプロモーションへの応用例

　前述のとおり，HBM は多くの健康行動あるいは受療・医療行動に応用されている[2]。理論・モデルは，その妥当性の検証あるいは現状把握・要因検討のために用い

られることが多い。加えて，介入研究あるいは実際のプログラムの設計に使用されることもある。グランツ(Glanz, K.)らやウェブ(Webb, T.)らは，公衆衛生や生活習慣関連の介入研究における理論・モデルの活用についてのレビューをし，HBM は多くのプログラムに利用されていることを示している[20,21]。

他の理論・モデルとの比較を含めた HBM の有効性についても，いくつかのレビューがある。たとえば，マンモグラフィー受診のためのテイラーメイド(対象集団に応じてメッセージをかえる)な対策についてのレビューでは，HBM が最も有効であることが示されている[22]。若年者の高血圧，HIV 感染症，糖尿病，気管支喘息などの治療のアドヒアランス(内服指示の遵守)に関して，健康行動理論・モデルを比較した研究においては，HBM が最も効果が大きいことが示されている[23]。

日本においても HBM はさまざまな場面で応用されている。がん検診[24]，禁煙[25]，予防接種[26]，メタボリックシンドローム予防の生活習慣[27]などである。

5 | モデルの限界

HBM は，その起源からみても，スクリーニングなどの 1 回限りの予防行為に向けられたモデルとして用いられることが多い。一方，今日の慢性疾患予防には，長期にわたる行動(例：禁煙，健康的な食生活，運動の実施)の変容とその維持が必要である。そこで HBM は，自己効力感のコンストラクトを取り入れることによって，この課題への対応を試みている。

HBM を用いる際，対象とする行動や集団によりコンストラクトの測定方法が異なり，測定方法が標準化されていないという欠点に直面することがある。そのため，まずは，測定方法の確立から始める必要がある。

個々のコンストラクトがどの程度，直接あるいは間接的に影響しているのかについても十分に研究されていない。ただし，HBM に含まれているコンストラクトのなかで，どれが行動を強く説明するかを検証している論文はある[2]。結果として，「認知された障害」が最も強い指標であることが示されている。「認知された利益」は 2 番目に強い。ただし，その強さは，患者役割(たとえば薬物治療におけるアドヒアランスなど)よりも，予防的行動において強い。「認知された脆弱性」は「認知された利益」と同程度であり，予防的行動においてより強いことが示されている。

このように，HBM にはいくつかの限界があるものの，多くの予防行動を知る際に理解されやすい。含まれるコンストラクトにそえば，行動変容を促すための健康教育やメッセージの作成などの日常的な活動に，このモデルを用いることは難しくはない。

42 第1部 健康行動理論の基盤

D 合理的行動理論・計画的行動理論・統合的行動モデル

1 基本的考え方・モデルの概要

合理的行動理論(Theory of Reasoned Action；**TRA**)と**計画的行動理論**(Theory of Planned Behavior；**TPB**)は，「信念」「態度」「意図」「行動」の関係を示すモデルであり，TPB は TRA の拡張形である。さらに，これらに行動をおこすための知識や技術，環境的制約などの要素を加味したものが**統合的行動モデル**(Integrated Behavioral Model；**IBM**)である。

2 モデルの変遷

第1章に示したように，TRA は，1967年，フィッシュバイン(Fishbein, M.)によって提唱された[28]。それ以前に「態度」と「行動」の関係を扱った多くの研究では，両者の関連は低く，態度は行動を予測しないのではないかという傾向があった。そこで，フィッシュバインは，「行動(例：マンモグラフィー)に対する態度」と「行動の対象(例：乳がん)に対する態度」とを区別し，前者が行動の予測因子としてすぐれていることを示した。

さらに，1991年，アイゼン(Ajzen, I.)は，TRA に「行動コントロール感」のコンストラクトを加えた TPB を提唱した[29]。これは，行動意図が，行動をコントロールできるかどうかの認識にも影響を受けるというアイディアに基づいたものである。

加えて，2002年に，フィッシュバインらや，米国医学研究所(Institute of Medicine；IOM)により，TRA と TPB などで提唱されたコンストラクトを統合するモデルとして IBM がつくられた[30-32]。IBM には，行動意図を予測する要因として「個人の能力(Personal Agency)」が，行動に直接かかわるものとして「行動をおこすための知識や技術」や「環境的制約」などが，コンストラクトとして加えられている。

3 TRA と TPB の詳細

TRA と TPB を具体的に説明すると次のようになる。

「ある行動をとると価値のある結果がおこると私は思っている。私のまわりにいる多くの人も，その行動をとることをよいことだと考え，私に行動をとることを期待している。そして，私はその行動をとることが容易にできると思っている。そのような思いが強いとき，私は行動をとろうと考え，実際の行動をおこすことができるはずである」。

TRA と TPB のコンストラクトを，**図2-2** に示す。

TRA，TPB，そして，IBM にも共通する最も重要なコンストラクトは**行動意図**

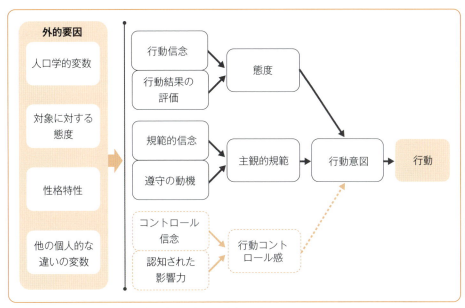

図2-2 合理的行動理論（TRA）と計画的行動理論（TPB）

(Intention)である。行動意図とは，これから行動をとろうとする心の準備が整っているということである。TRA/TPBでは，以下に述べるコンストラクトはすべて，意図を介して行動に影響を及ぼすとされる。

　まずTRAは，「行動意図」へとつながる「態度」と，行動に関連する「主観的規範」によって規定される。「態度」は「行動信念」と「行動結果の評価」によって，「主観的規範」は，「規範的信念」と「遵守の動機」によって説明される。

　その行動により，ある結果がおこると強く思い（＝行動信念），その結果に価値がある（＝行動結果の評価）と考えれば，その行動をおこす態度は高くなる。たとえば，糖尿病の予防について，食事療法を行えば血糖をコントロールでき，血糖をコントロールすれば将来，合併症を防ぐことができると私が思っていれば，私は食事療法を行いやすい。

　また，まわりの人（とくに自分にとって重要な人）が行動をとるべきと思っていると感じ（＝規範的信念），その思いにこたえたい（＝遵守の動機）と考えれば，主観的規範は高くなる。糖尿病の食事療法の例では，家族が糖尿病を改善してほしいと思っていることを感じとり，かつ，家族の期待にこたえたいと思っている場合，私は食事療法を行いやすい。

　次にTRAを拡張したTPBは，行動の意図を説明する要因として，**行動コントロール感**を加えている。「行動コントロール感」は，「コントロール信念」と「認知された影響力」によって規定される。つまり，私にはある行動をとるための支援や知識があり（＝コントロール信念），それらによって行動をとることが容易になると思っていれ

44 第1部 健康行動理論の基盤

ば（＝認知された影響力），行動をとれるという私の気持ち（＝行動コントロール感）は
高まり，行動意図を強くできる。糖尿病の食事療法の例では，食事療法をするための
知識が私にあり，家族からの協力を得られ，それによって食事療法がうまくできると
私が思えば，私は必要な行動をとりやすくなる。

　なお，TRA も TPB においても，人口学的変数（demographic variables），対象に対
する態度（attitudes toward targets），性格特性（personality trails），その他の個人的
要因（other individual variables）が，「外的要因（external variables）」として影響す
る。

　TRA および TPB に含まれるコンストラクトの定義および例を表2-2 にまとめた。
TPB のコンストラクトについて，松本は，「行動意図」を「やる気」，「行動の態度」を
「行動に対する気持ち」，「主観的規範」を「周りからの期待に対する気持ち」，「行動コ
ントロール感」を「行動の難しさに対する気持ち」と表現している[19]。

4 ｜ IBM の詳細

　IBM のコンストラクトを，図2-3 に示す。「行動意図（自己決定）」に影響する要因
として，「態度」「認識された規範」「個人の能力」の3つがあげられている。そして，
それぞれに2つずつの内容が含まれる（▶表2-3）。
　○**態度**：「行動についての感情」をもとにした「経験的態度（対象となる行動につい
ての経験に関する意識）」と，「行動信念」をもとにした「機械的態度（行動に対する利
点あるいは難点に関する意識）」から構成される。
　○**認識された規範**：「他者の期待」をもとにした「指令的規範（特別規範）」と，「他
者の行動」をもとにした「記述的規範（一般的規範）」が含まれる。
　○**個人の能力**：「コントロール信念」をもとにした「行動コントロール感（行動をコ
ントロールできる力）」と，「効果信念」をもとにした「自己効力感（行動をやりとげる
自信）」から構成される。
　自己決定から実際の行動に結びつけるために必要なコンストラクトは，知識と技術
（Knowledge and skills to perform the behavior），行動の突出性（行動をおこすこと
の重大さ；Salience of the behavior），環境的制約（行動をおこすことが許される環
境要因あるいは阻害要因；Environmental constrains），そして習慣（Habit）である。
　ただし，IBM のコンストラクトの日本語訳については，まだ統一したものはない。
表2-3 の日本語訳は，岡田の訳に基づく[33]。

5 ｜ 健康教育・ヘルスプロモーションへの応用

　TRA/TBP に関しては，「態度」「主観的規範」「行動コントロール感」が「行動意図」
に関連するという結果が，多くの研究で示されている[2]。行動変容の理論・モデルの

表2-2 TRA と TPB のコンストラクトとその例

コンストラクト	定義	具体例 (糖尿病管理の食事療法)
行動意図 (Intention to perform the behavior)	認知されている実行可能性(やる気)	食事療法をやろう
態度 (Attitude)	全体的な行動評価(行動に対する気持ち)	食事療法はやる価値がある
行動信念 (Behavioral belief)	実行によって結果が生じるという信念(その行動が結果をまねくと思う気持ち)	私は食事療法で血糖をコントロール(糖尿病の改善)できる
行動結果の評価 (Evaluation of behavioral outcomes)	行動の結果に付随する価値(結果におく価値の高さ)	血糖をコントロールすること(糖尿病の改善)は私にとってよいことだ
主観的規範 (Subjective norm)	大部分の人がその行動を容認するかについての信念(まわりからの期待に対する気持ち)	まわりの人は私が食事療法をして,糖尿病を改善すべきだと思っている
規範的信念 (Normative belief)	各対象者がその行動を容認するかについての信念(自分の重要な人が,行動をすべきだと思っていること)	家族は私が食事療法をして自分の糖尿病を改善してほしいと思っている
遵守の動機 (Motivation to comply)	各対象者が意思を行動に移す動機(その気持ちに従うという思い)	食事療法をして糖尿病を改善してほしいという家族の思いに私はこたえたい
行動コントロール感 (Perceived Control)	その行動に対するコントール感(行動の難しさに対する気持ち)	私は食事療法をすることができる
コントロール信念 (Control belief)	各促進条件もしくは制約条件について認知されている発生可能性(行動に必要な技術や資源をもっていると思うこと)	私のもっている知識,支援があれば食事療法は簡単である
認知された影響力 (Perceived power)	各条件についてそれが行動の実行を困難あるいは容易にしているかの認識(それらが行動を簡単にしてくれると思うこと)	私には食事療法をするための知識や支援がある

応用に関するレビューによれば,1990 年代ごろまで,TRA/TPB は,多くの理論・モデルのなかで最も多く応用されていたモデルの 1 つであった[2]。その後,後述する TTM などの新しいモデルの利用が多くはなっているものの,行動変容の主要なモデルであることにかわりはない。

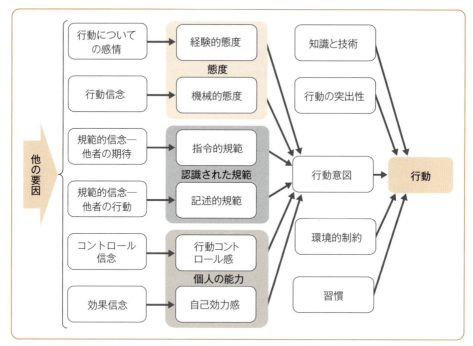

図2-3 統合的行動モデル（IBM）

　比較的最近になってから提唱された IBM は，インフルエンザ予防接種や，HIV 感染予防などに応用されている。とくに，文化的・社会的な要因が強く影響しうる行動を説明する場合に，IBM は有効である。

　グランツらは，TRA/TPB のコンストラクトの定義を示すとともに，測定指標も提示している[2]。これらを用いることで，TRA/TPB/IBM のコンストラクトを定量化できる。ただし，現場に応用する際には，対象となる行動や集団に応じて，主観的規範などを導き出すためのインタビューなどが必要となる。

　介入の際，少なくとも理論的には「行動意図」は高まる。「行動信念」や「行動の結果の評価」をかえてしまい，「態度」は高まる。さらに，「規範的信念」と「遵守の動機」あるいは「主観的規範」を変化させ（例：まわりの人がそうすることを望み，自分もそうしたいと思う），「行動コントロール感」を高める（例：できるという自信をつける）ことによって「行動意図」は高まる。加えて，実行をするための知識や技術を与え，環境的な制約をなくしたり，それを習慣化させるためのしくみをつくることによって，さらに行動を促すことも可能である。

6 モデルの限界

　TRA/TPB/IBM は，一度だけでない習慣的な行動に対しても説明力の高いモデルで

第2章 個人レベルの理論・モデル | 47

表2-3 IBMのコンストラクトと質問の例

態度（Attitude）	
行動についての感情 （Feeling about behavior） 　経験的態度（対象となる行動についての経験 　に関する意識） 　（Experimental attitude）	「その行動の考えについてどう感じます か？」 「どの行動が好きですかまたは嫌いです か？」 「その行動は楽しいですか？」
行動信念 （Behavioral beliefs） 　機械的態度（行動に対する利点あるいは難点 　に関する意識） 　（Instrumental attitude）	「あなたがその行動をすることによる利益 （不利益）は何ですか？」 「その行動からおこる利益（あるいはよくな い効果）はなんですか？」
認識された規範（Perceived norm）	
規範信念―他者の期待 （Normative beliefs-Other' expectations） 　指令的規範（特別規範） 　（Injective norm）	「あなたがその行動をすることをサポート するのは誰ですか？」 「あなたがその行動をすることに反対する のは誰ですか？」
期待信念―他者の行動 （Normative beliefs-Others' behavior） 　記述的規範（一般的規範） 　（Descriptive norm）	「あなたがその行動をとるだろうと考える のは誰ですか？」 「あなたがその行動をしないだろうと考え るのは誰ですか？」
個人の能力（Personal agency）	
コントロール信念 （Control beliefs） 　行動コントロール感（行動をコントロールで 　きる力） 　（Perceived control）	「あなたがその行動をとるのを容易にする のはなんですか？」 「あなたがその行動をとるのを難しくする ものはなんですか？」
効果信念 （Efficacy beliefs） 　自己効力感（行動をやりとげる自信） 　（Self-efficacy）	「もしその行動をとりたいとしたら，どれ くらいそれは確実ですか？」 「その行動をとる際にあなたの能力に影響 する他の要因はなんですか？」

ある。モデルに含まれるコンストラクトが多いため，行動を説明するモデルとして有
効であり，関連する要因を探索することにも強みがある。一方で，コンストラクトが
多くなるため，具体的な介入を行う際に複雑になりすぎるという欠点がある。

48 | 第1部 健康行動理論の基盤

E トランスセオレティカルモデル

1 基本的考え方・モデルの概要

　トランスセオレティカルモデル(Transtheoretical Model；**TTM**)は，これまで述べてきた HBM や TRA/TPB/IBM とは異なり，時間軸をもったプロセスとして行動変容をとらえているのが特徴である。これは，後述する予防行動採用モデルと共通しており，両者はステージモデル(Stage Model)に属している。

　TTM において，行動変容は5つのステージを経て行われる。そして個々のステージにあった介入方法を用いることにより，効果的に行動変容を促すことができる。

　なお，TTM の実例については第5章で詳細に述べる。

2 モデルの変遷

　TTM は，禁煙意図のある喫煙者と，禁煙治療中の喫煙者に対して行った研究をもとにプロチャスカ(Prochaska, J. O.)とディクレメンテ(DiClemente, C. C.)によって開発された[34]。この研究によって，禁煙が一連のステージを経て進んでいく様子が示された。その後，喫煙のみならず，さまざまな健康行動やメンタルヘルス行動についても TTM は応用されるようになった[2]。

　汎理論(Transtheoretical)という名称からもわかるように，このモデルはそれまでの理論を統合することを意図している。一般的にステージのみが強調されるが，TTM には，それ以外にも，ステージの移行に必要な要素として，後述する自己効力感などの多くの要素が含まれている。

3 ステージの詳細

　TTM においては，5つのステージを経て行動変容が行われる(▶**表2-4**)。これらのステージの日本語の名称は，使用者によって若干異なっている。また，維持期(Maintenance)のあとに，「あと戻りの誘惑がなく，100%確信」した状態である完成期(Termination)のステージを加えることもある。

　ステージ間の移動は一方向とは限らない。場合により，あと戻りすることもある。ステージの変化があと戻りすることをあらわすために，ステージの変化をらせん状に示すこともある[35]。

　TTM には，ステージ以外のコンストラクトとして，変容のプロセス，意思決定のバランス，そして，自己効力感がある。第1の変容のプロセスは多彩である。**図2-4** に示すように，「意識の高揚(Consciousness raising)」などの多くのコンストラクトがある。第2の意思決定のバランスには，「利点(pros)」と「欠点(cons)」がある。そ

表2-4 TTMの5つのステージ

ステージ	内容
無関心期（前熟考期）(Precontemplation)	6か月以内に行動をおこそうという意図がない。
関心期（熟考期）(Contemplation)	6か月以内に行動をおこそうとする意図がある。
準備期 (Preparation)	30日以内に行動をおこそうとする意図があり，その方向ですでにいくつかの行動段階を経ている。
実行期 (Action)	目に見える行動変容をしたもののまだ6か月未満である。
維持期 (Maintenance)	目に見える行動変容をとげて6か月以上たっている。

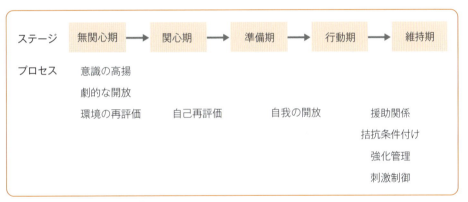

図2-4 TTMのステージとプロセス

れぞれ変化による利点と欠点を意味しており，意思決定の際にかけひきが生じる。最後の自己効力感には「自信(Confidence)」と「誘惑(Temptation)」がある。各ステージに応じて，優先的に媒介する変容プロセスが示されている（▶図2-4）。これらの詳細については，ほかの成書を参照されたい[1,2]。

4 | 健康教育・ヘルスプロモーションへの応用例

　TTM開発のきっかけとなったのは，すでに述べたように喫煙行動であった。その後，さまざまな健康行動に応用されてきたTTMの大きな利点は，以下の2点に集約できる。

　第1に，コンストラクト(つまり，ステージの段階)を測定しやすいこと，第2に，

実際の介入に容易に利用できることである。ペインター(Painter, J. E.)らのレビューによると，TTM は健康教育・ヘルスプロモーション分野における行動変容の研究や実践に最も多く利用されている理論・モデルの1つである[36]。

　対象となる行動のタイプにかかわらず，多くの場合，**表2-4**の内容に準じた質問を用いることにより各ステージを把握することができる。日本でも，喫煙対策のほか，特定健康診査の標準的な質問項目に用いられている。

　いったんステージを把握できれば，ステージに合わせた介入方法をとり，効果的に行動変容を支援できる。たとえば，ステージの低いところでは情報提供を行い，ステージの高いところでは具体的な変容への手だすけができる。ステージの違いによって提供する情報をかえる介入，すなわちテイラーメイドな介入戦略の効果に関しては，TTM の適応例で効果が高いことがメタアナリシスでも示されている[37]。

5 ｜ モデルの限界

　TTM には，利点がある一方で，いくつかの限界があり，今後の検討が必要である[1,2]。

　先述したように，HBM や TRA/TBP/IBM のような連続性モデルとは異なり，TTM はステージモデルに分類される。しかし，TTM は，自己効力感などの連続性モデルのコンストラクトである要素も含んでいる。連続性モデルとの整合性や，適用の際の他のモデルとの組み合わせの方法を検討する必要がある。また，運動などの複雑かつ広範囲の行動，あるいは，逆に，マンモグラフィーによる検診のような頻度の低い行動にも適用できるかどうかについても議論の余地がある。

　繰り返しになるが，TTM の最大のメリットは，ステージに合わせた介入が可能になることである。ICT(information and communication technology)を用いることで，これらの介入は，より容易かつ大規模に行うことが可能となっている。

　また，TTM を応用したテイラーメイドのプログラムも開発されている[38,39]。今後は，このようなプログラムの効果や応用についての知見を得ることが求められている。

Ｆ　予防行動採用モデル

1 ｜ 基本的考え方・モデルの概要

　予防行動採用モデル(Precaution Adoption Process Model；**PAPM**，警告受容プロセスモデル)は，TTM と同様に，ステージモデルの1つである。このモデルは，1988年に，高濃度のラドンレベルが新たな肺がんのリスクとして認識されたのちに生じた行動を例に，ワインスタイン(Weinstein, N. D.)によって提唱された[40,41]。

　PAPM は，7つのステージに分かれている(▶**図2-5**)。

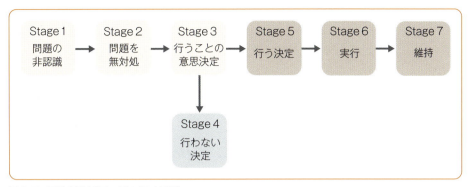

図2-5　予防行動採用モデル（PAPM）

(1) 問題を認識していない状態（Unware）
(2) 認識はしているが，対処するとは考えていない状態（Aware, but no though of adopting precautions）
(3) 対応しようと考えてはいるが，行うことの意思決定はしていない状態（Thinking but undecided）
(4) 行わないと決定した状態（Decided against adopting the precaution）
(5) 行うと決定したが，まだ行っていない状態（Decided to adopt but have not yet acted）
(6) 決定にそって実行している状態（Acted on their decision to adopt, for some behavior）
(7) 継続が必要な状態（Maintenance may be needed）

　このモデルは，1つずつステージを進む点においてTTMと共通している。しかし，ステージ3までは一方向であり，ステージ1からステージ2には知識が，ステージ3に進むには信念が重要である。ステージ4やステージ5に進むためには，内的な要因よりも，外的な要因が必要となってくる。

2 | 健康教育・ヘルスプロモーションへの応用例

　PAPMは，HIV検査や，HPVワクチン接種，がん検診などといった，健康行動に関連する要因に関する横断研究の設計に利用されている[42-45]。介入に応用したものも散見される。たとえば，青年期の口腔衛生[46]，子どもの日焼け予防[47]，高齢者の交通安全のプログラム[48]，がん検診のプログラムの設計においてである[49]。がん予防のために，PAPMとTTMを組み合わせて活用することも提案されている。TTMと同様に，どのステージにあるかを把握したのち，それに応じた介入を行う（異なるメッセージの提供など）ことで，次のステージに進むことが期待される。

52 | 第1部 健康行動理論の基盤

しかしながら，研究によっては，コントロール群と有意な違いがみられないものや，効果は短期的にすぎないとの報告もある[48,49]。このモデルの有効性についてはさらに検討が必要である。また，欧米での応用例はあるものの，まだ日本には同様の応用例はない。

G 個人レベルの理論・モデルに関する基本的概念

1 | 自己効力感

自己効力感(self-efficacy，セルフエフィカシー)は，HBM，TPB，IBM，TTM など，多くのモデルの構成要素となっている。自己効力感は，社会的学習理論を体系化した，米国の心理学者バンデューラ(Bandura, A.)によって提唱された[16]。セルフエフィカシーは，一般的に，「ある結果を生み出すために必要な行動をどの程度うまく行うことができるかという個人の信念」と定義される[50]。

社会的学習理論には，人間の行動を決定する要因として，**先行要因**，**結果要因**，**認知的要因**の3つがある。先行要因としては，その行動によりどのような結果が期待されるか(結果期待〔outcome expectancy〕)と，自分がその行動をできるかどうか(効果期待〔efficacy expectancy〕)という2つの期待(予測)機能がある。後者が自己効力感にあたる[35]。

自己効力感は，具体的な課題を解決するための自己効力感(**課題特異的自己効力感**〔task-specific self-efficacy〕)と，個々の課題や状況に依存しない**一般的な自己効力感**[*2](generalized self-efficacy)の2つに区分することもできる[51]。

本章で紹介したモデルにおいても，自己効力感の強さは，行動をおこす態度や意図に大きく影響する。したがって，人々の行動を促すためには，自己効力感を高めることが有効である。自己効力感を高める要因(先行要因)には，**表2-5** に示す，**成功体験**，**代理経験**，**社会的説得**，**生理的・感情的状態**の4つがある。

自己効力感を測定する尺度として，一般性セルフエフィカシー尺度(GSES)[50,52]と特性的自己効力感尺度[53]がある。さらに，がん患者といった個別の対象や，受診行動などの行動に特化した尺度も作成されている[54,55]。これらは欧米で開発された指標をもとに，日本人に適応できる尺度として開発されたものである。

自己効力感が，理論・モデルのとおり，行動に関連するかについての先行研究は多い。糖尿病や，脂質異常症，運動，減量などに関して，自己効力感がこれらの健康行動に関連することが，国内外の研究で示されている[19]。

＊2 特性的自己効力感ともよぶ。

表2-5 自己効力感の定義と影響する要因

定義	自分がある状況において必要な行動をうまく遂行できるかという可能性の認知	
影響する要因	①成功体験	自分自身がなにかを達成したり，成功したりした経験
	②代理経験	他人がなにかを達成したり，成功したりすることを観察すること
	③社会的説得	自分に能力があることを言語的に説明されたり，励まされたりすること
	④生理的・感情的状態	生理的な反応の変化や気分の高揚

2 ヘルスリテラシー

　ヘルスリテラシー(health literacy)には，いくつかの定義がある。一般的には，「健康を高めたり，維持したりするのに必要な情報にアクセスし，その情報を理解・利用するための，個人の意欲や能力を決定する，認知・社会的なスキル」という定義がよく知られている[56]。また，日本では，「健康情報を獲得し，理解し，評価し，活用するための知識，意欲，能力であり，それによって，日常生活におけるヘルスケア，疾病予防，ヘルスプロモーションについて判断したり，意思決定をしたりして，生涯を通じて生活の質を維持・向上させることができるもの」という定義も使われている[57,58]。ナットビーン(Nutbeam, D.)は，ヘルスリテラシーをより広義に解釈し，機能的(functional)，相互作用的(interactive)，批判的(critical)の3つのレベルに分けることを提唱している[59]。

　ヘルスリテラシーは，当初，機能的ヘルスリテラシーとして，ヘルスケア・医療現場において使用された。健康・医療情報に関する読解記述力，すなわち医療者からの説明の理解や治療への遵守などとの関連においてである。その後は，ヘルスケアから，疾病予防，ヘルスプロモーションにおいても広く使用されることとなった。

　ヘルスプロモーションの分野で，ヘルスリテラシーは，健康の社会的決定要因や健康格差との関連テーマとして論じられている[58,59]。すなわちヘルスリテラシー(とくに批判的ヘルスリテラシー)は，個人の能力をこえて，人々のエンパワーメントを促し，効果的な社会的・政治的アクションを支援するとされている。

　ヘルスリテラシーの測定・評価ツールは数多く開発されており[60]，大きく，機能的なヘルスリテラシー尺度，包括的なヘルスリテラシー尺度，さらに疾患・状況に特異的な評価ツールに分けられる。日本においては，欧米で開発されたツールの日本語版あるいは日本人用に改変したものが使用されている。

　機能的なヘルスリテラシー尺度は，ヘルスケアに関連した読み書きや数的な能力を

測定するもので，Rapid Estimate of Adult Literacy in Medicine（REALM），Test of Functional Health Literacy in Adults（TOFHLA），Newest Vital Sign（NVS）などがある。

包括的なヘルスリテラシー尺度は，より広義なヘルスリテラシーを測定するものである。European Health Literacy Survey Questionnaire（HLS-EU-Q47）や Health Literacy Questionnaire などがある。

さらに，糖尿病やがんなど，疾病や状態別にヘルスリテラシーを測定する尺度も開発されている。

日本においても，日本人用 Functional Health Literacy テスト（JFHLT），日本語版 Functional, Communicative, and Critical Health Literacy（FCCHL），日本語版 NVS（NVS-J），日本語版 Communicative and Critical Health Literacy（CCHL），eHealth Literacy Scale 日本語版（J-eHEALS），14-itme Health Literacy Scale（HLS-14），Japanese Health Knowledge Test（J-HKT）など，さまざまな尺度が使用されている。

これらの詳細および疾患・状況に特異的な評価ツールについては，個々に関連した論文や成書[60]を参照されたい。また，ヘルスリテラシーと関連が強い「ヘルスコミュニケーション」については第6章を参照されたい。

3 | 恐怖アピール

恐怖アピール（fear appeal）は，恐怖をおこさせることによって，行動をおこさせることを目的とする戦略である。対象となる行動に関連した危険や害の脅威を通じて，その行動をやめてもらうために，恐怖をおこさせる説得力のあるメッセージが用いられる。恐怖喚起コミュニケーションともよばれる。

HBM のコンストラクトのうち「認知された脅威」「認知された重大性」「認知された脆弱性」は，恐怖アピールによってもたらすことができる。TRA/TPB/IBM における態度においても，行動の結果には，恐怖が行動をとることによって回避されると思われる程度に関係する。TTM でも，変化のプロセスとして，不健康行動のリスクに伴うネガティブな感情を経験すること（「劇的な安堵感〔dramatic relief〕」）があげられている。このように，恐怖アピールは，行動変容のいくつかの理論・モデルにおいて少なからず使用される戦略である。

しかし，その効果については議論がある。いくつかのメタアナリシスは，効果ありとなしの両方の影響を示すとともに，恐怖アピールの使用についての注意も勧告している[61-63]。

恐怖アピールが効果を限定的にする理由として，大きく2つのことがわかっている。第1に，恐怖の受けとめ方が個人（や個人の属性）によって異なること，第2に，自己効力感や効果の認識に違いがあることである[64]。

恐怖が強く，それを取り除くための行動に対する効力感が低い場合，その行動に対する拒否がおこることがある。たとえば，喫煙の健康への影響を強く訴えすぎると，喫煙者はかえって禁煙に対する拒否反応を示すことになる。

日本においては，恐怖アピールに関する効果あるいは限界についての実践的な研究がほとんどない。たとえば，タバコのパッケージの警告表示として，海外では喫煙の健康への影響を示す写真が使われているのに対して，日本では文書のみである。実験的な研究では，喫煙の害に関する恐怖の大きさは，自己効力感とともに説得効果を高める要因であることが示されている[65]。今後の実証的な研究が日本でも求められる。

4 │ 文化資本/ソーシャルクラス

多くの理論・モデルにおいて，**社会属性**(demographic factors)が背景要因として示されている。社会属性には，性別，年齢，社会経済的要因(socioeconomic status；SES)などがある。なかでも，SES，すなわち，所得，学歴，職業，ソーシャルクラス(社会階層)は，行動を規定する要因として重要である。

SESと行動・生活習慣との関係は複雑である。フランスの社会学者であるブルデュー(Bourdieu, P.)による文化資本の考え方は，SES，とくにソーシャルクラスによる健康行動の違いに関する重要な示唆を提供している[66]。

ブルデューは，人間のもつ資本(あるいは社会的資源や価値)を，経済資本，社会関係資本および文化資本の3つに分類した。**経済資本**は，所得や財産などの物的な資源をさす。**社会関係資本**は，人間関係やいわゆるソーシャルキャピタルである(▶**第3章**)。一方，**文化資本**(cultural capital)は，主として家庭内において，親から子へと受け継がれる知識や言語能力，立ち居ふるまい方や思考様式のことをいう。ブルデューは，このような慣習行動のもとになる性向やふるまいなどを「ハビトゥス(habitus)」と，趣味や嗜好を「テイスト(taste)」と表現した。

喫煙に代表されるように，学歴や所得などにより生活習慣には差がある[67]。それは，1つの要因で説明されるものではなく，幼い時期からの環境や育ちによって形成される。これは，生活習慣の変容の難しさ，ならびに幼少時からの取り組みの重要性を示唆している。

5 │ 他の関連理論

1）期待-価値理論

期待-価値理論(Expectancy-value Theories)は，行動しようとする動機を，その行動によって生じる結果がどの程度と思うかという「期待」と，おこる結果に対する「価値」で説明するものである。期待と価値が大きいほど，行動しようとする動機は大きくなる。アトキンソン(Atkinson, J. W.)は，動機は，「期待」，「達成動機」，そして

「誘因」（＝価値）の積からなるとするモデルを提唱した[68]。

HBM，TRA/TPB/IBM などの健康行動の理論・モデルは，その行動による効果の「期待」と「価値」が動機に結びつくとしている点で，期待-価値理論と同様な考え方を含んでいる。

2) 学習理論

健康行動理論は，心理学領域における**学習理論**（Learning Theory）に強く影響を受けている。学習理論の初期の研究の代表的なものとして，パブロフ（Pavlov, I. P.）による条件づけの研究がある。もともと生体にほとんど影響を与えない刺激（中性刺激，例：音）と，生体に影響（例：唾液の分泌）を与える刺激（例：餌）を接近させて与えつづけると，やがて中性刺激のみで生体に影響が生じる（例：音のみで唾液が分泌される）ようになることを示したものである。これは**古典的条件付け**とよばれ，その中心的な考え方は，刺激（stimulus）に結びついて反応（response）がおこるとするものである[35,69]。

さらに，スキナー（Skinner, B. F.）は，**オペラント条件付け**の考え方を示した[35]。人は，報酬あるいは罰に適応して，自発的に行動を行うように学習するというものである。行動の自発的な頻度を高めることを強化（reinforcement）とよび，健康行動においても強化要因は重要な役割をもつ[*3]。

従来の学習理論に加えて，人間は周囲の人の行動から間接的に学ぶ**観察学習**（modeling）を含むとする**社会的学習理論**（Social Learning Theory）が，バンデューラによって提唱された[70]。さらに，これを発展させたものが**社会的認知理論**（Social Cognitive Theory）である[35]。TRA/TPB/IBM のなかで，とくに主観的規範のコンストラクトに強く反映されている理論である。

なお，学習理論については，第3章で詳しく述べる。

3) シーソーモデル

健康行動の**シーソーモデル**は，宗像によって提唱されたものである[71]。宗像は，行動は，行動に対する「動機」と行動に伴う「負担」との釣り合いのなかで決定されるとした。

保健指導などにより「動機」を強化し，他方，心理的，物理的あるいは経済的な支援などで「負担」を軽減することで，行動をおこしやすくなる。また，自己決定能力をシーソーの「支点」としていることもシーソーモデルの特徴である。自己決定能力

---

*3 認知行動療法：行動に焦点をあてた従来の行動療法から，思考などの認知に焦点をあてることで発展してきた心理療法の技法である[69]。主として，うつ病，パニック障害，薬物依存症，摂食障害，統合失調症などに対して，精神科・心療内科領域で用いられている。健康行動においても，認知行動療法を応用することができる。とくに，禁煙，薬物依存，肥満などといった依存性の行動に関連する行動変容に対して利用できる。

を高めたり，あるいは支援したりすることにより，行動の「動機」を高めるほうに支点の位置が動く。

Ⓗ 個人レベルの理論の限界と適応

個人レベルの理論・モデルは数多く提唱され，進化してきた。しかし，いずれも行動を説明したり，行動を変容させたりするには限界がある。

その理由として，第1に，個人レベルの理論・モデルの多くは，スクリーニングなどの一度限りの行動をもとにして開発されたことがあげられる(例：HBM)。今日，対象となる健康行動は，運動や栄養など，長期に継続するものが多い。行動変容だけではなく，継続させるための理論・モデルの応用が必要である。

第2は，個人レベルの要因だけでなく，個人間や環境を含めた要因を考慮する必要があるということである(個人間については第3章で，環境については第4章にて詳しく述べる)。健康行動の変容への行動介入に関連して，古くから「犠牲者非難(victim blaming)」という表現があり，不健康な行動をとるのは自己責任であるとする考えがある。

しかし，その行動をとる以前にさらされていた環境により，不健康な行動をとらざるをえなくなったということがある。個人の責任や判断をこえた環境を考慮しない介入は，犠牲者を非難することにつながりかねない。この点は，健康の社会的決定要因やオタワ憲章にも通じるものである。

第3は，人は必ずしも合理的に自分の行動を選択しているわけではないことである。第8章の行動経済学で詳述するが，人は限定的合理性のなかで，ときに直観的に行動を選択し，実行する。健康行動理論に基づく行動変容介入・プログラムが期待された結果をえることができない理由の1つとされている。

このような個人レベルの理論・モデルの限界を克服するためには，個人間レベルや環境要因を考慮した集団レベルのモデルについても精通する必要がある。すべての行動に応用できる万能な理論・モデルはない。対象となる集団，健康問題などによって，使用する理論・モデルを選択する必要がある。また，1つの健康問題に対して，複数の理論・モデルを適応することが有効な場合もある。そして，多くのモデルのなかから選択し，モデルを組み合わせ，個人だけでなく，環境などにもはたらきかける取り組みが効果を高める。

限界はあるものの，個人レベルの理論・モデルは，健康行動の実践に多く利用されている。個人が健康的な行動をとり，それを支援するための環境をつくるためには，推奨される行動の理由として，健康被害の重大さ，おこりやすさ，健康行動の有用性などを，より多くの人が理解する必要がある。これらの理由の多くは，個人レベルの理論・モデルのなかでのコンストラクトに含まれている。その点で，個人レベルの理

論・モデルは，健康行動理論の基礎であるといえる。

◆文 献

1) 曽根智史，湯浅資之，渡部基，鳩野洋子．健康行動と健康教育：理論，研究．医学書院，2006．
2) Glanz, K., Rimer, B. K., & Viswanth, K. Health Behavior Theory, Research, and Practice. San Francisco, Jossey-Bass, 2015.
3) WHO. Health educaiton：theoretical concepts, effective strategies and core competencies. Cairo, WHO Regional Office for the Eastern Mediterranean, 2012.
4) Bachani, A. M., Hung, Y. W., Mogere, S., Akunga, D., Nyamari, J., & Hyder, A. A. Helmet wearing in Kenya：prevalence, knowledge, attitude, practice and implications. Public Health. 2017, 144S, S23-S31.
5) Bachani, A. M., Risko, C. B., Gnim, C., Coelho, S., & Hyder, A. A. Knowledge, attitudes, and practices around drinking and driving in Cambodia：2010-2012. Public Health. 2017, 144S, S32-S38.
6) Heshmat, R., Abdollahi, Z., Ghotbabadi, F. S., Rostami, M., Shafiee, G., Qorbani, M., Rezaei Homami, M., Larijani, B., & Salehi, F. Nutritional knowledge, attitude and practice toward micronutrients among Iranian households：the NUTRI-KAP survey. Journal of Diabetes & Metabolic Disorders. 2015, 15, 42.
7) Manabe, T., Tran, T. H., Doan, M. L., Do, T. H., Pham, T. P., Dinh, T. T., Tran, T. M., Dang, H. M., Takasaki, J., Ngo, Q. C. et al. Knowledge, attitudes, practices and emotional reactions among residents of avian influenza(H5N1)hit communities in Vietnam. PLoS One. 2012, 7(10), e47560.
8) USAID：The KAP Survey Model(Knowledge, Attitudes, and Practices). Arlington, USAID, 2011.
9) Eggar, G., Spark, R., Donavan, R. Health promotion strategies and methods. New York, McGraw Hill, 2013.
10) Hochbaum, G. M. Public participation in medical screening programs；a socio-psychological study. PHS publication no. 572. Washington DC, Government Printing Office, 1958.
11) Rosenstock, I. M. Historical origins of the health belief mode. Health Education & Behavior. 1974, 2, 328-335.
12) Rosenstock, I. M.：What research in motivation suggests for public health. American Journal of Public Health and the Nation'S Health. 1960, 50, 295-302.
13) Becker, M. H. The health belief model and personal health behavior. Health Education Monograph. 1974, 2, 235-508.
14) Janz, N. K., Becker, M. H. The Health Belief Model：a decade later. Health Education Quarterly. 1984, 11(1), 1-47.
15) Krischt, J. P. Health belief model and illness behaviors. Health Education Monograph 1974, 2, 2387-2408.
16) Bandura, A. Self-efficacy：toward a unifying theory of behavioral change. Psychological Review. 1977, 84(2), 191-215.
17) Bandura, A. Social foundations of thought and action：A social cognitive theory. Englewood Cliffs, Prentice-Hall, 1986.
18) Rosenstock, I. M., Strecher, V. J., & Becker, M. H. Social learning theory and the Health Belief Model. Health Education Quarterly. 1988, 15(2), 175-183.
19) 松本千明．健康行動理論の基礎．医歯薬出版，2002．
20) Glanz, K., Bishop, D. B. The role of behavioral science theory in development and implementation of public health interventions. Annual Review of Public Health. 2010, 31, 399-418.
21) Webb, T, L., Sniehotta, F. F., & Michie, S. Using theories of behaviour change to inform interventions for addictive behaviours. Addiction. 2010, 105(11), 1879-1892.
22) Sohl, S. J., Moyer, A. Tailored interventions to promote mammography screening：a meta-analytic review. Preventive Medicine. 2007, 45(4), 252-261.
23) Conn, V. S., Enriquez, M., Ruppar, T. M., & Chan, K. C. Meta-analyses of Theory Use in

Medication Adherence Intervention Research. American Journal of Health Behavior. 2016, 40(2), 155-171.

24) 坪野吉孝, 深尾彰, 久道茂, 菅原伸之, 細川徹. 地域胃がん検診の受診行動の心理的規定要因：Health Belief Model による検討. 日本公衆衛生雑誌. 1993, 40(4), 255-264.

25) 桝本妙子, 小笹晃太郎, 福井和代, 森雅彦, 福本恵, 堀井節子, 三橋美和, 渡邊能行. 禁煙の関心度を規定する要因：行動科学的検討. 日本公衆衛生雑誌. 2005, 52(5), 375-386.

26) Matsui, D., Shigeta, M., Ozasa, K., Kuriyama, N., Watanabe, I., & Watanabe, Y. Factors associated with influenza vaccination status of residents of a rural community in Japan. BMC Public Health. 2011, 11, 149.

27) Kudo, Y., Okada, M., Tsunoda, M., Satoh, T., & Aizawa, Y. A lifestyle to prevent or combat the metabolic syndrome among Japanese workers：analyses using the health belief model and the multidimensional health locus of control. Industrial Health. 2011, 49(3), 365-373.

28) Fishbein, M. Readings in attitude theory and measurement. New York, Wiley, 1967.

29) Ajzen, I. The theory of planned behavior. Organizational Behaviors and Human Decision Processes. 1991, 50, 179-211.

30) Fishbein, M. A reasoned action approach to health promotion. Medical Decision Making. 2008, 28(6), 834-844.

31) Fishbein, M., Ajzen, I.：Predicting and changing behavior. New York, Psychology Press, 2010.

32) Institute of Medicine：Speaking of health：assessing health communication strategies for diverse population. Washington, DC, National Acatemies Press, 2002.

33) 岡田進一：ケアマネジメント原論. ワールドプランニング, 2011.

34) Prochaska, J. O., DiClemente, C. C. Stages and processes of self-change of smoking：toward an integrative model of change. Journal of Consulting and Clinical Psychology. 1983, 51(3), 390-395.

35) 畑栄一, 土井由利子. 行動科学：健康づくりのための理論と応用. 南江堂, 2003.

36) Painter, J. E., Borba, C. P., Hynes, M., Mays, D., & Glanz, K. The use of theory in health behavior research from 2000 to 2005：a systematic review. Annals of Behavioral Medicine. 2008, 35(3), 358-362.

37) Noar, S. M., Benac, C. N., Harris, M. S. Does tailoring matter? Meta-analytic review of tailored print health behavior change interventions. Psychological Bulletin. 2007, 133(4), 673-693.

38) Johnson, J. L., Prochaska, J. O., Paiva, A. L., Fernandez, A. C., Dewees, S. L., & Prochaska, J. M. Advancing bodies of evidence for population-based health promotion programs：randomized controlled trials and case studies. Population Health Management. 2013, 16(6), 373-380.

39) Paiva, A. L., Lipschitz, J. M., Fernandez, A. C., Redding, C. A., & Prochaska, J. O. Evaluation of the acceptability and feasibility of a computer-tailored intervention to increase human papillomavirus vaccination among young adult women. Journal of American College Health. 2014, 62(1), 32-38.

40) Weinstein, N. D. The precaution adoption process. Health Psychology. 1988, 7(4), 355-386.

41) Weinstein, N. D., Sandman, P. M. A model of the precaution adoption process：evidence from home radon testing. Health Psychology. 1992, 11(3), 170-180.

42) Bahmani, A., Baghianimoghadam, M. H., Enjezab, B., Mazloomy Mahmoodabad, S. S., & Askarshahi, M. Factors Affecting Cervical Cancer Screening Behaviors Based On the Precaution Adoption Process Model：A Qualitative Study. Global Journal of Health Science. 2015, 8(6), 211-218.

43) Fuster-RuizdeApodaca, M. J., Laguia, A., Molero, F., Toledo, J., Arrillaga, A., & Jaen, A. Psychosocial determinants of HIV testing across stages of change in Spanish population：a cross-sectional national survey. BMC Public Health. 2017, 17(1), 234.

44) Perez, S., Tatar, O., Shapiro, G. K., Dube, E., Ogilvie, G., Guichon, J., Gilca, V., & Rosberger, Z. Psychosocial determinants of parental human papillomavirus(HPV)vaccine decision-making for sons：Methodological challenges and initial results of a pan-Canadian longitudinal study. BMC Public Health. 2016, 16(1), 1223.

45) Weaver, M. S., Heminger, C. L., Lam, C. G. Integrating stages of change models to cast new vision on interventions to improve global retinoblastoma and childhood cancer outcomes. BMC Public Health. 2014, 14, 944.

46) Aleksejuniene, J., Brukiene, V. A cluster randomized theory-guided oral hygiene trial in adolescents-A latent growth model. International Journal of Dental Hygiene. 2017.

47) Crane, L. A., Asdigian, N. L., Baron, A. E., Aalborg, J., Marcus, A. C., Mokrohisky, S. T., Byers, T. E., Dellavalle, R. P., & Morelli, J. G. Mailed intervention to promote sun protection of children：a randomized controlled trial. American Journal of Preventive Medicine. 2012, 43(4), 399-410.

48) Coxon, K., Chevalier, A., Brown, J., Clarke, E., Billot, L., Boufous, S., Ivers, R., & Keay, L. Effects of a Safe Transportation Educational Program for Older Drivers on Driving Exposure and Community Participation：A Randomized Controlled Trial. Journal of the American Geriatrics Society. 2017, 65(3), 540-549.

49) Costanza, M. E., Luckmann, R., Stoddard, A. M., White, M. J., Stark, J. R., Avrunin, J. S., Rosal, M. C., & Clemow, L. Using tailored telephone counseling to accelerate the adoption of colorectal cancer screening. Cancer Detection and Prevention. 2007, 31(3), 191-198.

50) 坂野雄二．一般性セルフ・エフィカシー尺度の妥当性の検討．早稲田大学人間科学研究．1989, 2(1)，91-98．

51) 渡辺さやか，三國牧子．自己効力感研究の現状と今後の可能性．九州産業大学国際文化学部紀要．2014, 57，159-174．

52) 坂野雄二．一般性セルフ エフィカシー尺度作成の試み．行動療法研究．1986, 12(1)，73-82．

53) 成田賢一，下仲順子，中里克治，河合千恵子，佐藤眞一，長田由紀子．特性的自己効力感尺度の検討．教育心理学研究．1995, 43，306-314．

54) 下津咲絵，坂本真士，堀川直史，冨高辰一郎，坂元薫，坂野雄二．受療行動に関するセルフエフィカシー尺度の作成と信頼性・妥当性の検討．行動医学研究．2005, 11(1)，7-13．

55) 塚本尚子．がん患者用自己効力感尺度作成の試み．看護研究．1998, 31(3)，198-206．

56) WHO. The WHO Health Promotion Glossary. Geneva, WHO, 1998.

57) 杉森裕樹．ヘルスリテラシー．からだの科学．2004, 234，2-7．

58) 中山和弘．ヘルスリテラシーとヘルスプロモーション，健康教育，社会的決定要因．日本健康教育学会誌．2015, 22，76-87．

59) Nutbeam, D. Health literacy as a public health goal：a challenge for contemporary health education and communication strategies into the 21st century. Health Promotion International. 2000, 15, 259-267.

60) 福田洋，江口泰正．ヘルスリテラシー．大修館書店，2016．

61) Peters, G. J., Ruiter, R. A. C., & Kok, G. Threatening communication：a critical re-analysis and a revised meta-analytic test of fear appeal theory. Health Psychology Review. 2013, 7(Suppl 1), S8-S31.

62) Ruiter, R. A. C., Abraham, C., & Kok, G. Scary warnings and rational precautions：A review of the psychology of fear appeals. Psychology & Health. 2001, 16(6), 613-630.

63) Witte, K., Allen, M. A meta-analysis of fear appeals：implications for effective public health campaigns. Health Education & Behavior. 2000, 27(5), 591-615.

64) Kawachi, I."Application of behavioral economics to improve health." Berkman, L. F., Kawachi, I., Glymour, M. M., eds. Social Epidemiology. New York, Oxford University Press, 2014, 478-511.

65) 木村堅一．説得に及ぼす脅威アピールの効果　防護動機理論からの検討．実験社会心理学研究．1999-2000, 39(2)，135-149．

66) ピエール・ブルデュー著，石井洋二郎訳．ディスタンクシオン：社会的判断力批判 1．藤原書店，1990．

67) 福田吉治，宮本幸一．"生活習慣の社会格差と健康."川上憲人，橋本英樹，近藤尚己編．社会と健康．東京大学出版会，2015, 157-173．

68) 岡市廣成，鈴木直人．心理学概論．ナカニシヤ出版，2014．

69) 日本行動医学会．行動医学テキスト．中外医学社，2015．

70) A. バンデュラ著，原野広太郎監訳．社会的学習理論．金子書房，1979．

71) 宗像恒次．最新行動科学からみた健康と病気．メヂカルフレンド社，1998．

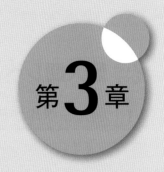

個人間レベルの理論・モデル

個人間レベルの理論・モデルとは

1 │ 個人レベルから個人間レベルの理論・モデルへ

　第2章でみてきた個人レベルの理論・モデルは，個人のさまざまな変化に注目した。つまり，私たちは実際どのように行動を遂行し，どのように行動変容をとげるのか，そしてその原動力はどのようなものであるのか，といった問いに答えるのが個人レベルの理論・モデルである。

　第2章では，個人レベルの理論・モデルの代表として，ヘルスビリーフモデル，計画的行動理論，トランスセオレティカルモデルなどを紹介した。いずれも，当事者がどのように考えて行動に移るのか，行動変容にいたるのか，具体的なメカニズムを示してきた。自己効力感をはじめとしたさまざまな信念や，情報・知識，さらにそれらを活用するヘルスリテラシーも紹介した。これらは，行動変容を推し進めるための能力でもある。

　しかし，人は自分の頭のなかで考えるだけで行動するとは限らない。ただ試行錯誤をするというだけでもない。他者からさまざまな影響を受け，他者とかかわりあいながら生きている。そのかかわりあい方において，よい影響を与えられる場合もあれば，わるい影響を与えられることもある。また，影響を受けるだけでなく，影響を与えることもある。あるいは，他者を頼ったり，利用したりすることもある。

　このように，私たちの生活を送る場においては，自己の内部の動きだけで行動が完結することはなく，他者とのかかわりが大きな部分を占めている。そこで，個人間レベルの理論・モデルが必要になってくる。本章では，私たちは周囲からどのような影響をうけるのか，あるいは周囲にどのような影響を与えているのか，このような観点から理論・モデルを整理していく。

2 │ 本章で扱う個人間レベルの理論・モデル

1）社会的認知理論

　心理学における学習理論は，当初自己の内部の経験に注目した理論が中心であった。しかし，1950年代ごろより，限られた個人の主観的経験の枠をこえた，他者とのかかわりを経験するなかで学習を進めていく**社会的学習理論**が提示された。初期の社会的学習理論は，他者からの影響を受けて学習をするという点に着眼したものであった。その後，さまざまな理論構築が重ねられたのち，個人的認知，環境，行動の3つの側面を包括することになった。この3つが相互作用しているというのが**社会的認知理論**である。社会的認知理論は，今日，多くの健康教育・ヘルスプロモーション実践の基礎にもなっている。第2章で扱った自己効力感（▶52ページ）も，社会的認知理論の数あるコンストラクトのうちの中核の1つである。

第3章 個人間レベルの理論・モデル | 63

2) ストレスと健康への力に関する理論

　ストレスに関する研究は，20世紀初頭，人体の恒常性に関する研究として始まった。その後，現代にいたるまで，医学生物学系のさまざまな領域においてストレスに関する研究が続けられている。その一方で，外的なストレス要因である**ストレッサー**と，認知的な要素である**対処**というストレッサー処理のプロセスに，心理学や社会学が着眼した。たとえばストレス・トランスアクショナルモデルは，心理学における代表的なストレス対処のモデルである。さらに，生理学的あるいは行動科学的な研究成果と統合されたストレス・プロセスモデルに基づいて，社会科学系のストレス研究は進められている。

　1970年代後半より，それまでの医学において典型的に行われていた疾患の要因を探究する学問的立場(**疾病生成論**〔Pathogenesis〕)とは異なる，健康の要因を探究する学問的立場(**健康生成論**〔Salutogenesis〕)の必要性が問われだした。この学問的立場の転換をもとに，ストレス対処のプロセスを**健康要因**(salutary factor，サルタリーファクター)で説明したのが**健康生成モデル**である。

　このモデルでは，私たちの内外に存在するストレス対処に大きな役割を果たす資源である**汎抵抗資源**(general resistance resources；GRRs)と，資源の動員の原動力で資源への依存感覚ともいえる**首尾一貫感覚**(sense of coherence；**SOC**)がその中核概念となっている。健康生成論とSOCは，WHOが推進するヘルスプロモーションの基礎理論として評価され，今日でもきわめて多くの研究がなされている。

　さらに，ストレスとその対処に関する研究の文脈では，ストレッサーのコントロールや，レジリエンス(回復力)に関するさまざまな概念も新たに提示され，近年でも盛んに研究がなされている。本章においてはこれらの位置づけについて整理を試みる。

3) 社会関係に関する理論

　社会学や社会心理学領域においては，19世紀末ごろより「社会的統合」や「社会的凝集性」に関する研究が行われてきている。1970年代ごろになると，社会疫学の社会的統合・紐帯研究と，社会学者を中心としたソーシャルストレス研究の両者がほぼ同時期におこり，その後の研究にさまざまな影響を及ぼした。

　社会疫学では，米国のアラメダ郡におけるコホート研究の成果から，社会とのつながりと人間の健康との関係が次々と検証された。ソーシャルストレス研究では，ソーシャルサポートの類型化がはかられ，その健康維持や健康増進への機能に関する研究が行われた。これらの研究で扱われる概念は，**社会関係**という用語でまとめられ，1980年代から90年代にかけてきわめて多くの研究が行われてきた。しかしこの「社会関係」という用語で扱われる概念は混沌としており，きわめて多岐にわたっている。そこで整理の必要性に迫られ，2000年以降は，生態学的システム論に基づいた社会関係概念の整理が進められている。

　本章ではまず現況の整理を紹介し，なかでもミクロレベル，メゾレベル(ミクロとマ

クロの中間にあるレベル)に相当する概念であり，かつ最も研究が多く行われているソーシャルサポート，社会的統合について取り上げる。また昨今では，インターネットを通じての支援関係への着眼が進んでいることから，これについても取り上げていく。

4) 健康・医療とコミュニケーションに関する理論

医療社会学の領域で古くからあるテーマの1つに，医師による医療の支配がある。1950年代より医師と患者との関係性が探究され，その類型化が行われてきた。20世紀後半から21世紀はじめにかけても，患者―医療者関係を中心とした医療コミュニケーションの研究はますます進められるようになってきた。インターネットや個人用パソコンの普及に始まる情報化，市民の権利意識の向上，慢性疾患とともに生きる患者の増加など，社会が目まぐるしく変化してきているからである。

さらに，健康にかかわる情報や知識のやりとりは，対人関係から教育，専門家サービス提供と組織の構築，集団への啓発と，きわめて広範な領域において一般化され，**ヘルスコミュニケーション**という専門用語にまとめられている。

なお，本章におけるコミュニケーションは，ミクロレベルならびにメゾレベル，つまり対人関係を中心としたコミュニケーションについて取り扱う。

専門家―患者関係だけではなく，患者どうしの関係性とその効果に関する取り組みや検討も進められている。古くはセルフヘルプグループに関する議論があった。近年では，治療介入的なアプローチとして，ピアサポートグループに関する研究が盛んに行われるようになってきている。社会的認知理論を基礎とし，ピアサポートグループの要素も組み込んだ慢性疾患セルフマネジメントプログラムについては，2000年以降きわめて多くの研究のもと効果が検証されている。

本章では，この素人―素人関係の健康に関するコミュニケーションについても取り上げる。

Ⓑ 社会的認知理論

社会的認知理論は，米国の社会心理学者バンデューラ(Bandura, A.)により提唱された行動理論である。数ある健康行動理論のなかでも，最も包括的なものの1つである。かつ，ほかのさまざまな行動理論に対してインパクトを与えつづけている基礎理論でもある。「社会的認知理論」の「社会的」という語の意味には，学習過程における周囲の人々の行動や環境との相互作用という意味がある。本節では，その前身でもある社会的学習理論のなりたちや関連コンストラクトを整理しながら，その構成について解説していく。

1 | 社会的認知理論の背景

1）古典的学習理論

　20世紀初頭にロシアのパブロフ（Pavlov, I. P.）は，**学習**は刺激と反応によって成立することを検証した。これは，有名なパブロフのイヌといわれる実験で明らかになったものである。つまり，イヌを対象とした実験で，音の刺激を与えてから餌を与えるという訓練を繰り返すことを続けると，餌を与えなくても音の刺激のみで唾液の分泌が行われることを発見した。そして，**条件刺激**（例：音刺激）のもとで，**反応**（例：唾液分泌）が生じることを**条件反射**とよんだ。この実験結果は，刺激—反応関係の基礎として，心理学における学習理論の発展に大きな影響をもたらすことになった[1]。

　次に，心理学者スキナー（Skinner, B. F.）は，学習の刺激—反応関係に，「強化」という概念を取り入れた**オペラント条件付け**を提唱した。スキナーは，レバーを押すと餌が出る装置を作成し，そこにラットを入れて実験を行った。ラットは，はじめはまったく装置に気づかず，たまたまレバーに触れるだけであった。やがて，しだいにレバーを押すと餌が出てくることを学習した。この外部からの刺激とは関係ない自発的反応（レバーを押すという行動）を，**オペラント反応**または**オペラント行動**とよぶ。また，その直後に与える報酬などの刺激（出てくる餌）を**強化因子**（reinforcer），強化因子を与える操作（餌が出てくること）を**強化**（reinforcement）とよぶ。

　ラットがレバーを押し，餌を取り出すというこの一連の動作は，訓練の結果，**行動に強化随伴性**が形成された，と表現される[2]。「強化」とは行動に伴って生じた結果（報酬あるいは罰などの強化因子）が，その行動を生じさせる確率を高める（あるいは下げる）ことをさしている。つまり，「強化」は行動変容のカギとなる要素といえる。また「報酬」のように，与えることで行動を生じさせる頻度を増大させる強化子は**正の強化因子**（positive reinforcer），嫌悪性の刺激（いやなにおいや暗闇など）のように，それを取り去ることで行動を生じさせる頻度を増大させる強化因子は**負の強化因子**（negative reinforcer）とよばれている。

2）社会的学習理論とローカスオブコントロール

　心理学者のロッター（Rotter, J.）は，古典的学習理論をふまえ，**社会的学習理論**（Social Learning Theory）を提唱した。特定の状況下における行動に影響を及ぼす一般的な信念は，さまざまな学習経験に基づき発達すると仮定し，学習された社会的行動を強調した。具体的には，人間が目標達成に向けた（欲求の満足につながる）行動をおこす確率は，その行動によって強化が導かれる「期待」と「強化価値」によって説明できる（関数である），というモデルである[3]（▶**表3-1**）。

　さらに「期待」は，「特定場面での期待」と，それをもとにして類似の場面の経験を通じて形成された「一般化された期待」によって説明できる。「強化価値」とは，言いかえると個人の欲求でもあり[*1]，多くの場合，欲求もまた学習によって生じる[4]。つま

表3-1　ロッターの社会的学習理論

> **ロッターの社会的学習理論の解釈例**
>
> 　ロッターの社会的学習理論を受験勉強にたとえて考えてみよう。目標は志望校に合格するということになる。
> 　「特定場面での期待」は「勉強することによって自分が志望校に合格する」ことの主観的な確率（見立て）のことで，「一般化された期待」は「自分と同じくらい勉強しているほかの人が志望校に合格する（した）」ことの主観的な確率である。「強化価値」は「志望校に合格することの価値」で，なぜその大学・学校に進学したいのか，その欲求と結びつく。たとえば，就職を有利にしたいとか，家族や周囲から見直されたいとか，学問を深めたいとか，さまざまな欲求があるだろう。
> 　つまり，受験勉強という行動をおこす可能性は，勉強をすることで志望校合格する主観的な確率と，志望校合格に対する欲求の強さ（合格の価値の高さ）の両者によって説明できる，という解釈になる。

りロッターの社会的学習理論の基本は，オペラント条件付けにある。ただし動物と異なり人間の場合，社会的な「経験」に基づき，期待，強化の程度は形成される。そこに新たな視点を提示したのがロッターの社会的学習理論といえよう。また，この理論は，期待─価値理論と同様の系譜と考えられている[4]。

　ロッターの社会的学習理論で最も有名になった部分は，「強化」と「期待」に関連する要因として，**ローカスオブコントロール**（locus of control；**LOC**）[*2] という性格特性（あるいは信念）を設定したという点である。ロッターは，私たちが行動をおこすことと，その際に強化がおこることとは，つねに隣り合わせであると考えた。したがって強化をコントロール（統制）することができる，という「信念」をもっているかどうかが，行動を予測するうえで重要な要素であるとし，次のようなコンストラクトを設定した。まず，強化がその人の行動に付随しているとは認識されない信念を**外的統制**（external control）の信念とよんだ。他方，強化と行動が付随していると認識する信念を**内的統制**（internal control）の信念とよんだ（▶**表3-2**）。

　ロッターはLOCを，その人が内的統制特性なのか，外的統制特性なのかという「心理特性」として扱った。それが「一般化された期待」に影響を与えること，さらには行動に影響することについて，実証研究ができるように内的─外的統制尺度が作成された[5]。このLOC概念とLOC尺度はさまざまな方面にインパクトを与え，LOCに関するロッターの論文[6]は，1965年から1975年までの心理学領域における研究論文のうち第3番目に多く引用された論文といわれている。その後，ロッターの提唱した社会的学習理論とLOCは，現在にいたるまで，各研究領域で行動の決定要因の1つと

　＊1　ロッターは，強化価値につながる欲求には6つの種類（地位の承認，支配，独立，保護─依存，愛と愛情，身体的安楽）があるとした[4]。
　＊2　日本語では，統制の位置，あるいは統御の座などとよばれる。

表3-2 ローカスオブコントロール

ローカスオブコントロール理解のための具体例
大学入試に合格したという例で見てみよう。大学に合格するというのは強化であり，受験や受験勉強というのは行動である。 　外的統制とは，行動と強化が伴わないこと，たとえば，合格を，運や運命の結果であると思ったり，権力者によっておこされたと思ったりすることは外的統制の信念である。 　内的統制とは，強化と行動が付随していると認識する信念である。大学入試に合格したということは，自分自身の受験勉強の努力による結果である，と思うことは，内的統制の信念である。

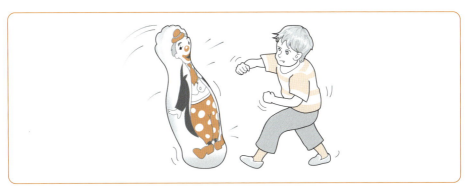

図3-1　ボボ人形を用いた実験のイメージ

して注目されつづけている[7]。

　ウォールストン(Wallstone, B. S.)らは，このLOC尺度を健康領域に特化させ，健康行動予測につながるLOC概念を測定するヘルス・ローカスオブコントロール(health locus of control；HLC)尺度を開発した。さらに，外的統制の次元を拡大し，内的統制のほか，他者統制，偶然・運命統制を設けた多次元ヘルス・ローカスオブコントロール尺度(multidimensional health locus of control scales；MHLC)[8,9]が報告されている。日本語版についても，いくつかの研究が報告されている[10-12]。その後，多くの実証研究によって，さまざまな健康行動の予測因子の1つとしてLOCは位置づけられてきている。

3) 社会的学習理論から社会的認知理論へ

　1960年代にバンデューラは，観察学習に関する研究成果を発表した。オペラント条件付けから行動にいたる一連の学習過程は，自分自身の実際の経験だけでなく，他者の観察を通じても生じるというものである。バンデューラは，幼児を対象とし，当時流行していた底に重しが入っている風船人形の玩具(ボボ人形〔Bobo Doll〕)を用いた実験を行った(▶図3-1)。

この実験ではまず，数人の大人がボボ人形の遊び方を子どもに見せ[*3]，その後，子どもたちに実際にボボ人形を与えたところ，その子どもたちは同様の遊び方をした。行動変容のために，スキナーの実験のように直接，餌のような報酬が与えられる必要はなかった。つまり，他者の行動を強化過程とともに観察することでも，行動変容はおこりうるということが示された。この研究成果は，のちの社会的認知理論の基礎になる観察学習(モデリング)というコンストラクトの提示にもつながった。

1970年代になり，バンデューラは，中核概念となる自己効力と，それに基づく**社会的学習理論**を提示した[13]。さらに，オペラント条件付けにより行動獲得する学習理論とは距離をおき，行動獲得のためには社会的なモデルを提示すること，また，そのモデルに対する観察に基づく，認知的プロセスをふまえる必要性を提唱した。観察した記憶は，それと類似した状況が生じた際に行動するために用いられる。また，そのモデルの提示者が私たちにとって重要な人であったり，感情的に影響が大きい出来事に基づいたりした場合，より観察の記憶は強くなるとした[14]。

1980年代になり，バンデューラは社会的学習理論を**社会的認知理論**(Social Cognitive Theory)という名称に変更した。これは，自身が提唱した社会的学習理論について，観察学習に加えて，行動学習，理解，予測における認知的要因をより強調するためである[15]。その後，社会的認知理論は，社会心理学や臨床心理学領域だけでなく，健康教育・ヘルスプロモーション領域においても，きわめて大きなインパクトを与えている。

たとえば，喫煙対策の1つとして，映画の喫煙シーンによるリスク行動の学習の検証が行われ，対策がたてられた。これは社会的認知理論に基づくものである。また，セルフヘルプグループの効果のメカニズムの解明や，慢性疾患患者や精神疾患患者の自己管理学習プログラム，ヘルスプロモーション実践活動(健康増進に向けた生活習慣への適応や不健康な習慣の改善のため，情報提供，能力付与，指導・相談，動機付けなど)の基礎理論としても用いられてきている[16]。

そこで次節では，社会的認知理論の詳細についてみていく。

2 | 社会的認知理論の諸要素

社会的認知理論において，人間の行動は，**個人的認知的要因**(personal cognitive factors)，**社会環境的要因**(socioenvironmental factors)，**行動要因**(behavioral factors)，のすべてが同時に相互に影響しあうダイナミックなモデルによって説明される。つまり，この3つの要因が複雑に組み合わされることによって，人間の行動は規

---

*3 実験は，①大人が激しく攻撃的な遊び方を見せる群，②おだやかな遊び方を見せる群，③なにも見せない対照群，の3つのグループに分けて行われた。その後，実際に人形が与えられたとき，激しく攻撃的な遊び方を見せられた幼児は，他群とは異なり，同様の激しく攻撃的な遊び方をした。

定される，という考え方であり，これを**相互作用論**という。相互作用論は，社会的認知理論におけるきわめて重要な中核要素である。

　①**個人的認知的要因**：自己決定あるいは自己調整のための個人の能力である。また，経験を反省し，分析する個人の能力でもある。ここには次の要素が含まれている。行動を遂行することに対する信念(**自己効力感**)，行動パターンの結果を予測できる能力(**結果期待**)，行動をとることに関する理解の程度(**知識**)などである[16]。

　②**社会環境的要因**：ある特定の行動の遂行を推進，または承認，または妨げる主観的ないし身体的な環境の諸側面をさす。ここには，影響力の大きなロールモデル(**観察学習**)や，ある行動についての社会的受容や認知的な普及度に関する信念(**規範的信念**)，激励の知覚(**ソーシャルサポート**)などが含まれる。

　③**行動要因**：行動要因は，健康に直接的に影響する。健康行動は，健康増進(健康の改善)あるいは健康損失(健康の悪化)している個人によって生じる。行動要因には次のようなものが含まれる。健康行動の遂行能力あるいは対処技術のレパートリー(**行動スキル**)，行動を追加あるいは修正する目標(**意図**)，健康行動の遂行のために受け取る報酬や罰(**強化と罰**)，である。

　これらのコンストラクトの詳細を，**表3-3**に示した。このうち，自己効力感と規範信念については第2章を，ソーシャルサポートについては，本章第4節を参照されたい。本節では，集団効力感，観察学習のそれぞれを解説する。そのほかのコンストラクトも含めて，ケルダーらの書[14]に詳しいのであわせて参照されたい。

1）集団効力感

　バンデューラによれば，私たちが生活・人生を送る際には，個人の効力感(いわゆる自己効力感)だけでなく，集団レベルの効力感(**集団効力感**〔collective efficacy〕)にも注目する必要がある。この2つが機能することで，私たちはさまざまな課題をのりこえている。集団効力感は，「与えられた達成水準を生み出すために必要なアクションの行程を編成・実行する共同能力に関する，集団に共通した信念」と定義されている[17]。なお，集団効力感における集団は，さまざまなグループやチームや組織のことである。集団の使命に対する動機付けや逆境への抵抗力を強化し，業績への影響力が増すことがわかっている。

　集団効力感は，「一般―特殊」の次元[*4]で解釈すると，課題特異的効力感となる。集団は，教師集団や，スポーツチーム，ビジネスチーム，近隣，地域の若者集団，父母会や町内会，労働組合，場合によっては国家レベルでもよい。それぞれの集団にはさまざまな課題があり，独自に取り組んでいる。たとえばあるサッカーチームでは，目下，次に行われる県大会で勝ち上がることが課題となっているかもしれない。ある

---

　*4　自己効力感には3つの次元(マグニチュード，強度，一般性)があるとされている。ここでは一般的(一般―特殊)の次元のことを述べている。詳しくは第2章を参照のこと。

70 | 第1部 健康行動理論の基盤

表3-3 社会的認知理論の主要コンストラクト

＜個人的認知的要因＞行動に対する認知的影響：情報の処理・知識の適用・優先性の変更への個人的能力		
コンストラクト	定義	解説
自己効力感	ある結果に導く行動をとる自己の能力に対する自信	自己効力感は社会的認知理論における中核コンストラクトである。自信は統制経験，社会的モデリング，言語的説得，ストレスがない状況下の行為を通じて強化される。
集団効力感	結果達成に向けて共同行動をとるための個体群の能力に関する信念	人々は，個人的にまた集団的に行動するので，自己効力感には個人面と社会面の両者が存在しうる。集団的効力感は目標共有，コミュニケーション，チームワーク，過去の成功経験によって強化される。
結果期待	結果は行動から生じる。結果期待は行動の推定影響に関する判断である。	ポジティブないしネガティブな結果期待が社会的認知理論の中核コンストラクトである。期待された結果は身体(例：コンドーム使用が性感染症の防護となる)，社会(例：関心，評価，承認，地位など他者からの反応)，自己評価(個人内標準に基づいた自身の行動の反応)。
知識	様々な健康実践の健康リスクやベネフィット，および行動するために必要な情報の理解の程度	リスクやベネフィットの知識は変化の前提条件になる。情報もまた行動をするうえで必要とされる(例：健康的な食事をつくるためにはレシピを知る必要がある)。

＜社会環境的要因＞行動に対する環境影響：行動に影響する環境の中の身体的・社会的因子		
コンストラクト	定義	解説
観察学習	新しい情報や行動を，他者の行動や行動の結果を観察することによって学ぶという学習のタイプ	影響力のあるロールモデルあるいは仲間のリーダーの観察によって獲得された行動や結果の達成。方法として，ピア主導教育，マスメディア，行動にかかわるジャーナリズム，演劇といったものの文脈での観察も含まれる。
規範的信念	ある行動についての社会的受容や認知的な普及度に関する信念	多くの介入では認知 vs 実データの議論を通じて正確な規範的信念を得ようとする(何人周りに喫煙者がいるかという青少年の一般的な誤認識)。
ソーシャルサポート	周囲のソーシャルネットワークからその人が受け取った激励や支援の知覚	多くの介入では行動変容のための情報的手段的情緒的サポート(例：チラシ配布，ベビーシッターの依頼，共感的会話などを通じて)の提供を追求している。
バリアと機会	実施が困難/容易な行動をつくる社会的/身体的な環境の属性	多くの介入では安全に実施し，マスターできる機会の増加によって，あるいは，行動発達の障害を取り除くことによって，行動変容を推進している。

第 3 章 個人間レベルの理論・モデル | 71

表3-3 社会的認知理論の主要コンストラクト(つづき)

<行動要因>支援的行動要因：健康増進(健康改善)あるいは健康損失(健康悪化)に直接 かかわる		
コンストラクト	定義	解説
行動スキル	行動を成功裏に実施する能力	多くの行動は，成功裏に実施するために，特定の技術のレパートリーの発達が必要となる(例：ハイリスクな状況の回避，スポーツ，健康的な食事の準備など)。知識と技術はともに行動能力(behavioral capability)とよばれるものからなる。
意図	新たな行動の追加，あるいはすでにある行動の修正に関する近い・遠い将来の目標	意図は自己インセンティブとして役立ち，健康行動に導く。特定の行動は，目標の記述や発言，目標の日付と技術習得のための活動の設定，進捗モニタリングによって，達成される。
強化と罰	行動は，報酬あるいは罰の，提供あるいは除去を通じて，増進あるいは希薄化する	報酬と罰は，有形(例：カネ・モノ・身体疾患・体重増加)あるいは社会的(賞・賛同・出席・除外・あざけり)なものである。

〔文献 14，Table 9.1 による，著者訳，一部改変〕

いはそのために守備力をあげていくことが課題となっているかもしれない。こうした1つひとつの課題に対する効力感が集団効力感となる。

他方，一般性効力感については**集団潜在力**(group potency)というコンストラクトが提唱されている[18]。潜在力は，研究により定義が異なっていたため，ストジコビック(Stajkovic, A.)らは，先行研究の定義を集約，整理した[19]。ストジコビックによると，集団潜在力は，「異なる活動を通じて幅広い課題を実行する集団の持続的な能力に関する一般的な特性」と定義される。集団潜在力の測定尺度も開発されており，日本語版[20]では，「私の所属している集団は，本質的に強い自信を抱いている」「私の所属している集団の存在は，自分たちの周りの環境に多くの影響をもたらしている」などの8項目よりなる。

集団潜在力と集団効力感，そして結果である業績との関係性について，過去にさまざまな研究が行なわれてきている。ストジコビックらは，メタアナリシスを行い，集団潜在力と業績との関係を集団効力感が媒介するという媒介モデルを検証した。検証された関係性を**図3-2**に示した。

集団効力感に対する介入は，教育学やスポーツ領域で研究が進んでいるが，その評価は今後の課題である。ブルトン(Bruton, A.)らによると，神経生理学的な根拠をふまえると集団効力感の向上手法のカギは，チーム員が，チームメンバーの行動や感情

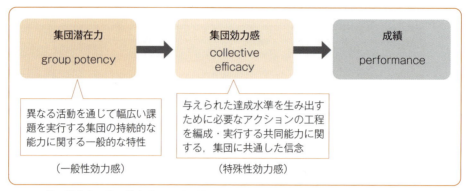

図3-2 集団潜在力,集団効力感および成績との関係

を観察する観察学習にあるとされる[21]。

2) 観察学習

　バンデューラのボボ人形の実験について先に述べたように,私たちは周囲の人の行動から間接的に行動を学ぶことができる。行動の習得と遂行は必ずしも同時・同空間である必要はなく,別の時間や空間であってもよい。これが観察学習(モデリング)の要点である。さらに社会的認知理論によれば,観察学習には段階があり,以下の4段階で実施されるとしている。

　第1段階は,モデルの行動を観察する**注意**(attention)過程である。第2段階は,観察した行動を記憶する**保持**(retention)過程である。第3段階は,実際に行動を遂行する**行動生成**(production)過程である。そして最後となる第4段階は,行動が強化される**動機付け**(motivation)過程である[22]。

　行動を観察するとき,注意の程度は,必ずしも行動の結果のみに左右されるのではなく,その行動の内部にある機能的価値に左右される。また,保持の過程,つまり観察した行動の記憶の過程では,知的能力(たとえば読書力や学習の準備状況),身体的発達や成熟,精神的な高揚の状態,あるいは心理的障害によって左右される(▶表3-4)。

　行動生成は,観察された行動を実施するための,すでに所有する知識やスキル,自己効力感(あるいは,これからそのために学ぼうとする意思)の程度に左右される。知識やスキルのレパートリーが多いほど,容易に新たな行動の型へ統合することができる。動機付け過程は,観察された行動のコスト予測や便益予測によって左右される[14]。動機づけ過程には,**外的強化**,**代理強化**,**自己強化**の3つの強化があり,観察学習においては,代理強化が重要とされている[1]。観察学習の段階の具体例について,**表3-4**に示した。

第3章 個人間レベルの理論・モデル | 73

表3-4 観察学習

観察学習を理解するための具体例

　受験勉強を例に観察学習を理解していこう。
　第1段階の注意過程は，仲のよい友人が図書館に籠って一生懸命受験勉強をしている状況を観察したという段階である。第2段階の保持過程は，その友人が勉強しているさまを，自分の脳裏に焼き付ける，という段階である。第3段階の行動生成過程は，自分も図書館に籠ったり，自宅で机に向かって勉強する習慣をつくったり，あるいは予備校に通いだしたりして，一生懸命勉強をしたという段階である。
　第4段階の動機付け過程は次のようになるだろう。親からの強いすすめがあり，それをこばむといろいろ不利があるために勉強を行うことにした，という場合は外的強化である。兄や姉が大学生活を夢見て受験勉強を頑張り合格したことを観察して，自分自身も一生懸命勉強をしようと思う，という場合は代理強化である。模擬試験の成績がよくなったら自分へのご褒美としてほしいアクセサリを買うことにした，という場合は自己強化である。

Ｃ ストレスと健康への力に関する理論とその文脈

1 ストレスと健康への力の考え方

　「ストレス」と「健康への力」について，健康行動理論においては，「個人レベルの理論」ではなく，「個人間レベルの理論」ととらえるほうが妥当である。ストレスは，その原因であるストレッサーと不可分な考え方であり，ストレッサーは物理化学的あるいは心理社会的な環境からの刺激に基づく。また，ストレッサーをのりこえるというとき，周囲の環境との関係はきわめて重要な意味をもつ。

　健康への力についても同様である。たとえば，前節でも触れたローカスオブコントロールのように，コントロールの所在の位置だけでなく，その特性は周囲や環境とのかかわりのなかでつちかわれる。また，統御感のように，他者や周囲の環境に対するコントロール力という概念もあれば，SOCのように周囲や環境に依存できると考える程度を含む概念もある。

　そこで本節では，ストレスに関する学説について歴史的な展開を整理し，健康教育・ヘルスプロモーション領域において重要な2つのストレスに関する理論についてみていく。1つはラザルス(Lazarus, R. S.)にはじまる心理学的ストレスモデルであり，もう1つはアントノフスキー(Antonovsky, A.)の健康生成モデルである。また，ストレスに耐える，あるいはストレスに負けない特性についてさまざま提案されてきていることから，これらについてみていく。最後に，昨今ではストレスは人間を成長させることがわかってきている。このような考え方は，アントノフスキーの健康生成モデルがその起源の1つとみられている。それを発展させた，ストレス関連成長や外傷後成長，逆境後成長とよばれている諸理論についてもみていく。

2 ストレス理論の歴史的変遷

ストレス(stress)という単語は，英語では「圧迫」や「圧力」の意味をもち，一般名詞として用いられている。学問の世界でのストレスという語の使用は，20世紀初頭の生理学者キャノン(Cannon, W.)にはじまるといわれている[23]。キャノンは，寒冷，低血糖(飢餓)状態などの外部環境の変化に対して，体温，血液量や血液成分などの内部環境を一定範囲内に保持しようとする性質(ホメオスタシス)があるとした[24]。そして，外部環境が乱れた状態をストレスと称し，それによって内部の平衡状態が乱れた状況をストレインと称した。

ストレスについて系統的に定義づけ，今日のストレス研究の礎ともされる**ストレス学説**を提唱したのが生理学者のセリエ(Selye, H.)である。セリエは，キャノンの説を基礎に，観察研究・実験研究を通じて，さらに拡張した。その結果，突然の有害な状況に直面したときに，生体に共通して生じる症候群を**汎適応症候群**と命名した。また，有害作用を引きおこす外的刺激や環境を**ストレッサー**と命名した。さらに，ストレスをストレッサーにより生じる生理学的な適応反応を経て汎適応症候群にいたるプロセスとしてとらえた。

1960年代になると，社会医学・精神医学の領域でストレッサーに焦点をあて，環境と疾患発生の関係をとらえる動きが出てきた。その代表的な研究の1つが，ホームズ(Holmes, T. H.)とラエ(Rahe, R. H.)によるストレスフル・ライフイベントに関する研究である[25]。ホームズらは5,000人以上の患者を対象として，発症にかかわったと考えられるイベント(出来事)を抽出し，インタビュー調査をふまえてリスト化した。

さらに，イベントによって生活環境が変化し，そこに適応するためにどの程度の労力を要するか，という観点で，結婚を50点を基準にし，イベントに対して得点をつけた。このリストは**社会的再適応評価尺度**(Social Readjustment Rating Scale；**SRRS**)とよばれている)。調査の結果，過去10年間の経験を聞いたところ，合計得点が300点以上の場合はおよそ8割がなんらかの疾患にかかっていることが示された。このSRRSについてはその後，項目の妥当性や経験の個人差など，さまざまな問題点が議論されており，近年ではこの尺度がそのまま使われることはほとんどなくなっている。しかし，チェックリストを用いて累積的にストレッサーの評価をするという方式は，その後さまざまなライフイベント尺度やストレッサー尺度に応用されている。

1970年代ごろより，ストレスをとらえる動きは新たな展開をみせた。同じ刺激に対しても，1人ひとり異なるかたちでそれを認知し，さらに異なるかたちでその後のストレッサーの処理を行っていくということへの着眼である。これはプロセスとしてストレスをとらえ，さらにストレッサーの処理を意味する**対処**の概念に着眼が行われたということでもある。このアプローチは現代のストレス理論の基礎であり，ここに取り組んだのが心理学者のラザルスであり，社会学者のアントノフスキーであった。

3 | 心理社会的ストレッサーの諸相

　ストレッサーは大きく物理化学生物学的ストレッサー[*5]と心理社会的ストレッサーの２つに分けることができる。ここでは，心理社会的ストレッサーについて説明をしていく。アントノフスキーは，心理社会的ストレッサーとして，人生上の出来事，日常の苛立ちごと，慢性ストレッサーの３種類をあげている[26]。

1）ライフイベント（人生上の出来事）

　ホームズらの研究で扱った生活上の変化は，**ライフイベント**（人生上の出来事）とよばれている。ライフイベントとして把握する場合，あくまでも客観的な事実を対象とすることが多い[*6]。これは，ライフイベントをストレッサーとして用いる利点ととらえられている[27]。また，認知によるゆがみが入りにくく計量化しやすいという点もあげられている。これまでに小学生にはじまり，学生や勤労者，高齢者にいたるまで，さまざまなライフイベント尺度が提案されている。

2）日常の苛立ちごと

　交通渋滞に巻き込まれたり，職場の上司に叱責されたり，満員電車に乗ったり，いらいらすることは日々生じる。このように日常生活や仕事を送るうえで頻繁に体験する不愉快なことがらや心配事を，ラザルスは**日常の苛立ちごと**（デイリーハッスル）とよんだ[23]。日常の苛立ちごとは，気づかぬうちに心身の健康状態に悪影響を与えるといわれている[28]。

3）慢性ストレッサー

　毎日毎日，勤務時間をこえた仕事をしいられ，その手当もつかないような職場で勤めていたり，負担の大きな仕事を続けているとか，今日明日にも解雇されるかもしれないような不安定な就労をしいられたりすると，多くの人は精神的にダメージを受ける。ほかにも，騒音や振動などの物理的な刺激が続くなかで生活することを続けたり，職場と家庭とのバランスが取れない状況が続いたり，家族からのサポートがまったくない状態で家事をこなさないといけなかったりといった状態が続くと，精神的な負担もまた大きくなる。このような生活のなかで繰り返しじわじわと影響してくるような刺激を**慢性ストレッサー**とよぶ。慢性ストレッサーを受けていると，身体的にも精神的にも健康状態にきわめて重大な影響が及ぶ[29,30]。

---

*5 たとえば，騒音や振動，温度，湿度，花粉，ハウスダストなどが相当する。
*6 どのようなイベントがストレッサーとなりうるのかについては，さまざまな議論がある。イベントそのものの影響ではなく，イベントに連なるさまざまな負担の影響も考えられるからである。たとえば失業をイベントとした場合，失業だけでなく，その後の経済的な負担も生じ，それが問題となる。経済的負担は，慢性ストレッサーに相当する。

76 | 第1部 健康行動理論の基盤

4 | ストレスと対処のトランザクショナルモデル

　ストレスフルな経験は，環境と人との相互関係によって生じ，ストレッサーの影響は，個人の評価や保有するストレス対処資源を媒介して結果につながる[31]。これらストレッサーにはじまり，対処を経て結果(適応)につながるプロセスに関する具体的な枠組みは**ストレスと対処のトランザクショナルモデル**として提唱されている[23]。トランザクショナルモデルの要素には，**認知的評価**(appraisal)と**対処**がある。認知的評価は，その順序から一次評価，二次評価，再評価に分かれる。

1) 一次評価

　一次評価は，外部からのなんらかの刺激を受けた際に，はじめに行われる認知的評価である。ここでは，刺激を受けたときに，それが，自分にとって，「無関係」か，「無害―肯定的」か，「ストレスフル」か，いずれかの判断をする。

　①**無関係**：なんの意味ももたず，得るものも失うものもないようなときの判断である。たとえば，自分が選択していない授業科目で次週に中間試験があることがわかったとする。このときは，自分にとってはまったく関係ない刺激であると判断することになる。

　②**無害―肯定的**：良好な状態の維持や増進に結びつくような場合の評価をさす。たとえば，選択している授業で次週は中間試験の予定であったが，中止になったとする。多くの人は試験勉強をする時間から解放されたと思い，つかのまの良好な出来事ととらえる。喜びや幸福といった肯定的な感情をも伴う。こうした出来事に対しては，「無害―肯定的」という評価を行う。

　③**ストレスフル**：自分の価値や目標，信念が脅かされた，危うい，と判断したときに行う評価である。ここにはさらに，「害―損失」「脅威」「挑戦」の3種の評価が加わる。「害―損失」とは，自分の価値・信念がすでに「危うくなった」「脅かされた」ときになされる評価である。「脅威」とは，まだ「害―損失」の段階にはいたらないが，今後そうなる可能性がある場合の評価である。「挑戦」とは，直面した出来事が自分にとって利益や成長の可能性を与えると判断できたときになされる評価である。

2) 二次評価

　一次評価でストレスフルと評価されたときに，その状況を処理したり切り抜けたりするために，なにをすべきかを検討する段階が，**二次評価**である。ここでは，過去の経験やまわりにある資源，その人の性格などに基づいて，いつ，どこでなにをどのようにすると最善の結果が得られるのかを検討して方針をたてる。二次評価のもう1つの面が，対処の「戦略」の選択である。どのような対処戦略を選択することがよいのかを評価する。対処戦略については後述する。

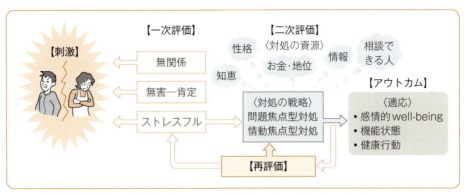

図3-3 集団潜在力と集団効力感と成績との関係ストレスの認知的評価のプロセス

3）再評価

　一次評価，二次評価と進んだあと，ストレスフルな経験に対してうまく処理できる戦略をとったのか，本当に脅威と評価してよかったのかをふりかえり，フィードバックを行う。これを**再評価**という。再評価の結果，一次評価はストレスフルから無関係に修正することがあるかもしれないし，二次評価の段階で対処戦略を変更する可能性もある。再評価に関しては，ラザルスやそのほかのストレス学関係の書物においても多く言及されてはいない。しかし，再評価で行われる，ふり返りや見直しというプロセスは，近年着眼されてきているストレス関連成長や外傷後成長などの考え方につながる重要な段階であるともいえる。

　ここまでの一連のストレスの認知的評価のプロセスを，**図3-3** に示す。

5 対処戦略

　対処（coping）は，「能力や技能を使い果たしてしまうと判断され，自分の力だけではどうすることもできないとみなされるような，特定の環境からの強制と，自分自身の内部からの強制の双方を，あるいはいずれか一方を，適切に処理し統制していこうとなされる，たえず変化していく認知的努力と行動による努力」と定義されている[23]。つまり対処とは，プロセスであって，複雑であり，変動するものである。

　ラザルス以前の心理学領域の研究では，対処に対して，その特性やスタイルで説明しようとする動きがあった。たとえば，タイプAなどの性格特性によって対処のプロセスが規定されるという考え方である。しかし，フォークマン（Folkman, S.）は，このアプローチは対処の一部であるものの，十分に説明できるものではないとした。そのうえで，先に示した二次的評価にある対処の戦略（ストラテジー）をその中心にすえた。国内外でこれまでに多くの対処戦略が提示されている。しかしその基礎には，ラザルスとフォークマンが提唱する2つの対処戦略がある。

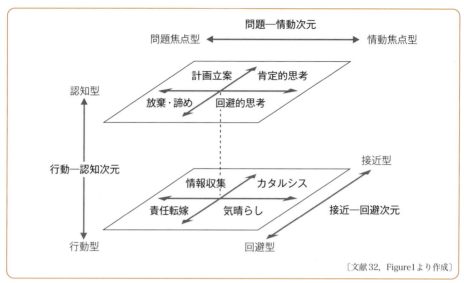

図3-4 ストレス対処戦略の三次元の分類

　その1つは，**問題焦点型対処**である。これは，問題解決に向けて情報を収集する，計画をたてる，行動する，といったように，ストレスフルな状況と，その原因そのものを解決して除去しようとする具体的な努力のことである。たとえば，試験勉強のために，情報を集めたり，先輩に相談したりして備えるといった行動である。

　もう一方は，**情動焦点型対処**とよばれるものである。これは，気晴らしをしたり，先のことをあまり考えないようにしたりすることなど，ストレッサーによって生じた不快な感情をうまく取りはらったり，コントロールしたりすることをさす。たとえば，試験勉強にゆき詰まり，不満や愚痴を友人にこぼす，といった行動がそれに相当する。

　鈴木らは，さらに対処戦略の細分化をはかり，問題―情動という既存の軸に加えて，接近―回避，行動―認知の計3軸が存在し，これらの軸の組み合わせによる計8種類の分類を行った（▶図3-4）[32]。これはきわめて精緻に類型化を行った例の1つといえる。

　対処戦略はストレッサーに対し，その状況に応じてさまざま柔軟に用いられていくものである。他方，既存の対処測定尺度は，あくまでもある特定のストレッサーに対して用いられる対処戦略をみている。これは，個人の対処時に特定の戦略を採用しやすい「対処スタイルの傾向」をみていることにすぎない点に注意する必要がある。状況に応じた戦略採用の柔軟性をふまえた対処戦略の測定については，今後の課題となっている。

6 ストレスと疾患——ストレスプロセスの統合モデル

　ストレスにより人はどのようにして罹患にいたるのだろうか。生理的プロセスと行動的プロセスの両者についてみていく。

1）ストレスの生理的プロセス

　人が危機的状況に陥った際には，自律神経系の交感神経が優位となり，アドレナリンが副腎髄質より放出される。この生理的システムは，交感神経─副腎髄質（sympathetic-adorenal medullary；SAM）系とよばれている。また，大脳においてストレッサーを感知すると，間脳にある視床下部は，下垂体から副腎皮質刺激ホルモンを分泌させ，副腎皮質から糖質コルチコイド（グルココルチコイド）を分泌させる。糖質コルチコイドは，エネルギー源となるグルコースをアミノ酸や乳酸から合成する糖新生を促進するほか，炎症を抑え，うつ状態の改善に関与することがわかっている。この流れは，視床下部─下垂体─副腎皮質（hypothalamic-pituitary-adrenocortical axis；HPA）系とよばれている[33]。

　しかし，長期的にストレッサーにさらされると，HPA系の作用が過剰となり，自律神経系と協調して，胃酸の分泌の増加や，胃の粘液の減少などを引きおこす。さらに，糖新生が促進されることで，筋肉や粘膜の損傷や創傷治癒の遅延などがおこる。加えて胸腺の機能が低下することがわかっている。胸腺は免疫機能に重要な役割を果たす臓器であり，免疫系にも深刻な問題をもたらすことになる[33]。

2）ストレスの行動的プロセス

　ストレッサーを脅威と評価することによって，行動面での変化が生じる。たとえば，ストレッサーの認知により，喫煙，飲酒，食事，運動，睡眠などがわるい方向に変化するというもので，さまざまな身体的疾患の罹患につながる。また，負の感情の状態にある場合，患者は療養行動の継続ができなくなることや，危険な性行為や非衛生な生活習慣などの行動を通じて，感染症の罹患につながることも明らかになっている[33]。

3）ストレスプロセスの統合

　ストレッサーから疾患の発症にいたるまでの模式図として，コーエン（Cohen, S.）は**ストレスプロセスの統合モデル**を提唱した[33]（▶**図3-5**）。このモデルでは，まず環境からの刺激に対する認知的評価が行われる。認知的評価の結果が脅威的であり，対処資源の不足などで対処がうまくいかないとわかったとき，ストレスの自覚にいたる。ストレスを自覚するとネガティブな情動反応をもたらし，それにより，生理的反応・行動的反応が生じる。生理的反応・行動的反応により，身体疾患ならびに精神疾患のリスクが高まる。

　他方，環境からの刺激は評価を経ずに直接生理的・行動的反応にいたること，またネガティブな情動反応は，それが極端な場合，生理的・行動的反応をこえて精神疾患につながるとする流れについても表現されている。トラウマになるようなイベントのあとの持続的な抑うつや不安などのネガティブな情動反応は，イベントのフラッシュバックを伴い，外傷後ストレス障害（post-traumatic stress disorder；PTSD）という精神疾患となる。

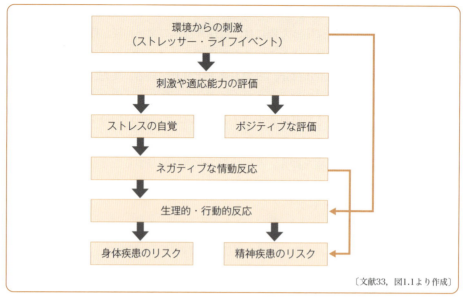

図3-5 ストレスプロセスの統合モデル

7 健康生成論とその背景

1）疾病生成論と健康生成論

健康生成論とは，1970年代後半に健康社会学者アントノフスキーによって提唱された学問の立場をさす。アントノフスキーは，1960年代までは米国で健康の社会的不平等に関する研究をしていた。当時から低い社会階層[*7]の人は，高い階層の人よりも健康状態がわるい人の割合が多いことが明らかになっていた。しかし，アントノフスキーは低い階層の人であっても，全員がわるい健康ではなく，なかにはよい健康状態である人がいることに気づいていた。

同じころ，イスラエルで実施した更年期女性を対象とした調査を通じて，アントノフスキーは次の事実に気づいた。つまり，第二次大戦中に強制収容経験があった人と，なかった人とを分けて集計すると，収容経験があった人のうち心身症状を呈している人は約70％に上った。ストレス理論の考え方からすれば，強制収容経験を過酷なストレッサーと位置づけ，その結果として心身症状の発生につながったと説明できる。しかし，彼が着眼したのは，収容所経験がありながら症状もなく健康状態が良好である人が約30％存在していた，という事実であった[34]。

それまでは，人間の生命や健康にかかわる学問では，医学に代表されるように，疾

[*7] 同程度の収入や職業ステータスや資産をもつ人たちを社会階層とよぶ。社会は高次から低次までいくつもの階層からなっているという社会学の理論用語。

患とその原因であるリスクファクター(危険因子)に着眼して，リスクファクターを取り去るための取り組みを行っていた。たとえば，予防医学では喫煙や肥満をがんや生活習慣病のリスクファクターとして位置づけ，その解消に向けた取り組みが行われてきた。細菌やウイルスによる感染は感染症の要因であるため，ワクチンを開発して感染予防を行ってきた。こうしたエビデンスを蓄積して知見を蓄積するとともに，実践の開発が行われてきた。この立場をアントノフスキーは**疾病生成論**とよんだ。

　他方で，なにが疾患をつくるのか，ではなく，なにが健康をつくるのか，という立場でその解明を目ざす学問が必要であることを提案した。この新たな立場を**健康生成論**とよび，リスクファクターに対し，健康を回復させ，増進させる要因を**健康要因**(サルタリーファクター)とよんだ[34]。

　ただし，この考え方は必ずしもこれまでの医学研究のありかたを否定するものではない。先の疾病生成論と同時に進めていくべきであるとした。つまり，新たな学問の立場では，疾病生成論と健康生成論は相互補完的に，車の両輪のように発展していく必要があると述べた[34]。

2) 健康生成論とストレッサー

　アントノフスキーによれば，生活や人生のなかにあまねくストレッサーは広がっており，人生を歩んでいくということは，ストレッサーと向き合い処理することである。このあまねく広がるストレッサー(ubiquitous stressor)の視点は，健康生成論の前提となっている[26]。

　疾病生成論と健康生成論を対比して，その違いをアントノフスキーは川のメタファー(暗喩)を使って説明している。疾病生成論においては，川の上流で川に落ちないようにするのが「予防」である。他方，上流から流れてきた人を下流で救い上げるのが「治療」である。治療をする臨床医は，流されてきた人たちがなぜ川に突き落とされたのかにはあまり関心がないと，予防医は主張する。この点は古くから最近にいたるまで指摘されている。

　これに対して健康生成論では，人はもともと川の中で生まれ育ち生活しているのであり，流れに逆らって泳ぐのが人生である，という前提を掲げている。川の流れはストレッサーをさす(▶**図3-6**)[35]。その川の流れのありようは，歴史的・社会的・文化的・物的な環境条件によって決まる。さらに，エリクソン(Eriksson, M.)とリンドストロム(Lindström, B.)によると，この例は次のようにイメージを広げることができる。つまり，すぐれたヘルスプロモーション政策は，泳ぎやすい環境を提供する。健康教育は泳ぎ方を教える。そして，予防活動によって溺れないように手だすけをする。治療は溺れた人をたすける。

3) 健康のとらえ方の違い

　疾病生成論と健康生成論とでは，健康のとらえ方が大きく異なる。疾病生成論では，

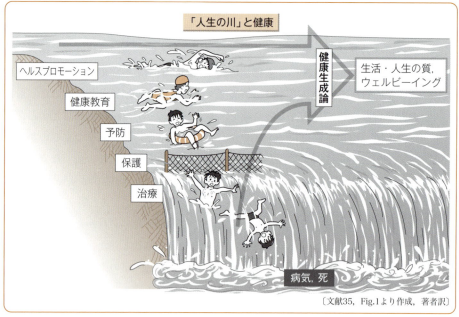

図3-6 「人生という川」のメタファーの図

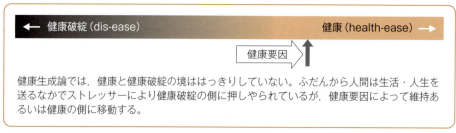

図3-7 健康生成論における健康のとらえ方のイメージ

健康か疾病かの二分法で健康をとらえる。つまり、平常時は健康な人でも、リスクファクターが生じ、それにさらされると、疾病の側に押しやられる。しかしリスクファクターを除去することで、健康の側に戻ることができる。たとえば、大腸に初期のがんが発見されたとする。大腸がんと診断されても、手術をしてがんを取り去り、再発がないことが確認できれば、健康の側に戻れたことになる。

　その一方で、健康生成論では健康を直線的にとらえる。つまり、片方の極は健康(health-ease)、他方の極は健康破綻(dis-ease)とし、この直線上のどこかにその人の健康状態の位置があるものとする（▶図3-7）。これを**健康―健康破綻連続体**とよぶ。

　健康生成論によれば、平常時、私たちは環境からの刺激(ストレッサー)にさらされながら生きている。そのため、放っておくと健康破綻の極のほうに行ってしまう。しかし、健康要因によって健康の極側に押されながら、健康の維持や向上を目ざして生

活している[34]。

4）健康要因

アントノフスキーは，健康要因の具体例も示している。古今東西の研究から健康によいとわかっているモノ・物質・特性・性格・人・行動・関係性・システム・組織・土地・環境などをあげ，これらをまとめて，**汎抵抗資源（GRRs）**とよんだ[34]。

さらに，このような GRRs を動員して，うまく生活・人生の荒波をのりこえて，健康でいきいきと生きていくための「核」となる健康要因を発見し，**首尾一貫感覚（SOC）**と命名した[34]。つまり，健康要因は大きくは GRRs と SOC からなる。また，先ほどの川のメタファーにおいては，川を泳ぐ能力の大部分を SOC が決めているとした[26]。

8 | 健康生成モデルと首尾一貫感覚（SOC）

1）健康生成モデル

健康生成論をもとに，健康要因はどのようにつくられ，どのように健康に影響していくことになるのであろうか。健康要因間の関係性を中心にモデル化した健康生成モデルが提案されている（▶**図3-8**）[26]。このモデルは，さまざまな実証研究や理論をもとに作成されたものである。

モデルの左側は SOC の形成に関するモデルで，右側は SOC の機能に関するモデルとなっている。このように，SOC を中心にできあがっていることから，SOC の機能や効果，SOC の形成・つくられ方について理解することが，健康生成モデルの理解と一致する。モデルの解釈は次の通りである。

まず，社会的・歴史文化的な背景のもとで規定される子育てパターン，本人ならびに家庭がおかれた社会的役割によって GRRs が獲得される。GRRs は自身に対して良好な人生経験を提供し，その経験によって SOC が形成される。次に，形成された SOC は，受けた刺激がストレッサーなのかどうかについての判断をすると同時に，ストレッサーとみなした場合，GRRs を動員して，ストレッサーを処理する。処理に成功することで，健康—健康破綻連続体上では健康側に押されることになる。同時に SOC 自体も強化される。

2）汎抵抗資源とストレッサーとの関係

アントノフスキーは，GRRs が失われた状態のことを**汎抵抗欠損**とよんだ。そして，汎抵抗欠損が実はストレッサーそのものであるとした[26]。たとえば，資産があること，職業があること，配偶者がいること，ソーシャルサポートがあることは有力な汎抵抗資源である。しかし，それらが欠けることはライフイベントにもなり，また，欠けた状態が続くことは，逆にその人にとって慢性的なストレッサーとなる。

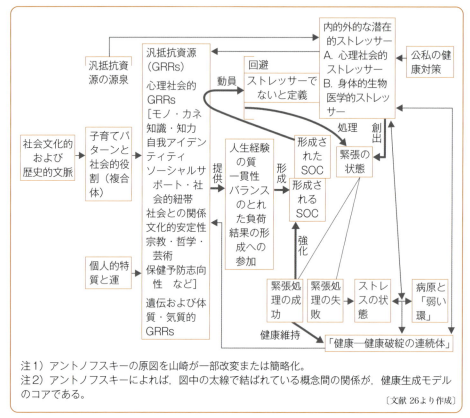

図3-8 健康生成モデル

3）首尾一貫感覚（SOC）

　健康生成モデルでは，ストレッサーの処理をする核となる健康要因としてSOCを紹介した。しかし具体的には，3つの特徴をもった生活・人生への向き合い方の感覚をさす。第1の感覚は，「世のなかは安定していて先行きもみえると思えること」，第2は「なにかあっても誰か／なにかにたすけてもらえる，なんとかなると思えること」，第3は「生きていくうえで出会う出来事にはすべて意味があって，この先出会うことも挑戦と思えること」である。ここでいう第1の感覚が，**把握可能感**(sense of comprehensibility)，第2の感覚が，**処理可能感**(sense of manageability)，第3の感覚が**有意味感**(sense of meaningfulness)とよばれる感覚である。

　SOCはストレス対処概念というよりもむしろ，生き方に関する概念といえる。つまり，SOCはストレスフルな出来事・状況にさらされながら心身の健康を守り，成長の糧にさえかえて，健康に生きていくことを可能にする力である。一言で言えば「健康に生きる力」といえるだろう。

　SOCはアントノフスキーによって作成された人生の志向性に関する質問票(Orientation to Life Questionnaire；OLQ)とよばれる自記式多項目尺度により測定される

問	あなたの人生に対する感じ方についてうかがいます。次の(A)～(C)のそれぞれについて,あなたの感じ方を最もよくあらわしている**数字1つ**に〇をつけてください。(〇はそれぞれ1つずつ)								
		よく あてはまる	⟵	⟶			まったく あてはまらない		
(A)私は,日常生じる困難や問題の解決策を見つけることができると思う		1	2	3	4	5	6	7	
(B)私は,人生で生じる困難や問題のいくつかは,向き合い,取り組む価値があると思う		1	2	3	4	5	6	7	
(C)私は,日常生じる困難や問題を理解したり予測したりできると思う		1	2	3	4	5	6	7	

図3-9 3項目版 SOC 尺度の内容

ことが多い。OLQ は 29 項目 7 件法と短縮版の 13 項目版があり,この 13 項目版が世界的に最も多く使用され,日本語版も開発されている[36,37]。OLQ 以外にも 3 項目版も作成されており[38],大規模住民調査や患者調査などスペースに制限や回答負担を減らす必要がある場合などに用いられる(▶図3-9)。

4) SOC の機能

先述のように,SOC は環境からの刺激に直面した際に 3 つの下位感覚を発揮して成功的に対処し,健康の維持促進につなげる機能をもつ。この機能については数多くの実証研究がある。

SOC を研究テーマとしてとりあげ,さまざまな病気にかかる割合(罹患率)や,病気などが原因で亡くなる割合(死亡率),および健康度の自己評価[*8]の予測を試みた研究も多く出ている。システマティックレビューも行われており,ほぼすべての研究で関連性を有していることが示されている[39]。

5) SOC の発達・向上

アントノフスキーによれば,SOC は先天的に備わっているものではなく,生育環境によって後天的に形成されるものである[26]。健康生成モデルでみたように,GRRs によって提供される良質な人生経験を繰り返すことにより,SOC は形成される。

SOC をはぐくむ良質な人生経験には,①一貫性のある経験,②バランスのある負荷の経験,③結果形成への参加の経験の 3 種がある。

①一貫性のある経験:ルールや規律を明確にもち,そのルールについて責任の所在

---

*8 検査結果などではなく,「あなたの現在のお体の状態はいかがですか」という問いに対する,「とても健康である」「まあ健康である」「ふつう」「あまり健康でない」「まったく健康でない」などという回答による本人の健康状態の評価。

が明確で，価値観もまた明確であることに基づいた経験である。

②**バランスのある負荷の経験**：負荷のバランスとは「要求がその人のもつ資源をこえていて，期待を実行できないこと」と，「供給されている資源を十分に消費できない不完全な刺激」の間のバランスであり，それがとれた経験である。

③**結果形成への参加の経験**：自分達の前に設定された課題を快く受け入れ，自分達がその遂行にかなり責任を負い，自分達がなにをするのか，またはしないのかの決定にかかわる経験である。

さらに，一貫性のある経験は把握可能感に，バランスのある負荷の経験は処理可能感に，結果形成への参加の経験は有意味感につながる。また，これらの経験は別々にあるのではなく，1つの経験のなかに要素として散在している。つまり，多くのポジティブ（前向き・積極的・建設的）な経験のなかには，これらの要素が1つあるいは複数含まれている。

6) 健康生成論的アプローチ

健康生成論的（サルートジェニック）**アプローチ**とは，健康生成モデルを用いることによって，臨床，福祉，教育などの，さまざまな実践現場における問題解決につなげる方策をさす[40]。また，健康生成モデルが前提としている健康生成的な志向性に基づいて問題解決を進めていくアプローチと位置づけられる場合[41]もある。健康生成的な志向性には6つの特徴があり（▶**表3-5**），これらに基づいたさまざまな取り組みも報告されてきている。

一般にいわれている法則から逸脱するケースに目を向けることによって，建設的な発想につなぐアプローチは，近年では，**ポジティブデビエンス・アプローチ**といわれている[42]。このアプローチは健康生成論や健康生成論的アプローチときわめて近いとされている[43]。健康生成論は，逸脱に目を向けるという発想が抽象的な理論構築の側面にはたらいたことで成立した学問的立場である。他方，ポジティブデビエンス・アプローチでは，実践活動に直接結びつける発想とされている。したがって，健康生成

表3-5　健康生成論的志向性の特徴

①健康を，健康か疾病かの二分法ではなくて，健康―健康破綻の連続体上で見ること。
②疾病の病因のみに着眼するのではなく，1人の人間のストーリーに着眼するということ。
③疾患の原因を問うのではなく，健康―健康破綻の連続体で健康側に移動させる要因を問うこと。
④ストレッサーは忌み嫌われ，なくすべき存在ではなく，あまねく存在しているとみること。またストレッサーへの対処によっては，健康的なものとなりうるとみなすこと。
⑤魔法の弾丸のような解決法を探すのではなく，環境への積極的な適応を探ること。
⑥逸脱ケースにつねに目を向けることによって得られるものが疾病生成論的なアプローチよりも多いこと。

〔文献26より作成〕

論の実践的応用においては，根底の発想が同じであるため，ポジティブデビエンス・アプローチがきわめて有用といわれている[43]。

9 | 環境とコントロールに関する理論

1) 統御感とハーディネス

　　周囲の環境をコントロールする力の概念が提案されている。**統御感**(sense of mastery)は，その人の生活・人生に影響を及ぼしている重大な状況をコントロールできるという確信の程度とされる[44,45]。実証研究ではストレッサーとメンタルヘルスの関連において媒介変数となる[27,46]，あるいは緩和，緩衝効果をもつこともわかっている[27,47]。統御感を測定する尺度は社会学者パーリン(Pearlin, L. I.)によって提唱され[45]，日本語版もある[48](▶**表3-6**)。

　　心理学者のコバサ(Kobasa, S.)は，1970年代に企業の役員や管理職を対象とした調査を通じて，高度なストレスをかかえながら健康的に生活をしつづけている人に共通する特性として**ハーディネス**を見いだした。ハーディネスは，「コントロール」「チャレンジ」「コミットメント」の3要素[*9]からなる[49]。なお，ハーディネスにおけるコ

表3-6　日本語版統御感尺度

あなたの生活・人生への感じ方についてお聞きします。以下の(A)〜(G)の項目について，それぞれどの程度あてはまるかを答えてください。(〇はそれぞれ1つずつ)

	とてもあてはまる	ややあてはまる	ややあてはまらない	全くあてはまらない
(A)自分の身に起こることを，コントロールすることができない	1	2	3	4
(B)自分が抱えている問題のいくつかをどうしても解決できない	1	2	3	4
(C)自分の生活や人生の中で大事なことの多くを変えるために，私ができることはほとんどない	1	2	3	4
(D)生活や人生上の問題を解決しようとするとき，よく自分が頼りなく感じる	1	2	3	4
(E)ときどき，生活や人生の中で，周りの人や状況に従わせられているように感じる	1	2	3	4
(F)将来私の身に何が起こるのかは，たいていは，自分次第で決まる	1	2	3	4
(G)自分でやると決めたことは，ほとんどどんなことでもできる	1	2	3	4

〔文献50より作成〕

ントロールは，先の統御感とは若干異なり，内的ローカスオブコントロールを意図している。つまり自身の生活・人生は，自分でかたちづくるものであると考える傾向をさす。また，チャレンジは，生活・人生上の変化を脅威とみなさずに，成長するための刺激とみなす傾向をさす。コミットメントは，どのようなことであっても，自分のしていることから離れたり，無関心にふるまったりせずに熱中する傾向をさす。

これらのハーディネスについては，コバサらによってハーディネス尺度が提唱されており[51]，日本語版においてもいくつかの種類の尺度が提示されている。

2) 学習性無力感と楽観的説明スタイル

心理学者のセリグマン(Seligman, M. E. P.)は，イヌを対象にした実験で，回避不可能な電気刺激を与えられつづけたイヌは，その後，回避できる刺激であっても，回避の方法を学習しなくなるという結果を報告した。さらにセリグマンは人間においても，自分自身の行動に伴わないコントロール不能な嫌悪刺激を受けつづけることにより，その後の学習が障害されるという事実を見いだした。「なにをやっても無駄」というあきらめの認知的状態を，**学習性無力感**(learned helplessness)とよんだ[51]。

さらに，学習性無力感を「原因帰属説明スタイル」という認知の「型(スタイル)」に応用する動きが出てきた。観察研究の結果，悲観的な説明スタイルがある人は，抑うつ傾向をみせたり，健康診断の受診や医療機関の受診行動に消極的であったり，ネガティブな状態や行動と関係があることが示された[52]。

そこでセリグマンらは，悲観的の逆である**楽観的説明スタイル**に着眼した。つまり楽観的説明スタイルとは，「自分にとって望ましくよい出来事がおきたとき，その出来事を内的(自分自身に関係がある)で，永続的(これからも長く続く)で，全体的(あらゆる場合に作用する原因によるものとして説明するスタイル)である」とした[53]。反対に，「望ましくないわるい出来事がおきたとき，その出来事が外的(自分以外に関係がある)で，一時的(長くは続かない)で，特異的(特定の場合にのみ限って作用する)な原因によるものとして説明するスタイルである」とした[53]。この楽観的説明スタイルとストレス対処，健康状態との関係も明らかになっている[54]。

セリグマンはその後，米国心理学会会長となり，楽観性に関する研究をふまえ，ポジティブ心理学という新たな心理学領域を提唱している。

3) レジリエンス

レジリエンス(resilience)は，日本語では復元力や回復力，弾力性などと訳される。専門用語として，もとは物理学領域において用いられており，昨今では精神神経免疫学領域や，経済学領域でも用いられている。心理学領域では，ストレッサーにさらされても健康を維持し，ストレッサーに耐えてもとどおりの健康に戻す力という観点で

＊9 "control"，"challenge"，"commitment" の頭文字をとって3Cともよばれている。

研究が進められている。しかし，レジリエンスという用語は一人歩きをして，定義はきわめて多岐にわたっている状況といっても過言でない。

そのなかでよく参照される定義としては次があげられる。「脅威を与える状況・逆境下において，ポジティブに適応する過程，能力，およびその結果」[55]，あるいは，「脅威を与える状況・逆境を，乗りこえ，潜り抜け，跳ね返す能力（ability）によって特徴づけられる比較的安定した性格特性」[56]である。レジリエンス特性の測定尺度についても多くの尺度があるが，日本で最も使用されているレジリエンス尺度の1つとして，精神的回復力尺度[57]をあげることができる。精神的回復力尺度は「新奇性追求」「感情調整」「肯定的な未来志向」の3つを下位尺度とした21項目からなるものである。

10 ストレス関連成長・外傷後成長・逆境後成長

1990年代半ば以降，**ストレス関連成長**（stress related growth），**外傷後成長**（post-traumatic growth），**逆境後成長**（growth following adversity）に関する研究が盛んになってきている。

ストレス関連成長とは，ストレスを受けたあとに，以下の3つの側面でおこるポジティブな変化をさす。第1が社会的資源の強化である。これは人間関係が改善される，新しい支援ネットワークがつくられる，などが例としてあげられる。第2が個人的資源の強化である。たとえば，認知や知能，自己への信頼や理解，価値観や優先順位の変化があげられる。第3が新たな対処スキルの獲得であり，たとえば認知的な対処スキル，問題解決や支援探求スキル，感情の調整・コントロール能力の変化，があげられている[58]。

また，類似概念として**ベネフィット・ファインディング**（Benefit Finding）がある。これは，外傷，病気，またはその他の否定的な経験といった，挑戦的な生活上の出来事に対処する奮闘から生まれた肯定的な人生の変化をさす。また，外傷後成長やストレス関連成長，逆境後成長と同様の概念とされている[59]。

人は衝撃的な出来事に出会うと，どのようにして成長するのだろうか（▶図3-10）。まず，その人がもっている世のなかに対する見方や考え方の枠組み（schema）が一度破壊される。そこでは，「どうしてこんなことがおこったのだろうか」「なぜこのようなことが私にふりかかってくるのだろうか」「これまでの自分の考え方の枠組みではその出来事を到底理解できない」などの混乱が生じることになる。

しかしそれが出発点となって，その出来事に対する新しい考え方の枠組みを探し，自己概念，世界観，将来展望などが再建される。そして，人生における目標や優先順位が再点検，再設定され，以前よりもより超越した生き方に再構築されることになる[60]。

なお，ストレス関連成長を促す要素には3つあるといわれている[58]。1つ目はその人のもっている性別や性格といった特性である。男性よりも女性のほうがストレス関

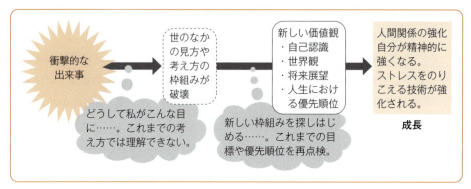

図3-10 衝撃的な出来事から成長にいたるまでの流れ

連成長は大きいといわれている[61]。2つ目は，衝撃的な出来事に対するポジティブな再意味づけができるような対処の戦略をもっているかどうかである。3つ目は出来事自体の特徴である。つまり，その出来事がどの程度衝撃的でコントロール不能なものであったのかということである。テデスキー(Tedeschi, R. G.)らは，その出来事が痛ましく，解決困難であるほど成長が生じるとも述べている[62]。

D 社会関係に関する理論とその文脈

1 社会関係と健康の研究の系譜

人と人との関係性は健康に大きくかかわっている。この課題に取り組んだ初期の研究として，19世紀末，フランスの社会学者デュルケーム(Durkheim, E.)によって行われた自殺研究がある。デュルケームは，地域ごとに自殺率を比較して，自殺率の高い地域に共通の特徴を見いだし，自殺を自己本位的自殺，アノミー的自殺，集団本位的自殺，宿命的自殺の4種類に分類した[*10]。

そのうち自己本位的自殺は，個人主義化が進み，個人と社会との結びつきを意味する社会的統合性が低い地域において発生していた。たとえばカトリック教徒はプロテスタント教徒よりも自殺率が低く，その理由はカトリック教徒のかたちづくる強い社会的共同体によって説明できるとした。デュルケームは自殺研究も含め，経験科学に基づく社会学の方法論を確立したことで，社会学の創始者の1人としてもあげられて

---

*10 アノミー的自殺とは，社会的規制の欠如によるもので，急激な変化や不安定さがもたらされることによっておこる自殺である。集団本位的自殺とは，社会が過度に統合されていることによるもので，自分自身よりも社会に高い価値をおく場合に生じる。宿命的自殺は，個人が社会によって過度に規制されている場合に生じる。

いる[63]。

　社会関係と個人の心理的ウェルビーイングや健康との関係に関する研究は，1960年代から70年代になってきわめて盛んに行われるようになった[64]。カースル(Cassel, J.)は**ソーシャルサポート**という用語を用いて，ストレスの健康への有害な影響に対する個人の脆弱性を減らす心理社会的な保護因子としてこれを位置づけた[65]。コッブ(Cobb, S.)は関係する他者からの情報としてのソーシャルサポートに注目し，妊娠や入院，死別といったライフイベントの対処において，このようなソーシャルサポートが重要な役割を果たすことを示した[66]。

　1970年代には，**社会的統合**(social integration)という概念で，私たちがかかわっている広い関係性をとらえようとする動きも出てきた。社会的統合は，配偶関係や家族員，友人，近隣，社交関係や宗教関係などが指標として用いられた。この観点で，1970年代末に社会疫学の領域で，バークマン(Berkman, L. F.)とザイム(Syme, S. L.)による画期的な研究が報告された。この研究では，カリフォルニア州アラメダ郡居住者から無作為抽出された6,923名を9年間追跡し，社会的統合(ソーシャルネットワーク・タイ〔social network-tie〕という用語でも用いられた)と死亡率との関係について検討が行われた。その結果，最も社会的接触が多い群に比して，社会的に孤立している群では，男性で2.3倍，女性で2.8倍死亡率が高かった。しかもこの検討では，追跡開始時点である1965年の社会経済的地位や，飲酒・喫煙などの健康習慣，肥満，身体活動状況，健康状態を調整しており，これらの影響とは別に，社会的統合は死亡率との間に独立した関連性を有することが示された[67]。その後，社会的統合と死亡率との関係についての研究が相ついでなされてきている[68]。

　1980年代になり，社会学者のハウス(House, J. S.)は，**ソーシャルサポートの機能別分類**を提案した。情緒的サポート(共感，愛，信頼，慰め)，情報的サポート(アドバイス，提案，情報)，手段的サポート(有形で具体的な手伝い，サービス)，評価的サポート(自己評定に有用な情報提供など)の4種類である。その後サポートの機能的分類についてはさまざまなものが提案されてきているものの，いずれもこの4種類が基礎になっている。

　ハウスはさらに，ここまで社会関係という用語で扱われてきている概念の整理を試みている。つまり(1)量や存在(社会的統合など)，(2)構造(ソーシャルネットワークなど)，(3)機能(ソーシャルサポート)の3つに分類することとした。また，これら3者の因果関係について，社会的統合[*11]は，直接ソーシャルサポートに影響する直接効果と，ソーシャルネットワークを介してソーシャルサポートにいたる媒介効果との両者をもつというモデルの提案がなされた[69]。

　さらにハウスは，「社会関係と健康(Social Relationship and Health)」というタイトルの論文をScience誌に発表した。この論文は，70年代から80年代にかけて，社会関係と健康に関する調査研究や動物実験研究をレビューしたものであり，社会関係は血圧や喫煙，身体活動と同等規模の死亡リスクを有することを示した[70]。

2 | 社会関係に関するコンストラクトの整理

1990 年代まで，ソーシャルサポート，ソーシャルネットワーク，社会的統合など，人と人とのつながりや社会とのつながりに関するコンストラクトは，系統的に整理されることがほとんどなく扱われてきた。1990 年代後半になり，心理学者のコーエンや疫学者のバークマンは，「社会関係(social relationships)」という上位概念を用いてこれらを取り扱い始めた。そこで，まず，これらの関係を整理してモデル化したバークマンの社会関係と健康に関する概念モデル[68,71]をみていきたい。

社会関係から健康にいたるプロセスモデルを，**図3-11** に示した。この図では，**生態学的(エコロジカル)モデル**[*12] をふまえて，社会関係をマクロ―メゾ―ミクロレベルで整理している。本章ではこれを社会関係のエコロジカルモデルとよぶ。マクロレベルを「社会構造的状態(social structural conditions)」とし，メゾレベルを「ソーシャルネットワーク」，ミクロレベルを「心理社会的メカニズム」とした。社会構造的状態は，ソーシャルネットワークの程度や形式や性質を決定するものである。一方，ソーシャルネットワークは，心理社会的メカニズムの機会を提供する。心理社会的メカニズムは，健康への経路を通じ，健康に影響を与える。

まず社会構造的状態には，文化，社会経済的要因，政策，社会変革が含まれる。個々についての詳細は省くが，一般的な用語として理解してよい。

次のレベルは，広義のソーシャルネットワークである。ここには，1970 年代から80 年代にかけて検討が進んでいた社会的統合に関する要素が含まれる。また，社会学領域で研究が進んでいるソーシャルネットワークも含まれる。この広義のソーシャルネットワークの特徴としては，サイズ(ネットワークの中の人数など)，密度(互いに結束している程度など)，均質性(ネットワーク内の人々が互いに類似している程度)などがある。

他方，社会的統合の特徴としては，接触する頻度(面と向かっての接触やメールや電話などでの接触)，互恵的な結びつき(ノード[*13]間の密接な結びつき。たすけたりたす

---

*11 この論文内の図(Figure 1)では[69]社会関係(social relationships)と表記されているが，同様の意味で「社会的統合(social integration)」と表現され，他方では「社会関係」を先に示した 3 要素よりなるとするなど，「社会関係」の表現に幅が生じている。本稿では，同論文の文脈を勘案し，「社会的統合」と表記したうえでの解説とした。

*12 心理学者のブロンフェンブレンナー(Bronfenbrenne, U.)は，人間発達は個人と環境の相互作用により構築されるとして，人間発達におけるエコロジカルモデルを提唱した。これは，ミクロシステム(1 対 1 の関係や小グループにおける関係性)，メゾシステム(セッティング間の関係。たとえば家対家，家対学校，学校対企業など)，エクソシステム(複数のセッティングどうしの関係。たとえば学校対いくつかのピアグループなど)，マクロシステム(ミクロ・メゾ・エクソを包含する地域や文化レベル)の 4 つからなる[72]。なおブロンフェンブレンナーは，このモデルを，中心に小さい人形があり，周囲に大きな枠の人形で囲むロシア人形(マトリョーシカ)にたとえた。このモデルはさまざまな領域に応用され，近年ではミクロ(個人内・個人間)，メゾ(個人対グループ)，マクロ(地域・文化)の 3 段階で整理する際に用いられることが多い。

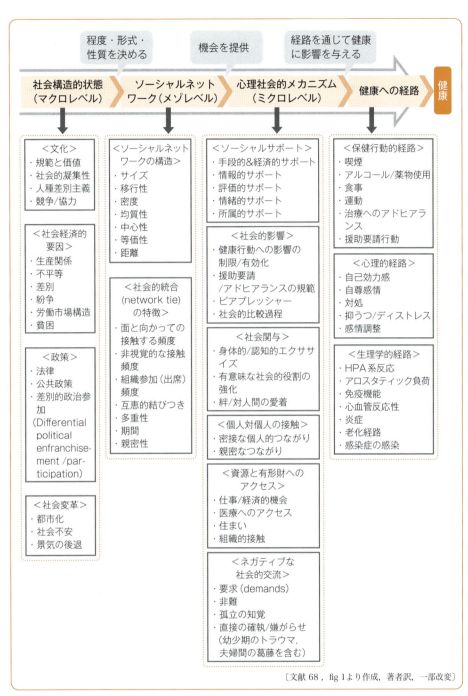

図3-11 社会関係の整理と健康への経路に関する概念図(社会関係のエコロジカルモデル)

---

*13 結節点, 結び目のこと。点と線からネットワークを描く際の点に相当する。ソーシャルネットワークでは, 個人が相当する。ICTネットワークでは, パソコンやプリンタなどの端末, ホストコンピュータ, ルーターなどが相当する。

94 │ 第1部 健康行動理論の基盤

けられたりという双方向の関係性の強さ），多重性(つながりにおけるサポートの流れ
や相互関係の種類の数)，期間(互いに知り合いになってからの期間)などがある。

　広義のソーシャルネットワークはさまざまな心理社会的要因を介して健康に影響す
る（▶図3-11）。この心理社会的メカニズムの中心にあるのがソーシャルサポートで
ある。ソーシャルサポートについては後述するが，情緒的，手段的，情報的，評価的
の4分類[73]，所属的サポート[74,75]などの細分類がある。

　また，心理社会的メカニズムの要素には，ソーシャルサポートのほか，**社会的影響**
(social influence)，**社会的関与**(social engagement)，**個人対個人の接触**(person-
to-person contact)，**資源・有形財へのアクセス**(access to material resources)，**ネ
ガティブな社会的交流**(negative social interactions)」があり，これらの要素が健康
に影響する。

　まず，「社会的影響」のなかに含まれる強力な要素は，健康行動(たとえば，アルコー
ルやタバコの消費，医療利用，治療アドヒアランス，食事パターンなど)である。ま
た，これらに関する規範を共有することが重要とされる。

　「社会的関与」あるいは社会参加は，実生活でのつながりの結果でもある。たとえ
ば，友人と一緒にいること，仕事をすること，集団でレクリエーションをすること，
宗教的な活動をすることなどがあげられる。「個人対個人の接触」には，感染症の伝染
を通じた健康影響も含む。

　「資源と有形財へのアクセス」とは次のような内容である。たとえば，仕事上の経験
や，健康に関する経験(サポートグループの参加など)，信仰している宗教の共有など
は，健康に直接つながる資源やサービスへのアクセスの中身である。「ネガティブな社
会的交流」は，さまざまな身体的なストレスプロセスを通じて健康に影響する。たと
えば幼少期の身体的・言語的な虐待やネグレクト，愛情の欠如は，成人期になっても
身体的・精神的な後遺症を長期にわたって残すことがわかっている。

3 │ ソーシャルサポート

1) ソーシャルサポートの分類

　ソーシャルサポートにはさまざまな種類がある。その種類と分類を**表3-7**に示した。
情緒的サポートは，たとえば慰めや思いやりの表明によるものである。**手段的サポー
ト**は，直接的なモノの支援であり，手段，実践，経済的な支援も含まれる。**情報的サ
ポート**は，たとえばストレスに対処するために用いられる情報などが該当する。**評価
的サポート**には，自己の評価のために利用できる情報，および励ましやフィードバッ
クが該当する。**所属的サポート**とは，たとえば社会活動にともに参加する相手がいる，
というものである。

表3-7 ソーシャルサポートの機能的分類とその例

サポートのタイプ	定義	例
情緒的サポート	慰め，思いやりの表明	ただあなたの問題について聞いてくれるだけで気持ちを楽にしてくれる人
手段的サポート	物理的・物質的な支援の提供	あなたにお金を貸してくれる家族の人
情報的サポート	アドバイスや助言の提供	その問題に対して信頼できるアドバイスや助言をしてくれる人を知っている
評価的サポート	自己評定に関する情報，励まし，フィードバック	ある問題に対するあなたの努力について高く評価してくれる人
所属的サポート	共有した社会的活動，社会的所属感	単純に友達付き合いして楽しい友人がいる

2) ソーシャルサポートの互恵性

　人はソーシャルサポートの受け取り手(受領者)であるだけではなく，その送り手(提供者)でもある。ソーシャルサポートの提供とその効果に関する研究は，サポートの受領に関する研究に少し遅れて1980年代ごろより行われるようになってきた。研究そのものの数は多くないが，他者に対してサポートを提供することにより，自尊感情などを介して私たち自身のウェルビーイングもプラス面での影響を受けるという点は，繰り返し明らかにされている[76,77]。

　他方，さまざまな状況のもとで「以前にたすけてもらったから今度はたすけよう」とか，「将来たすけてもらいたいから今たすけよう」と考えることがある。アントヌッチ(Antonucci, T. C.)らは，ソーシャルサポートは交換可能であるとして，**互恵性**(reciprocity)の考え方を導入した[78]。つまり，ソーシャルサポートには他者に提供した分と他者から受領した分とがある。両者のうちどちらかが過剰であるような，不均等な状態であると，ネガティブな感情から心身に悪影響が生じる。一方，均等であるほどよい健康状態になる。

　こうした互恵性は一時点の観点だけではなく，長期間，人生の観点でみていく必要がある。高齢者に対して若年期にサポートを提供し，高齢になってから今度はサポートを受ける。そのような役割の変化に応じてサポートの形態も異なってくる[78]。

3) サポートの受領 対 サポートの認知

　別の角度からみて，ソーシャルサポートを，「認知された(perceived)」サポートと「受領(received)」サポートの両者に分ける場合がある[79]。認知されたサポートとは，「必要なときに誰かが支援を提供してくれるだろう」という認知によるものである。受領サポートとは「他者によって提供された実際のサポート」のことをさす。実証研究

の結果，認知されたサポートは，受領サポートとは中程度の相関があるにすぎないことがわかっている。そのため，両者は区別して理解する必要がある[80]。

認知されたサポートは，受領的サポートと比較して，低い死亡率や，良好な精神的健康や身体的健康への予測力を多く有しているという報告がある[80,81]。ソーシャルサポートによる介入を実施する際に，きわめて重要な点である。サポート介入の内容を検討する際，私たちは対象者のサポート受領についてのみ着眼しがちである。ところが，対象者の実際のニーズやサポートの認知の程度をふまえないと，その効果は期待できないという事態が生じうる。このことは，低・中所得国における支援で，マラリア対策に配られた蚊帳が漁網に使われた，というよく知られた例に類似する。この点について，支援者側は十分に注意する必要がある。

4 ｜ 社会関係の評価

これまで，社会関係について，構造的側面(ソーシャルネットワークや社会的統合など)と，機能的側面(おもにソーシャルサポート)の両側面について整理をしてきた。個々の要素にはどのような測定方法があるのかを**表3-8**に整理した。機能的側面とし

表3-8　社会関係の評価に使われる測定方法

測定のタイプ	表現
機能的	社会関係から提供される/利用可能と知覚する機能
受領サポート	情緒的，情報的，手段的，所属的サポートの受領の自己報告
認知されたサポート	情緒的，情報的，手段的，所属的サポートの必要時の知覚
孤立の知覚	孤立感覚，孤独，無所属感
構造的	異なる社会的つながりや役割の存在と相互関係
配偶状況	既婚vsその他(未婚，離婚，死別)
ソーシャルネットワーク	ネットワークの密度/サイズ，社会的接触の数
社会的統合	広範囲の社会関係への参加(さまざまな社会活動/関係性への活発な貢献も含む)，社会的役割に関する公共性と帰属性の感覚，
社会的統合の複合指標	社会的統合の多重構造に関する単純測定(例：配偶状況，ネットワークサイズ，ネットワーク参加)
1人暮らし	1人暮らしvs2人以上
社会的孤立	社会的接触やコミュニケーション，社会活動への参加，友人，の不足の広がり
統合的	機能的と構造的の両方の測定
多面的測定	1つ以上の上位概念の測定による多重測定

次の(A)〜(H)のようなことが必要になったとき，どれくらい，だれかをあてにできますか。それぞれ，どなたについてのことでも結構です。（○はそれぞれ1つずつ）	全くない	たまに	時々	たいてい	いつも
(A) 自分が寝たきりの状態で動けないときに，助けてくれる	1	2	3	4	5
(B) 必要なとき医者に連れていってくれる	1	2	3	4	5
(C) 自分でできないときに，あなたの食事を用意してくれる	1	2	3	4	5
(D) 気分が悪いときに，日頃の雑用を手伝ってくれる	1	2	3	4	5
(E) 一緒に楽しいときを過ごしてくれる	1	2	3	4	5
(F) 個人的な問題をどう解決すればよいかアドバイスをしてくれる	1	2	3	4	5
(G) 自分の問題を理解してくれる	1	2	3	4	5
(H) 自分を大切に思ってくれ，自分は求められていると，感じさせてくれる	1	2	3	4	5

ソーシャルサポート総合A〜H，手段的サポート得点 A〜D，情緒的サポート得点 E〜H。

〔文献83より作成〕

図3-12 「ソーシャルサポートの知覚」尺度の例（修正版 MOS-ソーシャルサポート尺度日本語版）

ては，先述の受領サポートと認知されたサポートの評価の違いがある。受領サポートについては，ソーシャルサポートの各側面について実際に受領したものを自己報告するというアプローチがとられている。他方，認知されたサポートについては，必要なときにどの程度のサポートを手に入れることができるのかという知覚の程度が評価される。

実際例として，修正版 MOS ソーシャルサポート尺度日本語版(The 8-item modified Medical Outcomes Study Social Support Survey Japanese version；mMOS-SS-J)を示す[82]（▶図3-12）。この尺度を使えば，手段的サポートと情緒的サポートの両者をとらえることができる。いずれの項目も，必要なときにどの程度サポートを得ることができるのかを評価するものであり，知覚的サポートをとらえる代表的な例といえる。

社会関係に関する構造的側面の測定については，これら以外に**孤立**(loneliness)の知覚がある。また，構造的側面としてとらえられる指標には配偶状況がある。これは配偶者の有無を問うものである。ただし，配偶者なしの場合でも，未婚，離別，死別を分けて扱うことがある。ソーシャルネットワークについては，先に述べた通り，サイズ，密度，接触の数などの観点から評価する。社会的統合については，社会参加の

範囲，自身の社会的役割の公共性，帰属の感覚を評価する。1人暮らしについては，単身世帯かそれ以外か，という観点から評価する。最後に，社会的接触やコミュニケーション，参加，友人の不足状況という観点から，社会的孤立の評価を行う。

5 ソーシャルサポートと健康との関係に関する理論・モデル

ソーシャルサポートから健康にいたるさまざまなメカニズムが提案されている。ウチノ(Uchino, B. N.)は，①ストレス予防効果，②ストレス緩衝効果，③直接効果の3つのルートについて整理している[84]。これらについて，それぞれみていきたい。

1）ストレス予防効果

ソーシャルサポートには，ストレスが強いイベントを減じるというストレス予防効果がある(▶図3-13のパス1)。1年間の追跡研究で，地域レベルと個人レベルのサポートが，ネガティブな生活経験を減らしたという結果[85]もある。これには大きく3つの解釈が可能である。

第1に，ソーシャルサポートの認知面への影響である。ソーシャルサポートは，脅威や挑戦といったストレッサーの認知的評価を少なくする傾向を高める[85]。第2に，ソーシャルサポートは能動的対処を励起する。それによって，最低限のストレッサー曝露につながる意思決定を支援できる[87]。第3に，ソーシャルサポートは二次的ストレッサー[*14]を減らすというものである。

2）ストレス緩衝効果モデル

ストレス緩衝効果モデルは，ストレスプロセスのなかのソーシャルサポート効果として最もよく知られたモデルである。ストレスプロセスモデルでは，逆境の経験や，慢性ストレッサーにさらされると，健康状態(身体健康，精神健康，健康行動など)が悪化する。この関係性を弱める効果を，**ストレス緩衝効果**とよぶ。ソーシャルサポートは，この効果を有するとされており(▶図3-13のパス2)，失業や死別，疾患などといった長期的な問題に対するソーシャルサポートには緩衝効果があるという強力な根拠が示されている[89]。

3）健康への直接効果

ストレスとはかかわりなく，ソーシャルサポートは健康の増進をもたらしうる。これが，健康への直接効果である(▶図3-13のパス3)。ソーシャルサポートによって，

[*14] たとえば職場ストレスは，家庭での確執につながりやすいとされる(二次的ストレッサー)。しかし，サポートによって職場ストレスが減ることにより，このような波及効果が減り，二次的ストレッサーを回避することにつながるとされる[88]。しかし，この実証研究としての検討はそれほど多くなく，今後のさらなる研究が期待されるルートでもある。

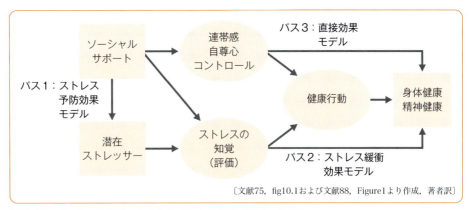

図3-13 ソーシャルサポートの身体健康との関連の理論・モデル

　私たちは他者により慰められたり支えられたりする存在であると知ることができる。連帯感や自尊心，コントロールの感覚を強められることによって，健康に影響する。この一連の道筋が示されている[90]。ソーシャルサポートは精神健康にも直接影響する。すでに，抑うつ症状の低減や他の精神疾患症状の軽減などについて，強いエビデンスがある[91]。

　また，**関係調整理論**（Relational Regulation Theory，関係制御理論）によると，日々の相互関係性（ふだんの出来事やゴシップやスポーツの話題などの会話など）は，日常の基盤を調整する。これによって，一緒にいて安心するとか，良好な感覚というようなポジティブな成果を私たちは手にすることができる[92]。日々の相互関係性がよいと，私たちは「この人は私がストレスなときに支えになってくれて，一緒にいておだやかで過ごせるだろう」と思える。それによって，ストレス緩衝の基盤ができ，ストレス予防のための絆が育つことにもなる[75]。

4）健康行動・身体健康への直接効果

　健康行動に対する直接効果についての検討も多く行われている。たとえば，ソーシャルサポートと，運動量の増加，喫煙あるいは飲酒量の低下，良質な睡眠との間には正の関連がある。メタ分析によって，ソーシャルサポートがあると，慢性疾患患者では医師の治療計画に対して患者自身がより協力的になるということが示されている[92]。身体健康の場合は，ソーシャルサポートと身体的健康との関連性を示す結果が出ている。ソーシャルサポートの欠如と，睡眠の質の悪化[93]，野菜や果物の摂取および低い飲酒量[94]や心血管疾患[95]をはじめとする慢性・急性の疾患罹患には関連があるといわれている[81]。さらなる検討が期待される分野である。

6 | ICTとソーシャルサポート

ICT（Information and Communication Technology）の発達によって，ソーシャルサポートのかたちも大きく変化してきている。ウェブを通じた，パソコンやスマートフォンによるコミュニケーションは急速に発展し，広がっている。ソーシャルサポートに関する研究でも，バーチャル空間を介したオンラインによるサポートと，直接サポートとの比較が行われてきている。

ICTによるバーチャル空間・オンラインのサポートの利点もいくつか指摘されている。第1が，その匿名性から，差別や偏見を伴う状況・疾患の人々においてサポートを求める方法となりうることである。第2が，遠隔地にいる人のサポートニーズにこたえることができることである[75]。また，これら2つの場合，オンラインによる，情報的サポートや情緒的サポートの利用があるとされる[96]。

オンラインコミュニケーションにおけるソーシャルサポートは，それ以外のソーシャルサポートと同等の効果を有するという報告[97]もある。その一方で，状況によっては効果が少ない，あるいは逆に有害になる，という報告[98]もある。この点には注意が必要であり，今後のさらなる研究が期待される。

Ｅ 健康とコミュニケーションに関する理論とその文脈

健康とコミュニケーションに関するさまざまな理論や研究成果は，近年では**ヘルスコミュニケーション**という用語としてもまとめられている。ヘルスコミュニケーションとは，「健康を増強するための地域または個人の決定に情報と影響を与えるコミュニケーション戦略の研究と利用」とされている[99]。なかでも対人関係に関する部分の研究には歴史があり，長年にわたり医療組織における医師―患者関係，患者―医療者関係に関する理論構築や実証研究が行われてきた。

そこで本章では，患者―医療者関係に関するコミュニケーションに関する理論とその展開を中心に，健康とコミュニケーションに関する個人間レベルの理論を整理していく。

1 | 患者―医療者関係の理論とその変遷

1）パターナリズムから医師―患者の均衡性へ

1. パーソンズの医師―患者関係モデル

歴史的変遷をふり返るうえで最も基礎となっている理論は，社会学者パーソンズ

(Parsons, T.)による**医師―患者関係論**である[100]。パーソンズは，医師には5つの役割があるとした。つまり「業績性(医師の能力は才能と努力と訓練とで獲得されたもの)」「普遍主義(個人的・社会的属性によって患者を区別しない)」「機能的限定性(患者の医学的側面のみを扱う)」「感情中立性(患者に情緒的に関与しない)」「集合体志向(患者と目標を共有し利己的にならない)」である。また，患者の立場から病人役割(sick role)を規定した。これは，①この状態に対して本人の責任が問われない，②通常の役割遂行からの一時的免除，③望ましくないものとしての病気の定義を受け入れ，この状態から回復しようとする義務，④専門家(=医師)の援助を求め，これと協力する義務，の4つの特質があるとした[101]。ここで医師は，患者が病人として逸脱した存在であるということを認め，これを支持し，また，健康人に戻るための動機付けを行う役割をもつ存在であるとされている。

2. パーソンズのモデルへの批判と補完する新たなモデル

パーソンズのモデルは，あとになって大きく3つの批判が生じた。第1は，このモデルの医師―患者関係が大人―子どもの関係(パターナリスティックな関係)であり，医師が優位である点を強調しすぎている点である。第2は臨床における現実がとらえられていない点，第3が医師―患者間の合意が前提となっていて，葛藤は無視しているという点である[101]。

医師でもあるスザッス(Szasz, T. S.)とホランダー(Hollender, M. H.)[102]は，疾患の重症度の側面を含めた**スザッス・ホランダーモデル**を提唱した(▶表3-9)。第1が**能動―受容モデル**であり，患者が昏睡，急性外傷など，自分の意思が表明できないときのモデルで，親と幼児の関係に近いとされる。第2が**指導―協力モデル**で，急性伝染性疾患のケースが相当し，親と思春期の関係に近いとされる。つまり，患者は一定の意思決定能力をもつが，医師の指導のもとで治療方針に協力するというモデルである。第3が**相互参加モデル**で，慢性疾患のケースが相当し，成人と成人の関係に近いとされる。このモデルにおいて，患者は治療のために主体的に参加し，自身の行動変

表3-9 スザッス・ホランダーモデル

モデル	医師の役割	患者の役割	モデルの臨床への応用	モデルの原型
(1) 能動―受動	何かを患者になす	受容者	麻酔・急性外傷昏睡・精神錯乱	親―幼児
(2) 指導―協力	患者に行動指示する	協力者	急性伝染性疾患	親―思春期の子
(3) 相互参加	患者の自助を助ける	同僚として参与	慢性疾患・精神疾患	成人―成人

〔文献101，表Ⅲ-8より作成〕

表3-10 フリードソンの医師―患者関係モデル

	関係性の特徴	医療提供の方式	
		患者依存型（単独の診療形態，例：開業医など）	同僚依存型（集団的診療形態，例：勤務医など）
患者の医療行為に対する評価基準	医師が患者に示す個人的関心	充足しやすい	充足しにくい
	医師の専門技術力の向上	充足しにくい	充足しやすい
医療における意思決定過程に影響する要素	素人間の紹介システム	患者の圧力に迎合	患者の圧力から保護
	専門職間の紹介システム	高い自律性	同僚の相互監視

〔文献 101 より作成〕

容が必要とされる。スザッス・ホランダーモデルでは，この相互参加モデルが組み込まれていることが特徴であり，医師と患者の同等の関係性をパーソンズのモデルに加えたかたちとなった。

　また，パーソンズのモデルへの批判をふまえ，社会学者のフリードソン（Freidson, E.）は，患者の見地から医療行為に対する評価と，医療行為の意思決定過程について着眼し，モデルの設定を行った（▶表3-10）。

　なお，このモデルにおいて，医療行為の評価は，医師が患者に示す「個人的な関心」と，医師の「専門技術上の能力」の2つに分けられている。また，意思決定過程には，「専門職間の照会システム」と「素人間の照会システム」の2つがあるとしている。さらに医師による医療行為の形態を，開業医などの「単独の診療形態」と，勤務医などの「集団的診療形態」の2つに分けている。フリードソンのモデルは，患者目線での現実的な関係性を描いているうえ，背景には医師と患者の間の利害に基づく交渉と葛藤が描かれており，パーソンズのモデルを補完していると評価されている[101]。

　このパーソンズのモデル，スザッス・ホランダーモデル，フリードソンのモデルは，今日にいたるまで医師―患者関係の基本的なあり方のモデルとして位置づけられてきている。しかし，これらは1950〜60年代の米国の社会的背景に基づく医師―患者関係でもある。その後増大していった患者の消費者志向性とはやや異なる背景に基づいてつくられたものであった。

2) 患者の消費者志向と契約モデル

　1970年代になり，米国においては医学をめぐる変化，つまり治療から予防への移行，医療サービスの官僚制化[*15]，消費者志向性の興隆などが顕著にみられるようになってきた。このような変化をふまえて，リーダー（Reeder, L. G.）は，伝統的な医療

者―患者関係ならびに専門家―クライアントの関係から，提供者―消費者(provider-consumer)の関係へ，消費者志向(consumarism)の観点を含むかたちで変化している点を指摘した[103]。

医療倫理学者のビーチ(Veatch, R. M.)は，倫理の観点から医師と患者の間にふさわしいモデルとして**契約モデル**(Contractual Model)を提唱した[104,105]。ビーチは，問題を有している医師―患者関係として，以下に示す技師モデル(Engineering Model)，聖職者モデル(Priestly Model)，同僚モデル(Collegial Model)をあげた。

①**技師モデル**：科学者としての医師を強調したモデルである。これは，医師の行為はすべて科学的には意味があるとするものである。しかし，倫理的誠実さを欠く態度で医療的な判断が行われる危険性がある。

②**聖職者モデル**：医師は保護者の役割をもつというモデルである。患者は治療と相談と安らぎを求めて医師のもとに来る。医師の権威は支配的であり決定権は医師にある。この関係はパターナリズムに基づく態度とも要約できる。

③**同僚モデル**：医師と患者は同一の関心をもち，同等の努力をし，協調関係を保つモデルである。しかし，価値観や生活水準が異なる者どうしなので成立が難しい関係といわれている[106]。

契約モデルは，これらの問題を解決する理想的なモデルとして提案された。契約モデルでは，倫理的自律性と責任を相互に共有する。これによって技師モデルや聖職者モデルにおいて行われる倫理的放棄の部分を回避できる。このモデルで最も重要な点は，医師と患者の互いの信頼であり，信頼なしになりたたないモデルとされている。また，この関係性をもとにあらゆる意思決定を重ねていくことになり，両者の信頼・信用がくずれた場合，このモデルは崩壊することになる[105]。

---

*15 マックス・ウェーバーと官僚制組織：マックス・ウェーバー(1864-1920)はドイツの政治学者・社会学者である。著作『プロテスタンティズムの倫理と資本主義の精神』ではキリスト教新教圏と旧教圏における倫理性の比較を通じて，新教における世俗内禁欲(現在の仕事にうちこむこと)と合理性が資本主義の推進と関係することを明らかにした。さらに，近現代における組織の解釈を進め，『経済と社会(Wirtschaft und Gesellschaft)』を執筆した。このなかで官僚制について，以下のような特徴があると述べている[63]。
  1. 権限に明確なヒエラルキーが存在し，組織内での任務は「公の義務」として配分される。最高位から最下層への命令系統があり，上位職位が下位職位を管理監督する。
  2. 成文化した規則が組織のあらゆるレベルで職員の行動を統制する。職位が高くなるほど規則は多用な事例を網羅し柔軟に解釈される。
  3. 職員は専任で有給である。組織内での出世が期待され，能力や年功序列で行われる。
  4. 職員の組織内の任務遂行と組織外での生活は切り離されている。仕事と家庭は区別される。
  5. 組織の成員は誰も仕事で使う物的資源を私有する必要はない。農民の農具とは異なり，官僚制組織では自分自身の生産の手段や過程の管理にはかかわらない。

3) 医師と患者の力関係に基づくモデル

　ローター(Roter, D.)は，過去数十年にわたる医師—患者関係に関する研究をふまえ，両者の力関係に着眼し，医師—患者関係は4つのタイプに分類できるとした[107]（▶表3-11）。このモデルは，2つの軸を中心に展開されている。横軸に相当するのが医師の権力で，縦軸に相当するのが患者の権力になる。それぞれの高低について組み合わせると，4つの象限が生じる。具体的には，医師—患者の順で，権力が，低—低（機能停止），高—低（父権主義），低—高（消費者主義），高—高（相互参加型）の4つである。

　①**機能停止**：患者と医師の期待が対立したり，関係性を必要に応じてかえていく交渉ができなかったりする場合におこりうる。苛立った患者は，不適切なサービスの要求をし，あるいは予測がつかずケアから脱落することもある。医師からすると「難しくて困った患者」となる。

　②**父権主義（パターナリズム）**：医師が診療内容・場所・目的を決め，情報とサービスをふまえた意思決定を行う。また，患者の保護者として，患者の利益を最大化するように行動する役割を負う。

　③**消費者主義**：医師と患者の力関係が逆転している関係である。患者が目標や方針を決め，意思決定の責任を負う。患者の価値観は患者によって決まり，医師は関与しない。ここでは医療は市場の取引と同様になる。医療サービスを買うか買わないかは，買い手（患者）の側に選択権がある。医師の役割は，買い手の好みに合う情報とサービスを提供する技術的な相談役に限定される。

　④**相互参加型**：患者と医師は補完的な役割ではなく，対等な立場でそれぞれの強みと資源をもち寄り，交渉を通じて診療の目標や内容を設定し，意思決定を行う。患者の価値観も対話を通じて検討が行われる。医師は助言者としての役割を負う[106,107]。

表3-11　ローターらの4種の医師—患者関係モデル

		医師の権力	
		低い	高い
患者の権力	低い	機能停止 　目的設定：不明 　患者の価値観：不明 　医師の役割：不明	父権主義（パターナリズム） 　目的設定：医師が設定 　患者の価値観：医師が推測 　医師の役割：保護者
	高い	消費者主義 　目的設定：患者が設定 　患者の価値観：患者が定義，医師との 　　　　　　　　間では検討されず 　医師の役割：技術的な相談役	相互参加型 　目的設定：交渉 　患者の価値観：共同で検討 　医師の役割：助言者

〔文献108，表8-2による〕

4) 意思決定に関する理論

　1990年代後半より21世紀初頭にかけて，保健医療に関する情報と意思決定に関するモデルが示されるようになった。ここでキーワードとなる用語が，**共有意思決定**(shared decision making；**SDM**)である。チャールズ(Charles, C.)らはそれまでの患者—医療者関係に関する理論の推移をふまえつつ，情報と意思決定に関する関係性について3つのパターンで整理した[109]。つまり，父権主義的意思決定モデル(Paternalistic Decision Making Model)，共有意思決定モデル，情報に基づく意思決定モデル(Informed Decision Making Model)である。このモデルでは意思決定のステージとして3つのステージを準備した。1つ目は情報交換で，情報の流れ，方向性，タイプ，量が特徴としてあげられる。2つ目は検討であり，意思決定に向けて，治療に関する優先性について議論を行うプロセスをさす。3つ目が実際の治療方針の決定である。ステージ別に各意思決定のモデルを整理したものを**表3-12**に示す。

　①父権主義的意思決定モデル：情報は医師から患者へと一方向に伝わる。治療方針の検討は医師が単独，または他の医師と協力して行い，最終的に選択決定するのは医師である。

　②共有意思決定モデル：情報交換は医師と患者との間で双方向になされる。医師はあらゆる情報，たとえば利用可能な治療オプションのそれぞれの利益とリスク，患者の心理的社会的ウェルビーイングへの潜在的な影響に関する情報を患者に知らせる必要がある。患者は，病気や治療に関する価値観，嗜好，生活習慣，信念，知識などといった情報を医師に提供する必要がある。

　③情報に基づく意思決定モデル：医師から患者へ一方向の情報交換となる。医師は

表3-12　治療の意思決定モデル

ステージ		モデル				
		父権主義的	*	共有意思決定	*	情報に基づく
情報の交換	流れ	一方向 (大きい)		双方向		一方向 (大きい)
	方向性	医師⇒患者		医師⇔患者		医師⇒患者
	タイプ	医学		医学・私的		医学
	量	法的に必要 最低限		意思決定に関連 するものすべて		意思決定に関連 するものすべて
検討		医師単独/ 他の医師と		医師と患者 (＋重要な他者)		患者 (＋重要な他者)
実践する治療法の決定		医師		医師と患者		患者

＊中間アプローチ

〔文献109, Table 1より作成，著者訳〕

医師単独
医師主導＋患者確認（求められる・提供される）
医師主導＋患者同意（求められる・提供される）
医師主導＋患者見解・意見（求められる・提供される）
均等共有
患者主導＋医師見解・意見（求められる・提供される）
患者主導＋医師同意（求められる・提供される）
患者主導＋医師確認（求められる・提供される）
患者単独

〔文献109, fig3より作成，著者訳〕

図3-14 医療に関する意思決定の共有度の連続体モデル

治療の利点とリスクに関するエビデンス情報をすべて患者に提供するが，情報提供以外の役割はなく，治療方針に関する検討と決定は患者のみで行われる。

　マクル（Makoul, G.）とクレイマン（Clayman, M. L.）は，SDM に関する 418 の研究をレビューし，SDM に関する定義が明確になってないことを明らかにした。さらに，これをふまえて次に示す新たな統合モデルを提示した[110]。それは，SDM において，医師と患者との間で意思決定が均等に共有されることはないことを主眼におき，検討し意思決定する医師，検討し意思決定する患者との間の関係を，医師単独と患者単独を極においた連続体上で位置付けたモデルである（▶**図3-14**）。この図の意味は，医師と患者のどちらから議論を導いたとしても，相手から，確認・同意・見解に関する意見が求められているか・提供されているかの程度によって，中心（均等共有）に近づいていく，というものである。

2 ┃ 医療コミュニケーションに関する課題

1）患者─医療者関係と健康アウトカムとの関係

　ドゥーガン（Duggan, A.）とストリート（Street, R. L.）は「患者─医療者関係」モデルを整理し，最終的にこの関係性が健康アウトカムにどのようにつながるのかについて，モデルを示した[111]。まず，これまで議論をしてきたモデルを含め患者─医療者関係に関するモデルを，コミュニケーション機能に関するモデルとし，関係性に関する機能と，課題駆動型（task-driven）機能という 2 つの機能に分類した（▶**図3-15**）。

　関係性に関する機能は，治療関係性の強化，感情応答に関するものがあげられる。また，課題駆動型機能は，情報交換，意思決定，セルフマネジメント力の付与，不確定性の管理の 5 つに分けられるとした。本章では，治療関係性の強化，ならびに意思決定や情報交換に関するモデルを中心に紹介をしてきた。それ以外のモデルは，文献111 に詳しいので参照されたい。

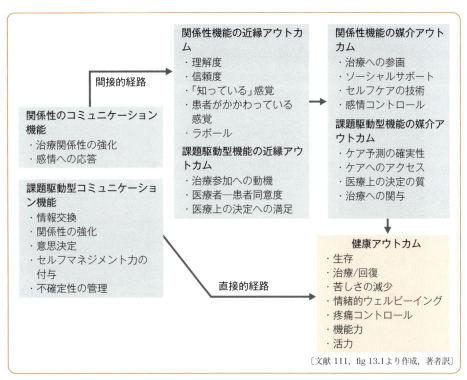

図3-15　コミュニケーションより健康アウトカムにいたる直接・間接の経路

2) 患者─医療者関係の測定法

　　患者─医療者関係の各側面を測定する尺度は多く存在しており，その一例をここに紹介する(▶表3-13)。ただし，日本語版になっている尺度はきわめて少ないのが現状である。

　　たとえば，患者の受療満足度尺度[112]は，満足度の観点から，医療者のコミュニケーション態度やスキルを評価する部分も含まれており，評価の測定法の1つともいえる。しかし，最も包括的に患者─医療者関係を測定する方法の1つとして，日本語版もあるのが，ローター相互作用過程分析システム(Roter method of interaction process analysis system；RIAS)である[115]。RIASはローターによって開発された医療コミュニケーションの測定尺度である。

　　RIASは医療会話の録音内容を，コーディング，各カテゴリーの発話頻度でカウントを行い，計量的に関係性を扱うことができることが利点とされている。また，医師─患者関係だけでなく，他の医療者─患者─付き添い者などのように，対象者も変更することができ，また2者間だけでなく3者以上でも対応できる点など，汎用性が高いことが評価されている。

表3-13 患者中心のコミュニケーション機能に関する測定とコードシステムの例

コミュニケーション機能	尺度	おもな次元
治療関係性の強化	患者中心コミュニケーション尺度(Measure of patient-centered communication；MPCC)[113]	患者の考えに対する医師の責任性を測定(第三者によるコーディング)
	活動的患者参加コードシステム(Active Patient Participation Cording system；APPC)[114]	医師のファシリテーション：パートナーシップ構築(患者目線や観点の発言)，サポーティブコミュニケーション(安心，称賛，慰め，など)(第三者によるコーディング)
	ローター相互作用過程分析システム(Roter Interaction process Analysis System；RIAS)[115]	16タイプの発話関連の関係性である社会情緒的カテゴリー(例：笑い，同意，共感，など)(第三者によるコーディング)
	医師コミュニケーションの患者認知尺度(Patient perceptions of Physician Communication measure：PPC)[116]	「対人関係感受性」：患者に対する医師の感情に対する患者認知「パートナーシップ構築」：患者の視点に対する医師の関心に対する患者認知(自己評価/第三者評価)
情報交換	ローター相互作用過程分析システム(Roter Interaction process Analysis System；RIAS)[115]	業務的カテゴリーのうち発話関連の情報探索や情報授与に関して5カテゴリがある：医学的状態・治療方法・心理社会的なこと・生活習慣・その他(第三者によるコーディング)
	予後情報の議論に対する優先性(Prefernce for discussing prognostic information)[117]	特定の予後情報，いつ予後の議論をし誰が始めるべきか，予後情報の提示のタイミングやマナー
	医師―患者言語的コーディングスキーム(Physician-patient verbal cording scheme)[118]	7カテゴリから医師の情報授与を測定：健康状態・治療・治療の根拠・予後・リスク・指導・その他(第三者によるコーディング)

〔文献118，Table 11.2による，著者訳〕

3 セルフヘルプグループとピアサポート

　健康とコミュニケーションに関する個人間レベルの理論は，患者あるいは当事者どうしの集まりであるセルフヘルプグループに関するものもカバーしている。また昨今は，セルフヘルプグループと同様の，グループにおける支援関係を要素に含むピアサポートグループが多くみられている。

表3-14 セルフヘルプグループ成立の5つの条件

①基本的な目的が，相互援助を通じてメンバーの問題を改善し，より効果的な生き方を求めていくところにある。
②起源と発足はグループメンバー自身に存在しており，外部の権威や機関によっていない。ただし，当初は専門家が機関車役を果たし，グループが機能するにつれてグループメンバーが運営していくようになったものはセルフヘルプグループに含めてよい。
③援助の主要な源泉は，メンバーの努力・知識・関心である。専門家がグループの集会に参加しても補助的な役割しか果たしていない。
④メンバーは人生経験や問題を共通にしている人たちで構成されている。
⑤組織の構造や活動の様式はメンバー主体である。ときに専門家の援助を受けることがあったり，メンバーがさまざまな理論的立場や価値観に立脚していたりしてもよい。

〔文献 121，122 より作成〕

1）セルフヘルプグループの背景と定義

　　セルフヘルプグループは歴史が古く，1930 年代にアルコホーリクス・アノニマス（Alcoholics Anonymous）[*16] や，リカバリー協会などが米国で設立された。その後，1950 年代から 1960 年代にかけて公民権運動や反戦運動の機運が高まり，患者・当事者組織は増大した。日本ではハンセン病患者会や，サリドマイド児親の会などの公害・薬害などの賠償・予防に関するグループが設立され，1970 年代にかけては，依存症の支援にかかわるグループが米国よりもたらされるようになってきた[120]。

　　レヴィ（Levy, L. H.）によると，セルフヘルプグループとは 5 つの条件を満たしているグループである（▶表3-14）。また，セルフヘルプグループにはさまざまなタイプがあり（▶表3-15），この表における 4 と 5 に相当するグループが最も多いとされる。

　　セルフヘルプグループの援助の機能や効果は，専門家によるそれとどのように異なるのだろうか。第 1 に当事者・患者が被援助者でなく援助者として登場し，主体性が尊重される点である。第 2 が援助者役割を通じて「ヘルパーセラピー原則[*17][123]」がはたらくという点である。第 3 がグループダイナミクスの活用である。参加者が孤独感から解放され，役割と居場所が提供される。またメンバーを準拠集団として行動変容につながるモデリングが行われやすくなる。第 4 が援助の源がメンバーの経験・体験に基づく知識・技術，経験知である点である。第 5 が患者・当事者がかかえている問題のとらえ方が，専門家と大きく異なるという点である。同じ問題に対して，専門家は深刻にとらえ，専門家なしに解決できない問題であると考える傾向がある一方で，当事者は誰にでもおこる問題であり，改善可能な問題と考える傾向がある[124]。最後が，費用負担や時間的制約が少ないという点である。

---

*16 直訳すると「匿名のアルコール依存症者たち」という意味である。略して AA とよばれる。
*17 援助するものが一層援助されるということで，援助を通じて自分自身の問題を深く理解できたり，自分が役にたっているという自尊感情の回復につながる。

表3-15 セルフヘルプグループの分類

1. 健康習慣・生活習慣上の問題をもち，それをかえようとする人々の組織
   例）アルコホーリクス・アノニマス，ナルコティクス・アノニマスなど
2. 不安や苦悩のように広範囲に及ぶ問題に対処し，状態の改善を目ざす人々の組織
   例）精神障害者回復者協会など
3. 特殊なライフスタイルゆえに差別されることの多い組織
   例）同性愛者のグループ，未亡人のグループなど
4. 困難な問題や障害をもつ人々をかかえる家族など関係者の組織
   例）障害者家族会，認知症家族会
5. 身体的な障害をもつ人々の組織
   例）がん患者会，喉頭摘出者の会，HIV/AIDS 当事者グループなど

〔文献 122 より作成〕

　なお，セルフヘルプグループにおける専門家とのかかわりには，３つの型があるとされている[120,125]。１つは「自律」タイプで，専門職とグループとの間には距離がある。当事者が主体的に組織し，専門職とは完全に独立している。アルコホーリクス・アノニマスはその例である。２つ目は「側面的援助」で，専門職は当事者を集めたり活動の雰囲気づくりをしたりするなどといった間接的なはたらきをする。グループの初期には専門的な知識や資源提供などを行い，刺激を与える場合もあるが，多くは後方支援をする。２つは「取り込み」タイプで，専門家が中心となって運営，指導，資源提供をする。専門機関の内部にある場合もある。

2) 病いの経験と語り

　クラインマン（Kleinman, A.）は，疾患（disease）と病い（illness）[*18]とを明確に区別した[126]。クラインマンは医療人類学者である一方で精神科医でもあり，クライアントの訴えの傾聴を通じ，医学的アプローチではない新たな視点の必要性を感じていた。クラインマンによると，疾患とは，治療者からみた医学生物学的な視点である。他方，病いとは生活者中心の経験をあらわす。病者や家族などが症状や能力の低下をどのように認識していて，どのようにそれとともに生活し，反応するのかをあらわしており，生活的な視点によるものである。さらに，病いと病気（sickness）についても区別がされている。病気とは社会的な側面を重視したものである。先述のパーソンズの理論における病人は，英語にするとシックパーソン（sick-person）となる。

　ここで，クラインマンは，医学的な側面および社会的な側面から離れた病いを定義し，分類した。また，病いの意味を構築する方法としての病いの語り（illness narra-

---

*18 常用漢字では「病」で「やまい」と読むが，医療社会学領域では illness の訳として「病い」という表記を用いている。これはあえて送り仮名を加えることで「びょう」という読みと区別するためとされる。

tive)について言及した。病いの語りは，患者自身や重要な他者にとっての病いの意味を語りとして整理したもので，患うことに特徴的な出来事や，その経過を一貫したものにするものとされている[126]。

フランク(Frank, A. W.)は，慢性疾患患者における病いは，植民地における住人が，植民地支配から領地を奪い返して独立することになぞらえた。つまり，みずからの身体が植民地化＝医療化されて治療の対象となるが，しだいに苦しみや困難は自身の経験として認識され，自身のもとに奪還する。フランクは，「脱植民地化の衝動は，臨床の場においてではなく，むしろ寛解者の社会メンバー(病いとともに生活している人々)が自分の病いについて互いに語りあう，そうした物語のなかに具現化されていく」としている[127]。

フランクは病いの語りを3つに類型化している。第1が回復の語りで，病いを健常な状態からの一時的な逸脱とみなし，健康な状態への復帰・回復に向けて物語を構築していく語りをさす。第2が混沌の語りで，物語として一貫性と統一性を見いだせぬまま断続的な言葉の反復により生じる語りである。ここで，混沌とは，回復の逆で，しだいに悪化して死期が近づくなどの状況により生じる語りと理解できる。第3が探究の語りで，これは，病いの苦しみを受け入れ，身体の偶発性に翻弄される生のあり方に，新たな意味の探究の機会を見いだすような語りである。探究の語りは，苦しみに立ち向かい，受け入れ，利用するものであり，自身ががん患者でもあるフランクは，「病いは探究へとつながる旅の機会でもある」と述べている[127]。

病いの経験と語りに関する学説は，これまでの患者―医療者関係に関するさまざまなモデルの意味やなりたちについて，より明確に整理・探究する方法を提示しているという点において，学術的意義がある。さらに，セルフヘルプグループやピアサポートという，患者や当事者間での病いの語りを通じてエンパワメントが生じるプロセスについても大きな手がかりを与えている。今後も重要な研究課題であり，研究成果の蓄積が期待されている。

3) セルフヘルプグループとピアサポートグループ

ピアサポートグループとは，疾患とともに生活する患者や，遺族や離婚者など，ストレスフルな状況下にある人どうしの対処を目的としたグループのことである。相互に自己開示しあい，相互支援関係を結び，所属意識に基づいたピアカルチャーを結ぶという点で，セルフヘルプグループと同様の機能をもつ。その一方で，ヘルゲソン(Helgeson, V. C.)とガッティリーブ(Gottlieb, B. H.)らは，ピアサポートグループにはリーダーをおき，専門家がそれを務める場合もある点と，メンバーが限定され，期間限定であり，アドボカシー活動には携わらないという点から，セルフヘルプグループとは異なるとしている[128]。

しかし，セルフヘルプグループには「取り込み」タイプのように専門職主導のものも分類されており，きわめて広範な当事者グループ活動を含む。こうした点をふまえ

112 | 第1部 健康行動理論の基盤

ると，ヘルゲソンらが規定するピアサポートグループは，セルフヘルプグループにおける1つの類型として考えても差しつかえないだろう。また，当事者への介入として計画的にプログラムされた側面もあり，集団的治療法と類似する側面ももつ。したがって，ピアサポートグループは，グループ活動の構造的側面に一定の制約があり，グループ活動の機能・効果としては，先に示したセルフヘルプグループと共通するものであると整理できる。

4) オンラインセルフヘルプグループ

近年では，インターネット，ソーシャルネットワークサービスの普及に伴い，オンライン上でグループをもち，セルフヘルプグループ活動が行われることが多くなってきている。フィン(Finn, J.)らは，オンラインセルフヘルプグループの定義として，「インターネットを通じて出会うグループで，情報，サポート，相互扶助を，特定された問題領域のメンバーにもたらすことを目的としているグループ」としている[129]。

直接顔を合わせる(Face to Face；FtF)場合と比較して，オンラインセルフヘルプグループにはいくつかの特徴がある。まず，目標は両者において共通している。また，エンパワメント，インクルージョン，非階層的な意思決定，責任の共有，文化的・経済的・社会的なニーズに対する包括的(ホリスティック)なアプローチをする点も同様である。オンラインでは筆記による交流が多く，メンバーのサイズは FtF よりオンラインの場合は大きい(千人から数万人の場合もある)点などがあげられている[129]。オンラインセルフヘルプグループの利点と欠点を，**表3-16** に示す。

5) 慢性疾患セルフマネジメントプログラム

慢性疾患患者は共通して次のような状況にある。まず，慢性疾患は多くの場合，完治するものではないため，時間をかけたマネジメントが必要である。次に，治療の効果を上げるためには，継続的にさまざまな治療に主体的にかかわる必要がある。また，患者は慢性疾患とその治療の成果について最もよく知る必要があり，長期マネジメントのために知識を活用しなければならない。さらに，治療効果を成立させるために患者と医療専門職は治療プロセスに関する知識と権威を補完しあう必要がある[130]。これらの状況に基づく患者のニーズを満たすために，1990 年代に，米国で慢性疾患セルフマネジメントプログラム(Chronic Disease Self-Management Program；CDSMP)が開発された(▶**表3-17**)。

CDSMP の大きな特徴はまず，ピアサポートグループによるアプローチをとっていることである[131]。ただし，情緒的なサポートや対処を達成するだけでなく，社会的認知理論とそのなかの自己効力感に関する理論に基づいて構築されている。自己効力感は，スキルの統制や，モデリング，再意味づけ，社会的説得を通じて強化される[132]。

プログラムには，たとえば，アクションプランを作成して週ごとに達成状況を共有するなど(スキル統制)，これらの理論を組み込んだかたちとなっている。プログラム

表3-16 オンラインセルフヘルプグループの利点と欠点

利点	問題点
1. 距離や時間などのバリアがなくなる。 2. 匿名で非同期のコミュニケーションが可能である。 3. 身体的な障害や対人関係障害や不安障害などを有していても個人的な問題に対する情報探索や情報共有をはかることができること。 4. 世界規模での広範囲からの情報や視点の共有ができる。 5. 身体面や行動面の障害の回復効果についていくつかの実証研究が報告されている	1. オンラインあるいは現実社会におけるハラスメントに対して無力である(インターネット経由で個人情報にたどり着くことが可能であることや, サイバーハラスメントがおこりうる)。 2. オンラインでの虚言癖がグループ化の過程で生じうる。 3. 誤報やデマが生じた場合, 非同期のコミュニケーションのため, 情報を受け取ってから他のメンバーによって訂正されるまでに時間がかかる。 4. 依存症的なインターネット利用になりやすい。

〔文献 129 による, 著者訳〕

表3-17 慢性疾患セルフマネジメントプログラムで学ぶ内容例

- 疾患関連問題の解決法(例:症状の意味, 活動性の維持)
- 内服の管理(例:アドヒアランス, 逆境, バリア)
- 心理的症状のマネジメント(例:リラクセーション, 認知の再構成)
- 運動
- 感情のマネジメント(例:症状としての感情, 恐れ, 自己疑念)
- コミュニケーション技術(例:医師との関係性の構築)
- 地域資源の利用

〔文献 130, table 6 による, 著者訳〕

は, 公民館・教会・図書館・病院などのコミュニティ設定で, 週に1回, 6週間, 2時間半程度のワークショップが主体となる。慢性疾患の種類によらず, さまざまな疾患の患者が出席する。ワークショップは, 教育を受けた2名のリーダーによって運営される。少なくとも一方は慢性疾患患者の非専門家でもある[133]。詳細については, 日本慢性疾患セルフマネジメント協会のサイト(http://www.j-cdsm.org/index.html)を参照されたい。

4 | 対人関係ヘルスコミュニケーションとアウトカムの間の緩和因子

最後に, 対人関係に関するヘルスコミュニケーションにおいて, それが最終的な本人の健康アウトカムにつながるとする概念の関係図を**図3-16**に示す。各説明要因と, アウトカム関係因子との関係において, さまざまな緩和効果(緩衝効果)をもつ因子が

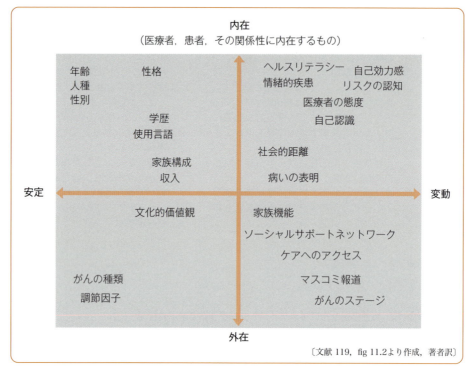

図3-16 患者─医療者関係のアウトカムへの緩和因子

提案されている。**図3-16**は，これを内在─外在の軸，安定─変動の軸の二軸を設定し，整理して示したものである。

内在とは，当人，ないし関係そのものの内部にあるものという意味である。外在については，疾患にかかわるもの，家族や社会的な環境，文化的価値，医療システムがあげられる。安定─変動のうち，変動の極に近いほど，介入により改善が可能となる概念になる。内在部分の因子には，第2章で着眼した概念もあり，外在部分については，本章において着眼した部分もある。

F 個人間レベルの理論から集団レベルの理論へ

本章では，基本的に個人対個人，個人対集団・環境という部分に関する理論を紹介してきた。しかし社会的認知理論やストレスの理論では，個人レベルの部分と個人間レベルの部分とが混在していた。社会関係やコミュニケーションの理論では，個人間に加えて個人対集団・環境に関する理論についても紹介した。

しかし，ソーシャルネットワークやコミュニケーションについての整理を進めていく場合，個人間レベルで完結するのではなく，個人間関係の複合体としての組織ある

第 3 章 個人間レベルの理論・モデル | 115

いは地域といった視点が必要である。さらに，政策的な観点では，組織や地域といった集団を 1 つの単位として集団レベルで健康を検討することも必要である。たとえば，本章で扱った集団効力感や SOC についても，集団レベルの概念があることから，個人間レベルの理論の枠に入らないさまざまな理論が派生してきている。

　個人レベルの理論と個人間レベルの理論の境界が不明瞭であったように，個人間レベルの理論と集団レベルにおける理論の境界も不明瞭である。しかしより集団単位，またマルチレベルの視点で構築された理論は，健康教育・ヘルスプロモーションの実践・政策立案において必要であることは間違いない。そこで次章では，集団レベルでの理論について述べる。

◆文　献

1)　渡邉正樹．"学習理論"．畑栄一，土井由利子編．行動科学：健康づくりのための理論と応用．南江堂，2003，pp.7-15．

2)　櫻井芳雄，高橋晋．"オペラント条件付け"．脳科学事典．2012，doi：10.14931/bsd.2023．

3)　Rotter, J. B. Social Learning and Clinical Psychology. Englewood Cliffs：Prentice-Hall, Inc, 1954.

4)　Weiner, B. Human Motivation. New York, Springer-Verlag, 1980.

5)　Rotter, J. B. Some problems and misconceptions related to the construct of internal versus external control of reinforcement. Journal of Consulting and Clinical Psychology. 1975, 43, 55-66.

6)　Rotter, J. B. Generalized expectancies for internal versus external control of reinforcement. Psychological Monographs：General and Applied. 1966, 80(1), 1-28. doi：10.1037/h0092976.

7)　Rotter, J. B. Internal versus external control of reinforcement：A case history of a variable. American Psychologist. 1990, 45(4), 489-493. doi：10.1037/0003-066X.45.4.489.

8)　Wallston, B. S., Wallston, K. A., Kaplan, G. D., & Maides, S. A. Development and validation of the Health Locus of Control(HLC)Scale. Journal of Consulting and Clinical Psychology. 1976, 44(4), 580-585. doi：10.1037//0022-006X.44.4.580.

9)　Wallston, K. A., Wallston, B. S. Development of Multidimensional Health Locus of Control (MHLC)Scale. Health Education Monographs. 1978, 6, 5-25. doi：10.1177/109019817800600107.

10)　堀毛裕子．日本版 Health Locus of Control 尺度の作成．健康心理学研究．1991，4，1-7．

11)　渡邉正樹．Health Locus of Control による保健行動予測の試み．東京大学教育学部紀要．1985，25，299-307．

12)　田辺恵子．小児用 Health Locus of control 尺度の信頼性，妥当性の検討．日本看護科学会誌．1997，17，54-61．

13)　Bandura, A. Social Learning Theory. Englewood Cliffs, Prentice Hall, 1977.

14)　Kelder, S., Hoelscher, D., & Perry, C."How individuals, environment, and health behaviors interact：Social cognitive theory." Glanz, K., Rimer, B., & Viswanath, K., eds. Health Behavior Theory, Research, and Practice. 5th ed, San Francisco, Jossey-Bass, 2015, 159-181.

15)　Bandura, A. Social Foundations of Thought and Action：A Social Cognitive Theory. Englewood Cliffs, Prentice-Hall, 1986.

16)　Bandura, A. Health Promotion by Social Cognitive Means. Health Education & Behavior. 2004, 31(2), 143-164. doi：10.1177/1090198104263660.

17)　Bandura, A. Self-Efficacy in Changing Societies. Chicago, Cambridge University Press, 1995.

18)　Guzzo, R. A., Yost, P. R., Campbell, R. J., & Shea, G. P. Potency in groups：Articulating a construct. British Journal of Psychology. 1993, 32(1), 87-106. doi：10.1111/j.2044-8309.1993.tb00987.x.

19) Stajkovic, A. D., Lee, D., & Nyberg, A. J. Collective efficacy, group potency, and group performance：Meta-analyses of their relationships, and test of a mediation model. Journal of Applied Psychology. 2009, 94(3), 814-828. doi：10.1037/a0015659.

20) 渕上克義，今井奈緒，西山久子，鎌田雅史．集団効力感に関する理論的・実証的研究：文献展望，学級集団効力感，教師集団効力感作成の試み．岡山大学教育学部研究集録．2006, 131, 141-153.

21) Bruton, A. M., Mellalieu, S. D., & Shearer, D. A. Observation as a method to enhance collective efficacy：An integrative review. Psychology of Sport and Exercise. 2016, 24, 1-8. doi：10.1016/j.psychsport.2016.01.002.

22) Bandura, A."Social cognitive theory of mass communication". Oliver, M. B., Bryant, J., eds. Media Effects?：Advances in Theory and Research. 3rd ed, New York, Routledge, 2009, 121-153.

23) Lazarus, R. S., Folkman, S. Stress, Appraisal, and Coping. New York, Springer Publishing Company. 1984.

24) Cannon, W. B. The Wisdom of the Body. New York, Norton, 1932.

25) Holmes, T. H., Rahe, R. H. The Social Readjustment Rating Scale. Journal of Psychosomatic Research. 1967, 11(2), 213-218. doi：10.1016/0022-3999(67)90010-4.

26) Antonovsky, A. Unraveling the Mestery of Health：How People Manage Stress and Stay Well. San Francisco, Jossey-Bass, 1987.（山崎喜比古，吉井清子監訳. 健康の謎を解く：ストレス対処と健康保持のメカニズム．有信堂高文社，2001.）

27) Turner, R. J. A. Y., Lloyd, D. A. The Stress Process and the Social Distribution of Depression. Journal of Health and Social Behavior. 1999, 40(4), 374-404.

28) Eckenrode, J., Bolger, N."Daily and within-day event measurement". Cohen, S., Kessler, R. C., & Gordon, L. U., eds. Measuring Stress：A Guide for Health and Social Scientists. New York, Oxford University Press, 1997, 80-101.

29) Landsbergis, P. A., Schnall, P. L., Belkić, K. L., Baker, D., Schwartz, J. & Pickering, T. G. Work stressors and cardiovascular disease. Work. 17(3), 2001, 191-208.

30) Marklund, S., Bolin, M., & von Essen, J. Can individual health differences be explained by workplace characteristics?-A multilevel analysis. Social Science & Medicine. 2008, 66(3), 650-662. doi：10.1016/j.socscimed.2007.09.008.

31) Lazarus, R. S., Cohen, J."Environmental stress". Altman, I., Wohlwill, J. F., eds. Human Behavior and Environment：Advances in Theory and Research, vol. 2. New York, Plenum Press. 1977, 89-127.

32) 鈴木伸一．3次元(接近―回避，問題―情動，行動―認知)モデルによるコーピング分類の妥当性の検討．心理学研究．2004, 74(6), 504-511. https://doi.org/10.4992/jjpsy.74.504.

33) Cohen, S., Kessler, R. C., & Gordon, L. U.：Measuring Stress：A Guide for Health and Social Scientists. New York, Oxford University Press, 1995.（小杉正太郎監訳. ストレス測定法：心身の健康と心理社会的ストレス．川島書店，1999.）

34) Antonovsky, A. Health, Stress, and Coping. San Francisco, Jossey-Bass, 1979.

35) Eriksson, M., Lindström, B. A salutogenic interpretation of the Ottawa Charter. Health Promotion International. 2008, 23(2), 190-199. doi：10.1093/heapro/dan014.

36) Eriksson, M., Lindström, B. Validity of Antonovsky's sense of coherence scale：a systematic review. Journal of Epidemiology and Community Health. 2005, 59(6), 460-466. doi：10.1136/jech.2003.018085.

37) 戸ヶ里泰典，山崎喜比古，中山和弘，横山由香里，米倉佑貴，竹内朋子．13項目7件法 Sense of Coherence スケール日本語版の基準値の算出．日本公衆衛生雑誌．2015, 62(5), 232-237. doi：10.11236/jph.62.5_232.

38) Togari, T., Yamazaki, Y., Nakayama, K., Shimizu, J. Development of a short version of the sense of coherence scale for population survey. Journal of Epidemiology and Community Health. 2007, 61(10), 921-922. doi：10.1136/jech.2006.056697.

39) Eriksson, M., Lindström, B. Antonovsky's sense of coherence scale and the relation with health：a systematic review. Journal of Epidemiology and Community Health. 2006, 60(5), 376-381. doi：10.1136/jech.2005.041616.

40) Lindström, B., Eriksson, M. The salutogenic approach to the making of HiAP/healthy pub-

lic policy：illustrated by a case study. Global Health Promotion. 2009, 16(1), 17-28. doi：10.1177/1757975908100747.

41) Sagy, S. Preventing Drug Abuse among Children and Adolescents：Where Does the Salutogenic Approach Direct Us?. Health. 2014, 6(7), 541-548. doi：10.4236/health.2014. 67073.

42) The Positive Deviance Initiative. Basic Field Guide to the Positive Deviance Approach. 2010. http://www.positivedeviance.org/how-to-get-started/（参照 2018-07-31）.

43) Mittelmark, M., Bull, T., Bouwman, L. "Emerging Ideas Relevant to the Salutogenic Model of Health". Mittelmark, M. B., Sagy, S., Eriksson. M. et al., eds. The Handbook of Salutogenesis. Cham, Springer International Publishing, 2016, 45-56.

44) Pearlin, L. I., Nguyen, K. B., Schieman, S., & Milkie, M. A. The life-course origins of mastery among older people. Journal of Health and Social Behavior. 2007, 48(2), 164-179. doi：10.1177/002214650704800205.

45) Pearlin, L. I., Schooler, C. The structure of coping. Journal of Health and Social Behavior. 1978, 19(1), 2-21. doi：10.2307/2136319.

46) Schieman, S. Socioeconomic Status, Job Conditions, and Well-Being?：Self-Concept Explanations for Gender-Contingent Effects. Sociological Quarterly. 2002, 43(4), 627-646.

47) Lachman, M. E., Weaver, S. L. The sense of control as a moderator of social class differences in health and well-being. Journal of Personality and Social Psychology. 1998, 74 (3), 763-773. doi：10.1037/0022-3514.74.3.763.

48) Togari, T., Yonekura, Y. A Japanese version of the Pearlin and Schooler's Sense of Mastery Scale. Springerplus. 2015, 4(1), 399. doi：10.1186/s40064-015-1186-1.

49) Kobasa, S. Stressful life events, personality, and health：An inquity into hardiness. Journal of Personality and Social Psychology. 1979, 37, 1-11.

50) 戸ケ里泰典．"社会経済的地位によって SOC は左右されるのか". 山崎喜比古監修, 戸ケ里泰典編．健康生成力 SOC と人生・社会：全国代表サンプル調査と分析．有信堂高文社, 2017, 81-103.

51) Seligman, M. E. P. Helplessness On Depression, Development and Death. New York, W. H. Freeman and Company, 1975.

52) Peterson, C., Maier, S. F., & Seligman, M. E. P. Learned Helplessness：A Theory for the Age of Personal Control. Chicago, Oxford University Press, 1993.

53) 沢宮容子, 田上不二夫．楽観的帰属様式尺度の作成．Japanese Journal of Educational Psychology. 1997, 45, 355-362.

54) Carver, C. S., Segerstrom, S. C. Optimism. Clinical Psychology Review. 2010, 30(7), 879-889. doi：10.1016/j.cpr.2010.01.006.Optimism.

55) Egeland, B., Carlson, E., & Sroufe, L. A. Resilience as process. Devlopment and Psychopathology. 1993, 5(4), 517-528.

56) Block, J., Kremen, A. M. IQ and ego-resiliency：Conceptual and empirical connections and separateness. Journal of Personality and Social Psychology. 1996, 70(2), 349-361. doi：10.1037/0022-3514.70.2.349.

57) 小塩真司, 中谷素之, 金子一史, 長峰伸治．ネガティブな出来事からの立ち直りを導く心理的特性：精神的回復力尺度の作成．カウンセリング研究．2002, 35, 57-65.

58) Shaefer, J. A., Moos, R. M. "Life crises and personal growth". Carpenter, B. N., ed. Personal Coping：Theory, Research, and Application. Westport, Praeger, 1992, 149-170.

59) Riley, K. "Benefit Finding". Gellman, M. D., Turner, R. J., eds. Encyclopedia of Behavioral Medicine. New York, Springer, 2013, 208-210.

60) Janoff-Bulman, R. Shattered Assumptions：Towards a New Psychology of Trauma. New York, Free Press, 1992.

61) Tedeschi, R. G., Calhoun L. G. The posttraumatic growth inventory：Measuring the positive legacy of trauma. Journal of Traumatic Stress. 1996, 9(3), 455-471. doi：10.1007/BF02103658.

62) Tedeschi, R. G., Calhoun, L. G. Trauma and Transformation：Growing in the Aftermath Suffering. Thousand Oaks, Sage, 1995.

63) Giddens, A. Sociology, 5th Edition. Cambridge, Polity Press, 2006.

64) Cohen, S., Wills, T. A. Stress, social support, and the buffering hypothesis. Psychological

Bulletin. 1985, 98(2), 310-357.

65) Cassel, J.. The contribution of the social environment to host resistance. American Journal of Epidemiology. 1976, 104(2), 107-123. doi：10.1093/aje/kwx100.

66) Cobb, S. Social support as a moderator of life stress. Psychosomatic Medicine. 1976, 38(5), 300-314. doi：10.1097/00006842-197609000-00003.

67) Berkman, L., Syme, S. L. Social networks, host resistance, and mortality：a nine-year follow up study of Alameda County residents. American Journal of Epidemiology. 1979, 109(2), 186-204.

68) Berkman, L. F., Krishna, A."Social network epidemiology". Berkman, L. F., Kawachi, I., Glymour, M. M., eds. Social Epidemiology. 2nd ed., New York, Oxford University Press, 2014, 234-289.

69) House, J. S. Social support and social structure. Sociological Forum. 1987, 2(1), 135-146.

70) House, J. S., Landis, K. R., & Umberson, D. Social Relationships and Health. Science(80-). 1988, 241, 540-545.

71) Berkman, L. F., Glass, T., Brissette, I., & Seeman, T. E. From social integration to health：Durkheim in the new millennium. Social Science and Medicine. 2000, 51(6), 843-857. doi：10.1016/S0277-9536(00)00065-4.

72) Bronfenbrenne, U. "Ecological models of human development". Husén, T. Postlethwaite, T. N., eds. The International encyclopedia of education. 2nd ed., New York, Elsevier Science, 1994, 1643-1647.

73) House, J. S. Work Stress and Social Support. Boston, Addison-Wesley Educational Publishers, 1981.

74) Cutrona, C. E., Russell, D. W."Type of social support and specific stress：toward a theory of optimal matching". Sarason, B. R., Sarason, I. G., & Pierce, G. R., eds. Social Support：An Interactional View. New York, Wiley, 1990, 319-366.

75) Holt-Lunstad, J., Uchino, B. N."Social support and health". Glanz, K., Rimer, B. K., Viswanath, K., eds. Health Behavior Theory, Research, and Practice, 5th Edition. New York, 2015, 183-204.

76) Krause, N., Herzog a R, Baker E. Providing support to others and well-being in later life. Journal 05 Gerontology. 1992, 47(5), 300-311. doi：10.1093/geronj/47.5.P300.

77) Krause, N., Shaw, B. A. Giving social support to others, socioeconomic status, and changes in self-esteem in late life. Journals of Gerontology. 2000, 55(6), S323-S333. doi：10.1093/geronb/55.6.S323.

78) Antonucci, T. C., Jackson, J. S."The role of reciprocity in social support." Sarason, B. R., Sarason, I. G., Pierce, G. R., eds. Social Support：An Interactional View. New York, Wiley, 1990, 173-198.

79) Dunkel-Schetter, C., Skokan, L. A. Determinants of Social Support Provision in Personal Relationships. Journal of Social and Personal Relationships. 1990, 7(4), 437-450. doi：10.1177/0265407590074002.

80) Wills, T. A., Shinar, O."Measuring perceived and received social support". Cohen, S., Underwood, L. G., Gottlieb, B. H., eds. Social Support Measurement and Intervention：A Guide for Health and Social Scientists. New York, Oxford University Press, 2000, 86-135.

81) Uchino, B. N. Understanding the Links Between Social Support and Physical Health：A Life-Span Perspective With Emphasis on the Separability of Perceived and Received Support. Perspectives on Psychological Science. 2009, 4(3), 236-255. doi：10.1111/j.1745-6924.2009.01122.x.

82) Togari, T., Yokoyama, Y. Application of the eight-item modified medical outcomes study social support survey in Japan：a national representative cross-sectional study. Quality of Life Research. 2016, 25(5), 1151-1158. doi：10.1007/s11136-015-1155-8.

83) 横山由香里．"SOC が高い人に見られる社会とのかかわりとは"．山崎喜比古監修，戸ヶ里泰典編．健康生成力SOC と人生・社会：全国代表サンプル調査と分析．有信堂高文社，2017，125-140．

84) Uchino, B. N., Bowen, K., Carlisle, M., & Birmingham, W. Psychological pathways linking social support to health outcomes：A visit with the"ghosts"of research past, present, and future. Social Science & Medicine. 2012, 74(7), 949-957. doi：10.1016/j.socscimed.2011.11.023.

85) Lin, N., Ensel, W. M. Depression-Mobility and Its Social Etiology? : The Role of Life Events and Social Support. Journal of Health and Social Behavior. 1984, 25(2), 176-188.

86) Cohen, S. Psychosocial models of the role of social support in the etiology of physical disease. Health Psychology. 1988, 7(3), 269-297. doi : 10.1037/0278-6133.7.3.269.

87) Aspinwall, L. G., Taylor, S. E. A stitch in time : self-regulation and proactive coping. Psychological Bulletin. 1997, 121, 417-436.

88) Pearlin, L. I. The Sociological Study of Stress. Journal of Health and Social Behavior. 1989, 30(3), 241-256.

89) Uchino, B., Bowen, K., & Kent, R. "Social Support and Mental Health". Friedman, H. S. eds. Encyclopedia of Mental health. 2nd ed., Cambridge, Academic Press, 189-195. doi : 10.1016/B978-0-12-397045-9.00117-8.

90) Thoits, P. A. Mechanisms linking social ties and support to physical and mental health. Journal of Health and Social Behavior. 2011, 52(2), 145-161. doi : 10.1177/0022146510395592.

91) Lakey, B., Orehek, E. Relational regulation theory : a new approach to explain the link between perceived social support and mental health. Psychological Review. 2011, 118 (November), 482-495. doi : 10.1037/a0023477.

92) DiMatteo, M. R. Social Support and Patient Adherence to Medical Treatment : A Meta-Analysis. Health Psychology. 2004, 23(2), 207-218. doi : 10.1037/0278-6133.23.2.207.

93) Ailshire, J. A., Burgard SA. Family Relationships and Troubled Sleep among U. S. Adults : Examining the Influences of Contact Frequency and Relationship Quality. Journal of Health and Social Behavior. 2012, 53(2), 248-262. doi : 10.1177/0022146512446642.

94) Stewart, D. W., Gabriele, J. M., Fisher, E. B. Directive support, nondirective support, and health behaviors in a community sample. Journal of Behavioral Medicine. 2012, 35(5), 492-499. doi : 10.1007/s10865-011-9377-x.

95) Kaplan, G. A., Salonen, J. T., Cohen, R. D., Brand, R. J., Syme, S. L., & Puska, P. Social connections and mortality from all causes and from cardiovascular disease : Prospective evidence from eastern Finland. American Journal of Epidemiology. 1988, 128(2), 370-380.

96) Dare, J., Green, L. Rethinking social support in women's midlife years : Women's experiences of social support in online environments. European Journal of Cultural Studies. 2011, 14(5), 473-490. doi : 10.1177/1367549411412203.

97) Setoyama, Y., Yamazaki, Y., & Nakayama, K. Comparing support to breast cancer patients from online communities and face-to-face support groups. Patient Education and Counseling. 2011, 85(2), e95-e100. doi : 10.1016/j.pec.2010.11.008.

98) Vicary, A. M., Fraley, R. C. Student reactions to the shootings at Virginia Tech and Northern Illinois University : Does sharing grief and support over the internet affect recovery? Personality and Social Psychology Bulletin. 2010, 36(11), 1555-1563. doi : 10.1177/0146167210384880.

99) Healthy People 2010. Health communication. http://www.healthypeople.gov/2010/Document/pdf/Volume1/11HealthCom.pdf.(参照 2018-05-01).

100) Parsons, T., Fox, R. Illness, Therapy and the Modern Urban American Family. Journal of Social Issues. 1952, 8(4), 31-44. doi : 10.1111/j.1540-4560.1952.tb01861.x.

101) 進藤雄三. 医療の社会学. 世界思想社, 1990.

102) Szasz, T. S., Hollender, M. H. The basic models of the doctor-patient relationship. Archives of Internal Medicine. 1956, 97, 585-592.

103) Reeder, L. G. The patient-client as a consumer : some observations on the changing professional-client relationship. Journal of Health and Social Behavior. 1972, 13(4), 406-412. doi : 10.2307/2136833.

104) Veatch, R. M. Models for Ethical Medicine. Hastings Center Report. 1972, 2(3), 5-7. doi : 10.2307/3560825.

105) Veatch, R. M. The Patient-Physician Relation : The Patient as Partner, Part 2. Bloomington, Indian University Press, 1991.

106) 杉田聡, 長谷川万希子. "医療者—患者関係". 山崎喜比古編. 健康と医療の社会学. 東京大学出版会, 2001, 115-131.

107) Roter, D. The enduring and evolving nature of the patient-physician relationship. Patient

Education and Counseling. 2000, 39(1), 5-15. doi：10.1016/S0738-3991(99)00086-5.

108) 石川ひろの．"患者―医療者関係の変化と協働の医療"．戸ヶ里泰典，中山和弘編．市民のための健康情報学入門．放送大学教育振興会，2013，118-131．

109) Charles, C., Gafni, A., & Whelan, T. Revisiting the shared treatment decision-making model. Social Science & Medicine. 1999, 49(5), 651-661.

110) Makoul, G., Clayman, M. L. An integrative model of shared decision making in medical encounters. Patient Education and Counseling. 2006, 60(3), 301-312. doi：10.1016/j.pec.2005.06.010.

111) Duggan, A., Street, R. L."Interpersonal communication in health and illness". Glanz, K., Rimer, B., & Viswanath, K., eds. Health Behavior Theory, Research, and Practice. 5th ed. San Francisco, Jossey-Bass, 2015, 243-267.

112) 長谷川万希子，杉田聡．病院外来患者の受療満足度尺度の開発．日本保健医療行動科学会誌．1992，7，150-165．

113) Brown, J. B., Stewart, M., & Ryan, B. L. Assessing Communication Between Patients and Physicians：The Measure of Patient-Centred Communication #95-2. 2nd ed., Ontario, Western Centre for Public Health and Family Medicine, 2001.

114) Street, R., Millay, B. Analyzing patient participation in medical encounters. Health Communication. 2001, 13(1), 61-73. doi：10.1207/S15327027HC1301_06.

115) 野呂幾久子，阿部恵子，石川ひろの．医療コミュニケーション分析の方法．三恵社，2011．

116) Street, R. L., Gordon, H, & Haidet P. Physicians' communication and perceptions of patients：Is it how they look, how they talk, or is it just the doctor? Social Science & Medicine. 2007, 65(3), 586-598. doi：10.1016/j.socscimed.2007.03.036.

117) Hagerty, R. G., Butow, P. N., Ellis P. A., Lobb, E. A., Pendlebury, S., Leighl, N., Goldstein, D., Lo, S. K., & Tattersall, M. H.. Cancer patient preferences for communication of prognosis in the metastatic setting. Journal of Clinical Oncology. 2004, 22(9), 1721-1730. doi：10.1200/JCO.2004.04.095.

118) Gordon, H. S., Street, R. L., Sharf, B. F., & Souchek, J. Racial differences in doctors' information-giving and patients' participation. Cancer. 2006, 107(6), 1313-1320. doi：10.1002/cncr.22122.

119) Street, R. L., Epstein, R. M. "Key interpersonal functions and health outcomes：lessons from theory and research on clinician-patient communication". Glanz, K., Rimer, B. K., & Viswanath, K. eds. Health Behavior and Health Education：Theory, Reserach, and Practice. 4th ed., San Francisco, Jossey-Bass, 2008, 237-282.

120) 久保紘章．"セルフヘルプ・グループとは何か"．久保紘章，石川到覚編．セルフヘルプ・グループの理論と展開．中央法規出版，1998，2-20．

121) Levy, L. H., Durham, R. Self-Help Groups：Types and psychological processes. Journal of Applied Behavioral Science. 1976, 12(3), 265-282.

122) 山崎喜比古，中川薫．"患者・障害者のセルフヘルプと家族"．山崎喜比古編．健康と医療の社会学．東京大学出版会，2001，149-167．

123) Riessman, F. The "helper" therapy principle. Social Work. 1965, 10(2), 27-32.

124) Durman, E. C. The Role of Self-Help in Service Provision. The Journal of Applied Behavioral Science. 1976, 12(3), 433-443. doi：10.1177/002188637601200314.

125) Adams, R. Social Work and Empowerment. 2nd ed., London, Macmillan Press, 1996.

126) Kleinman, A. The Illness Narratives：Suffering, Healing, and the Human Condition. New York, Basic Books, 1989.

127) Flank, A. W. The Wounded Storyteller：Body, Illness, and Ethics. London, University of Chicago press, 1997.

128) Helgesson, V. S., Gottlieb, B. H."Support Groups". Cohen, S., Underwood, L. G., & Gottlieb, B. H, eds. Social Support Measurment and Intervention. New York, Oxford University Press, 2000, 221-245.

129) Finn, J., Steel, T."Online Self-Help/Mutual Aid Groups in Mental Health Practice". Brown, L. D., Wituk, S., eds. Mental Health Self-Help：Consumer and Family Initiatives. New York, Springer, 2010, 87-105. doi：10.1007/978-1-4419-6253-9.

130) Holman, H., Lorig, K. Patient Self-Management：A Key to Effectiveness and Efficiency in Care of Chronic. Public Health Reports. 2004, 119(June), 239-243. doi：10.1016/j.phr.2004.04.002.

131) Lorig, K. Chronic disease self-management program：insights from the eye of the storm. Frontiers in Public Health. 2015, 2(April), 253. doi：10.3389/fpubh.2014.00253.

132) Lorig, K. R, Sobel, D. S., Stewart, A. L, et al. Evidence Suggesting That a Chronic Disease Self-Management Program Can Improve Health Status While Reducing Hospitalization：A Randomized Trial. Medical Care. 1999, 37(1), 5-14. doi：10.1097/00005650-199901000-00003.

133) Stanford patient education research center. Chronic Disease Self-Management (CDSMP). https://www.selfmanagementresource.com/programs/small-group/chronic-disease-self-management/(参照 2019-02-15).

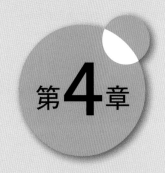

集団レベルの理論・モデル

健康はどこでつくられているのだろうか。オタワ憲章[1]によれば、それは、学習(learn)、労働(work)、余暇(play)、そして愛(love)のある場といった、つまりあらゆる生活の場でつくられる。ヘルスプロモーションの世界的リーダーの1人であるキックブッシュ(Kickbusch, I.)は、2007年、これらに加え、旅行に出かけた先や買い物の場、さらにはインターネットの仮想空間も、健康がつくられる重要な場であると指摘[2]している。

ヘルスプロモーションは、これらのどこにいても健康を享受できる公正な社会の創造を目ざすものである。**図4-1**に示す5つのヘルスプロモーション活動戦略は、そのためのものでもある。この5つは、単なる健康づくりをこえ、ダイナミックな社会変革をも目ざしている。

本章で取り上げる集団レベルを対象とした健康行動理論とモデルは、オタワ憲章の理念に照らし合わせてみても、ヘルスプロモーション活動の中心といえる。本章では、日本でも活用されている代表的な理論・モデルを紹介し、個人レベルの理論(▶第2章)・個人間レベルの理論(▶第3章)とともに、日本で応用可能な実践研究の方略を探っていく。

本章ではまず、対象となるコミュニティ自体に多様な概念とレベルがあることを確認する(▶A節)。次に、人間集団からなるコミュニティはつねに変化することをふまえ、コミュニティと研究者とが連携・協働できるように、コミュニティオーガニゼーションとコミュニティビルディングのプロセスを整理する(▶B節)。これらをふまえたうえで、イノベーション普及理論(▶C節)、計画モデル(▶D節)、コミュニケーション理論(▶E節)という代表的な3つの理論・モデルを取り上げる。そして最後に、多様なレベルに応じた介入方法を例示する(▶F節)。

社会システムは、いかに機能して変動するのか、いかにコミュニティオーガニゼーションそのものや成員を動員できるのかを知ることにより、あらゆる生活舞台における健康行動学実践の方向性を見いだせるようになってほしい。

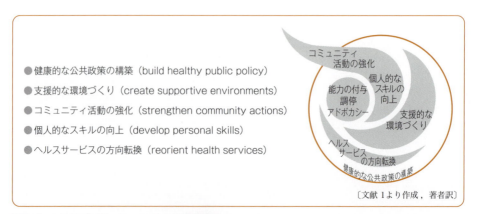

図4-1 ヘルスプロモーション5つの活動戦略

A 集団レベルの理論・モデルとは

1 コミュニティ

　コミュニティの定義は多様である。日本では，地理的定義によってコミュニティが理解されることが多い。一方，インターネットなどの普及により，共通の関心をもった人々の集まりの場をコミュニティとすることも多くなった。日本では，その定義が多様であるためか，近年，多様なコミュニティへの介入プログラムが散見されている。集団レベルの介入を計画する際は，まず対象となるコミュニティの特徴について理解することが重要である。

　アメリカの社会学者マッキーバー(MacIver, R. M.)は，その著書『コミュニティ』において，無限の関心(意志)をもつ生活存在としての人間によってコミュニティは形成されるとした[3]。これに基づき，荒記は，社会医学の研究対象と実践活動の対象を，①人間の共同生活の領域である**コミュニティ**，②コミュニティ内部で組織される**社会集団**(association)，③組織化されていない**非組織集団**(aggregation)の，定式化した3つの社会類型に区分した[4]（▶図4-2）。

　さらに荒記は，コミュニティを，「共通の生活様式をもって，地理的条件や生活上の相互作用，社会的な資源，共通の感情などによって人間が生きている生活空間のことで，独特な生活領域であるために，それより広い領域から区別される独自の共同生活の領域を意味する」[4]とした。

　日本では，ヘルスプロモーションプログラム介入のターゲットそのものをコミュニティとすることが多い。そのほとんどは社会集団や非組織集団である。そこで，荒記の言及[4]に基づき，介入集団となりうる人間集団を，①共通の地理的背景をもつコ

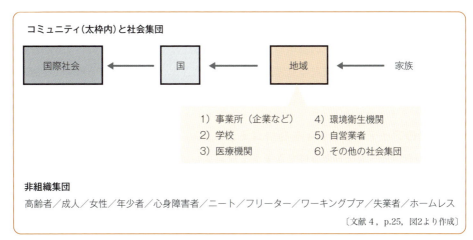

図4-2　コミュニティ，社会集団，非組織集団の例

ミュニティ，②同じ関心をもつコミュニティ，③共通のアイデンティティをもつコミュニティに分け，その概要を紹介する。

1）共通の地理的背景をもつコミュニティ

　日本では，居住地域をコミュニティとする見方が長年にわたり採用されてきた。コミュニティのなかで組織化される自治会や，小学校区を基準としたPTAや地域住民による自主組織活動などは，市町村レベルや都道府県レベル，ひいては全国レベルで組織化されることもある（▶B節3「連合とパートナーシップ」）。

　このようにコミュニティは，居住地域としての「地域」から「国」ひいては「国際社会」をさすことすらある。そのような地理的背景によって整理される人間集団は，村落や都市などにおいて，共通の利害関係に基づいて人為的につくられる組織でもある。コミュニティがよりよく機能するためには，コミュニティのさまざまな側面がコミュニティ全体とどのように関連しあっているのかを特定することが求められる[5]。

2）同じ関心をもつコミュニティ

　共通の地理的背景をもつコミュニティとは対照的に，ウォーレン（Warren, R.）は，社会制度型のコミュニティの定義を提唱した[6]。これは，公私にかかわらず，コミュニティ内部の縦の関係性とコミュニティ外部との横の関係性の両方について，権力闘争がいかに繰り広げられているかに焦点をあてた定義である。

　この定義からコミュニティをみることで，コミュニティ成員，コミュニティオーガニゼーションそのもの，リーダー達のかかわりあいによるネットワーク形成の様子を理解することが可能となる。さらにはコミュニティ活動も強化される。コミュニティをこのようにとらえることにより，コミュニティがよりよい活動に発展する過程を知ることができる[5,7]。

　文化的あるいは歴史的背景のもと，独特のプロセスを経て形成されるコミュニティもある。たとえば米国では，希望を失ったアフリカ系の人々が，独自にコミュニティを形成してきた[8]。ほかにも，世代間の認識の相違に苦しんできたネイティブアメリカンが，新たな文化の再生を求めて運動をおこしたこともある[9]。この2つの例に共通しているのは，個人の意思決定が尊重され，エンパワメントが促進されることにより，ソーシャルネットワークが強化されたということである[10,11]。

3）共通のアイデンティティをもつコミュニティ

　インターネットを通じてさまざまな人々の出会いが生じており，仮想空間のコミュニティも見逃すことができなくなってきた。インターネットでのやりとりを，みずからの実世界における重要な意思決定の場とする者も多い[5,12]。

　いわゆるソーシャル・ネットワーキング・サービス（social networking service；SNS）の出現により，新たなコミュニティが創出されている。オンラインでコミュニ

ティが形成され，自助組織として発展してきた事例はいくつもある。たとえば，障害者団体，LGBT（Lesbian, Gay, Bisexual, Transgender）の団体，患者会や流・死産経験者の会，メンタルヘルス関連の自助グループなどが代表的である。米国では，B型肝炎のアジア系太平洋諸島移民によるグループもある。

バーゼル（Bazell, N.）とウォン（Wong, A.）によれば，このようなコミュニティ形成には注目すべき特徴がある[13]。それは，アイデンティティや関心を分かちあえること，そしてときとして社会的偏見（stigma）の対象とされやすいことである。

2 | 多様なレベルのアプローチ

本章では，「コミュニティがかわる」ための戦略づくりに有用な理論・モデルをとりあげる。ここでは，とくに多くの先行事例を蓄積してきたタバコ対策を，例として取り上げたい。

コミュニティにおけるタバコ対策には，次の4つのゴールがある[14]。

(1) 健康問題としての喫煙の優先性をあげること
(2) コミュニティのメンバーが喫煙行動をかえられるように支援すること
(3) 喫煙への法的・経済的抑止力を強めること
(4) 喫煙を妨げる社会的規範を強めること

このように多様なレベルのアプローチが必要である。このアプローチを参考に，コミュニティ変革に必要なアプローチをまとめると，**表4-1**のようになる。

1）健康問題の優先性をあげる

関心のある健康問題を世間へ発信したり，重要な健康問題を公的な議題に掲げたりするためには，ヘルスコミュニケーションの戦略が有用である（▶**第6章B節**）。日本では，日本ヘルスコミュニケーション研究会が2011年に日本ヘルスコミュニケーション学会へと名称を変更し，実務・教育・研究のあらゆる分野で適用可能な学問体系が構築されている。

ヘルスプロモーションにおけるバンコク憲章[15]は，あらゆる開発課題に対して，また良質な企業活動において，すべての政府，コミュニティや市民社会が，ヘルスプロモーションをその中心とすべきことを提言している。具体例は，すでに日本にもある。

表4-1 コミュニティ変革に必要なアプローチ

1）健康問題の優先性をあげること
2）行動変容のためにソーシャルサポートを促すこと
3）行動変容のために規制・法制定や投資をすること
4）行動変容のために社会的規範を醸成すること

〔文献14より作成，著者訳〕

たとえば，厚生労働省の「第3次対がん10か年総合戦略」の一部として行われたタバコ対策において，研究成果を事業化する際のエビデンスプラクティス・ギャップを埋める研究[16]や，新潟県における自治体の減塩政策に影響を及ぼした研究成果[17]，経営者や労働組合を巻き込んだヘルシーカンパニーの事例[18]などである。

2）行動変容のためのソーシャルサポート

ソーシャルサポートとは，社会的関係のなかでやりとりされる支援のことをいう。ハウス（House, J. S.）は，ソーシャルサポートを，情緒的サポート（共感や愛情の提供），道具的/手段的サポート（形のある物やサービスの提供，手伝い），情報的サポート（問題の解決に必要なアドバイスや情報の提供），評価的サポート（肯定的な評価の提供）の4つに分類した[19]（▶第3章D節）。

ソーシャルサポートが高いことと，抑うつ状態を含む精神衛生，主観的健康，認知機能，社会活動度，QOLなどの高さには関連性があることが示されている。

ソーシャルサポートによって健康状態がよくなる理由は，**直接効果**と**緩衝効果**の2つから説明できる。生活習慣の改善を例にすれば，直接効果とは，家族を含めたまわりの人が，食事・運動・禁煙のためのサポートをし，それによって望ましい行動が続けやすくなるというものである。それに対して緩衝効果とは，まわりの人からサポートを受けることによって，ストレスがあっても，前向きにとらえられるようになり，うまくストレスを対処することができるようになるというものである[20]。

3）行動変容のための規制・法制定や投資

規制・法制定は，ヘルスプロモーションにおいて最も有効な介入である。たとえば，喫煙率が下がった日本では，受動喫煙防止対策の強化が注目されている。この対策の成功例としては，規制のゆるいアルゼンチンの首都ブエノスアイレス市と比べて，規制を強化したサンタフェ州で，心筋梗塞の患者が減少したことが報告されている[21]。

バンコク憲章においても，このような規制・法制定の強化が強調されている。健康のための前提条件である公平な機会を保障するうえでも重要である。

4）行動変容のための社会的規範の醸成

本節の「2）行動変容のためのソーシャルサポート」で述べたように，社会的な関係性をもつこと，すなわちソーシャルサポートは行動変容をあと押しする。加えて，直接的なネットワークによる効果をこえた波及効果もある。

人々の禁煙行動の広がりについて30年間の追跡を行った研究によると，まずは家族や友人に禁煙行動が広がった。ついで，友人の友人の友人にまで，禁煙行動の広がりがみとめられた[22]。友人に非喫煙者が多くなれば，禁煙を促す雰囲気ができあがっていく。このような良好な関係にある人々のつながりは，結果的に行動変容のための社会的規範を醸成する。

第 4 章 集団レベルの理論・モデル | 129

ソーシャルサポートは，ソーシャルキャピタル（▶**132ページ**）という社会的決定要因の１つとしても注目されてきた。規範の醸成という点では，ソーシャルマーケティングを活用し，就職活動中の大学生を対象に行われた禁煙キャンペーンなどの応用例も報告されている（▶**第７章Ｂ節**）。

なお，前記の４つの多様なレベルのアプローチには，政策や法制度にはたらきかけるアドボカシー技術を用いることも有用であることが報告されている[23-25]。

Ⓑ コミュニティオーガニゼーションとコミュニティビルディング

コミュニティが組織化されると，そのコミュニティが目ざす目標達成に必要な資源が動員され，戦略も開発される。専門家はそのため，あらゆる機会にコミュニティを組織化しようとする。組織化の際は，住民の優先項目を意識してはたらきかけることが重要である。外部から強制されるより，住民主導で始められた事業のほうが成功しやすいからである。

そこで本節では，組織化されたコミュニティ，すなわち**コミュニティオーガニゼーション**（community organization）を立ち上げる際に生じる人々の協働を促進するプロセス（**コミュニティビルディング**）において，カギとなる概念を紹介する。

コミュニティオーガニゼーションという用語は，1800年代後半の米国で，移民や貧困層の移住問題に取り組むソーシャルワークの分野で用いられるようになった[26]。1900年代前半には，アフリカ系アメリカ人の権利主張運動や労働改革など，社会変革そのものを目ざしたコミュニティオーガニゼーションが強調されるようになった[27]。

日本でも，1970年代にコミュニティオーガニゼーションの構成要件やそれらの年代別分析が行われた[28,29]。同時期に久常が，健康問題の解決過程における住民の主体形成を，コミュニティオーガニゼーションのあり方から論じたことにより[30]，住民が主体者であり，それを援助するのが専門職であるという，今日の保健師活動の基盤が構築された。

1 | コミュニティエンゲージメント

コミュニティビルディングの必要性は，1948年のWHO憲章においても言及されている。そこには，「市民が確かな見解をもって積極的に協力することは，人々の健康を向上させていくうえで最も重要なことである」（日本WHO協会訳を改変）[*1]との記

＊1 原文は次のとおりである。Informed opinion and active co-operation on the part of the public are of the utmost importance in the improvement of the health of the people.

載がある。以降，1978年のプライマリヘルスケアに関するアルマ・アタ宣言[31]や，1986年のヘルスプロモーションに関するオタワ憲章[1]においても，住民参加と，地域活動の強化がうたわれている。

人権の尊重にも近いこのアプローチは，のちのヘルスプロモーション国際会議や，WHO「健康の社会的決定要因」委員会でも焦点があてられてきた[32,33]。近年では，このような動きを促進する要因であるコミュニティエンゲージメントへの注目度が高まっている。

2 | コミュニティエンゲージメント研究の変遷

日本のコミュニティエンゲージメントに関する概念の整理は，教育学や経営学などの分野で始まった[34,35]。**コミュニティエンゲージメント**(community engagement)とは，コミュニティをよりよくするための活動において，住民どうしの相互作用や協力などによる本質的な動機づけを意味している。構成要素には，住民への支援，便益，目標到達，楽しさがある[36]。コミュニティに誇りを感じたり，コミュニティオーガニゼーションの活動に熱心に取り組んだりする者が増えると，コミュニティは活力のある状態となる。

コミュニティエンゲージメントに関する研究は，日本ではまだ十分ではない。しかし，この考え方を知ることは，健康教育・ヘルスプロモーションの実践家ならびに研究者にとって必須である。

ヘルスプロモーション活動に現場設定型アプローチの視点が強調されるようになって久しいが，「人々が集う場所で始める(start where the people are)」[37]ための健康教育は，コミュニティエンゲージメントを形成する初期の場に位置づけられる。実践であれ研究であれ，コミュニティの人々とともに活動しようとする場合は，コミュニティエンゲージメントの形成が活性化されるような協力関係を構築するとよい。

コミュニティエンゲージメントを活動の軸とした具体的な実践は日本でも行われている。たとえば，健康づくり推進員や食生活改善推進員などの行政事業協力型保健ボランティア活動[38]は，それを事業化した自治体の取り組みであるといえよう。

3 | 連合とパートナーシップ

連合(coalition，連携)は，個人や組織のコミュニティエンゲージメントが形成されるプロセスそのものである[7,39]。個々の資源を共有し，活動を合理化しながら，単なる集合体から連合としての制度を整えていく。

代表的な例として，日本における患者会の全国組織がある。がんについては，2015年に3つの患者会代表者が発起人となり，一般社団法人全国がん患者団体連合会が設立された。

全国がん患者団体連合会は、「がん対策基本法」改正案に対して、より広い社会的支援に関する記載を求める要望活動を推進し、その結果、「がん対策基本法」の基本理念として、社会的支援に関する条文が新たに盛り込まれることとなった[40]。

また、地域レベルにも、自治会やPTA連合（連絡協議会と称されることもある）などといった、さまざまな連合体が存在する。いずれも、地域のあらゆる活動について意思決定に関与する影響力をもった連合体である。ところが、都市化と地方の過疎化、関心や加入率の低下、役員のなり手不足などによる空洞化が進み、かつてみられた活動の推進力を失いつつある[41,42]。これは、コミュニティエンゲージメントの崩壊といってもよい。

近年は、コミュニティエンゲージメントに類する多様な概念の導入により、持続可能なコミュニティ形成のあり方が議論されている。次に述べるエンパワメントや、批判的思考、コミュニティキャパシティ、ソーシャルキャピタル、リーダーシップなどがその例である。

1) エンパワメント

エンパワメント理論は、アメリカを中心に1980年代に入ってからとくに注目されるようになった[43]。能力付与と訳される場合もあるが、これは適切ではない。エンパワメントとは外から与えられるものではなく、個人やコミュニティの内部からつくられていくものだからである。そして、自己決定できる力があるということが、エンパワメントの基本概念である[44]。

エンパワメントは、住民・患者・障害者などを対象として、地域・精神保健や福祉、看護、ヘルスプロモーションなどの領域で活用されはじめた。1990年代には、ヘルスプロモーション推進の中心概念としてエンパワメントが重視されるようになった[45]。ミンクラー（Minkler, M.）らとコミュニティ基盤型プライマリヘルスケアを推進してきたウォーラーステイン（Wallerstein, N.）は、エンパワメントを以下のように定義している[46]。

「エンパワメントとは、ある種の社会活動のプロセスである。人々、組織、コミュニティの参加を促すことによって、以下の4つのゴール達成を導く。まず、個人やコミュニティの統御能力の向上、次に、政治的な効力感の増加、コミュニティにおける生活の質の向上、最後に社会正義の獲得である。」

一方、セガールらは「エンパワメントとは通常、力のない人がみずからの生活への統御感を獲得し、生活する範囲内でみずから組織的、社会的構造に影響を与える過程」としている[47]。

日本では、これらの定義をふまえ、エンパワメントは、住民参加とならぶヘルスプロモーションの推進要因[48]や、プライマリヘルスケアとヘルスプロモーションの中核概念[49]とされている。

エンパワメントは、個人、小集団、コミュニティの3つのレベルに分類される[50]。

なかでもコミュニティのエンパワメント獲得のためには，参加，リーダーシップ，組織の構造や体制，問題の同定，資源の活用，根本的な原因の追究能力，他者や他組織との連携，外部組織の役割と関与，活動の管理と運営など，いくつもの重要な要素がある[51]。実際には，これらのさまざまな要素が相互に作用しあい，段階をふまえて進展していく。したがって，エンパワメントのプロセスは，長期的な戦略としてとらえることが必要となる。

2) 批判的思考

エンパワメント成功のためには，そのプロセスに巻き込まれたすべての人々が，パートナーシップを形成しながらともに学び，多様な技術や経験に気づく必要がある[52]。知を結集して行動につなげようとするコミュニティでは，エンゲージメントが形成されると同時に，**批判的思考**(critical consciousness)[53]が機能する。

「ともに学ぶ」という概念は，フレイレ(Freire, P.)[53]によって提唱されたアプローチである。傾聴し，批判し，熟考のうえに行動し，再び傾聴するというサイクルが「ともに学ぶ」場では展開される[54]。ともに学びながらエンパワメントを促すためには，謙虚さが必須である。パートナーとなるコミュニティとの関係づくりにおいては，相手側の文化を受け入れ，勢力構造を理解したうえで，ときとして救済措置がとれる体制を整備することが求められる[10]。

3) コミュニティキャパシティ

公衆衛生において，**コミュニティキャパシティ**とは，諸問題を同定し，資源を動員し，対処できるコミュニティの特性のことである[55]。この特性には，多様な側面がある。具体的には，活発な参加，リーダーシップ，豊富な支援ネットワーク，技術と資源，批判的態度，コミュニティの感覚，歴史への理解，理念，権限へのアクセスである。コミュニティキャパシティの基礎には，このように，コミュニティのアイデンティティそのものがかかわっている。

コミュニティキャパシティを向上させるためには，コミュニティ内のソーシャルネットワークを把握することが重要である。リーダーや実際の支援者(natural helper)となるべき人材を強化するために，コミュニティに出向いて注意深く観察することにより，コミュニティ内の成員の積極的な参加を促すことができるようになる。一から活動するのではなく，核となる人材を見いだすことによって，より効果的なコミュニティ変革へとつなげることができる[11]。

4) ソーシャルキャピタル

ソーシャルキャピタル(社会関係資本)は，人々の協調行動を活発にすることにより，社会の効率性を高めることのできる信頼，規範，ネットワークといった社会組織の特徴と定義されている[56]。ソーシャルキャピタルが高いことと，良好な健康状態，

災害時の被害の縮小，犯罪発生率の低下，高い出生率などには関連があることが報告されている。

これらの関連をこえた因果関係を示す研究もある。ソーシャルキャピタルが健康に影響を与えるメカニズムは多彩であり，たとえば，ソーシャルキャピタルが高いと身体活動や非喫煙などの健康行動をとりやすくなる。サークルをはじめとしたコミュニティオーガニゼーション活動が活発になると，サービスへのアクセス状態がよくなり，またストレスの軽減や閉じこもりの減少などによって，心理的に良好な影響があるため，健康に配慮した政策もとりやすくなる。このようにして，ソーシャルキャピタルは，コミュニティが政策に対し影響力をもつようになることを特徴としている[57]。

日本におけるソーシャルキャピタルの表出例として，町内会・自治会や，ボランティア活動・NPO などがあげられる。内閣府は，日本のソーシャルキャピタルを，つきあい・交流(ネットワーク)，信頼(社会的信頼)，社会参加(互酬性の規範)ではかろうとしてきた[58]。そして，「ボランティア活動」の行動者率と出生率あるいは犯罪発生率などとの間に相関があることを報告している。厚生労働省は，21世紀の国民健康づくり運動「健康日本21(第二次)」において，地域のつながりの強化をその目的の1つに掲げ，ソーシャルキャピタルを解説している[59]。同時に「地域保健対策の推進に関する基本的な指針」が告示され，ソーシャルキャピタルを活用した健康づくりの推進が強化されている[60]。

5) リーダーシップ

1945年，敗戦直後の日本では，不衛生な環境や貧困下にもかかわらず，劇的な健康改善がみられた。1947年と1955年の平均余命を比較すると，男性では50.1歳から63.6歳に，女性では54.0歳から67.8歳になり，全体で13.7歳の延長となっている[61]。その背景には，政府主導の公衆衛生政策だけでなく，生活，経済や教育など，広範囲な健康決定要因を網羅した各種政策の実践が寄与している[61,62]。なかでも古くから行われているのが，**地域組織活動**である。

地域組織活動には，委員組織，地縁組織，ライフ・ステージ組織，セルフ・ヘルプ組織などの住民組織といったように，さまざまなタイプがある[63]。具体例としては，いわゆる保健協力員，食生活改善推進員，愛育班などの行政事業協力型保健ボランティア活動[38]があげられる。地域組織の活性化と強化には，専門家によるリーダーシップに加え，住民自身のリーダーシップが大きく関係している[64]。

地域組織活動を含む保健的小集団による組織づくりを構想していた島内[65]は，1986年に世界に向けて発信されたオタワ憲章[1]を国内に紹介した。それと時期を一にして，健康のためのリーダーシップへの需要も高まった。健康のためのリーダーシップは，オタワ憲章においては「健康的な公共政策づくり(healthy public policy)」としてヘルスプロモーションの活動方法に明記されている。オタワ憲章が採択された第1回ヘルスプロモーション国際会議ののち，1988年に開催された第2回ヘルスプロ

表4-2 世界と日本の現場設定型アプローチによるヘルスプロモーション

	世界	日本
まち	1987 年　ヘルシーシティ	1993 年　健康文化都市
学校	1995 年　ヘルスプロモーティング・スクール	1995 年　健康推進学校
職場	1992 年　ヘルシーカンパニー	2012 年　健康経営

モーション国際会議では，ヘルスプロモーションの具現化のためのアデレード勧告が採択されている。この勧告のテーマは，健康的な公共政策づくりであった。

　WHO は，その後 5 つの活動戦略(▶124 ページ，図4-1)について順次テーマを設けた国際会議を重ね，メキシコで行われた第 5 回ヘルスプロモーション国際会議では，各国保健省の大臣らを招き，首脳宣言を採択した。オタワ憲章に始まるこれら WHO のヘルスプロモーション戦略は，リーダーによる活動の牽引が期待されていたものであったことがうかがえる。

　この動きを推進すべく，ヨーロッパでは，オタワ憲章が採択された翌年の 1987 年に，単に罹患や死亡といった保健指標のみに焦点をあてるのではない，ヘルシーシティ構想[66]が提示された。これによって，オタワ憲章が掲げる真の自由や幸福に向かって人々の暮らしを支える環境づくりへの需要が高まった。日本でも高知県を皮切りに，地方自治体の首長の主導による健康なまちづくり[67]が展開されるようになった。

　ヘルシーシティや健康なまちづくりのように，生活の場に根差したヘルスプロモーションへの取り組みは，**現場設定型アプローチ**(settings approach)といわれた[68]。1995 年には，WHO 内に学校保健専門委員会が組織され，ヘルスプロモーティング・スクールの展開がよびかけられた[69]。

　日本では，1997 年に発表された保健体育審議会答申においてヘルスプロモーションの理念が示され，その後も学校長主導により教職員・地域・保護者を巻き込んだ**ヘルスプロモーティング・スクール**(**健康推進学校**)が展開された[70]。さらに職域では，**ヘルシーカンパニー**の考え方[71]に基づき，経営者が主体となり，従業員の健康などに配慮した企業経営により生産性を高めるための**健康経営**も広まっている(▶表4-2)。2012 年には，経済産業省の補助事業により，日本政策投資銀行(DBJ)が「DJB 健康経営格付け融資」を開始した[72]。いずれもリーダーによるヘルスプロモーション活動の牽引が期待されるところである。

4 | 健康教育・ヘルスプロモーションへの応用

　コミュニティを対象にした活動を実践するには，まずコミュニティを知る必要がある。ついで信頼関係を築き，コミュニティエンゲージメントの活性化を目ざした協力

関係を構築するとよい。このような関係構築は，確固たる研究デザインに基づいて実施された研究成果が，対象となったコミュニティに還元される際に非常に重要な意味をもつ。この考え方と近いのが PRECEDE-PROCEED モデルであり，日本の健康教育・ヘルスプロモーションの発展に大きく寄与した（▶D 節 2「PRECEDE-PROCEED モデル」）。

　たとえば，自治体の協力のもと，地域で塩分摂取量の削減の介入研究を実施することになったとしよう。そして，研究者のみで計画した研究デザインを遂行できることになったとしよう。この場合，たとえすばらしい研究成果が見いだされたとしても，介入そのものは単年度で終わる可能性がある。そして，介入が単年度で終了してしまったコミュニティには，疲労と批判的思考の残骸が残るだけである。しかし，すぐれた研究成果が蓄積されていけば，のちに制度化に向けたアドボカシー資料の 1 つにもなる。

　研究活動が時としてコミュニティの活動を阻害するという課題を克服すべく，疫学研究の枠組みをこえて，コミュニティ参加型研究や実装研究（implementation research）の強化といった研究デザインへの評価が高まってきている。

1）コミュニティ参加型研究

　コミュニティ参加型研究（community-based participatory research；**CBPR**）は，研究の開始から評価までのプロセスを含むアプローチである[73,74]。CBPR では，地域住民と研究者が協力関係を形成し，課題に取り組む。

　CBPR の概念は，1990 年前後から，米国の公衆衛生学分野において整理されはじめ，とくに健康格差問題の是正に向けた対応手法の 1 つとして始まった[75]。CBPR では，科学的知見をもつ研究者が，コミュニティに現存する健康問題やその解決策を，文化的・社会的文脈と統合させながらコミュニティの専門家とともに解決していく。研究者にも，コミュニティの専門家にも，双方向の学びがある点に CBPR の特徴がある[76]。CBPR と類似の概念として，action research，community-based research，participatory（action）research などがある[77-79]。

　CBPR には，9 つの原則と 3 つの促進要因がある。

　まずは 9 つの原則を示す[73]。

（1）コミュニティをアイデンティティの単位ととらえる。

（2）コミュニティ内部の強みと資源・資産に基づいて活動を進める。

（3）研究のすべての局面で協力的で公正な協力関係を促進し，エンパワメントとパワーシェアリング（主権分有）の過程を含むことで，社会的不平等に関心を向ける。

（4）すべてのパートナーにおける共同的な学びとキャパシティビルディングを推進する。

（5）すべてのパートナーの利益のために，研究と実践活動のバランスを一体化する。

(6) 地域の公衆衛生学的な問題を強調すると同時に，生態学的な視点をもつことで，健康と疾患に対する複合的な決定要因を認識し，関心を向ける。

(7) 循環し繰り返すプロセスを経ることでシステムの発展を含む。

(8) 獲得した知見と知識をすべてのパートナーに普及させ，このプロセスにすべてのパートナーを含める。

(9) 持続可能性のために長期にわたってコミットメントを続ける。

ついで 3 つの促進要因を示す[77]。

(1) 互いの信頼感

(2) プロセスの重視（意思決定や仕事への取り組みに対して参加者すべてが心地よく満足感をもつようにすること）

(3) 資源の公正な分配（とくに資金の配分が重要で，その他，トレーニング，技術補助，データの所有権，さまざまな会議への参加や公表など）

ワークショップの開催や勉強会などは，協力関係構築の障壁を除く戦略として有効である[80]。

CBPR の実施にあたっては，以下の 5 つのステップをとるとよい[79,81]。

(1) パートナーシップの形成と維持

(2) コミュニティとそのダイナミクスのアセスメント

(3) 健康課題と研究課題の同定

(4) 課題に対する行動

(5) 協力関係および目的に対する評価

武田は，ストリートチルドレンや戦争被害者，スラムで生活する人々などと「調査者」としてかかわるだけではなにも状況が改善されないことに気づき，一歩ふみ込んだ「実践者」としてフォトボイスの手法を取り入れた参加型アクションリサーチを実践した[74]。そして，これらの人々と協働して，コミュニティ全体の状況改善や社会変革の実現を目ざす CBPR の理論と方法を体系化した。

研究者は，対象集団とのかかわりあいのなかで心の揺らぎを感じることがある。社会変革は，このような相互作用の産物であるといえよう。

2) 実装研究強化フレームワーク

実装とは，装置や機器の構成部品を実際に取りつけることを意味しており，工学分野の専門用語として使われていた。しかし，日本では 2009 年ごろに，科学技術振興機構（JST）が，得られた研究成果を社会問題の解決のために応用・展開することといった意味で**社会実装**という言葉を用いるようになった[82]。

その後，工学分野をこえて広く認識されるようになってきたこの用語は，保健分野でも注目されてきている。たとえば，日本健康教育学会では 2012 年に，「日本健康教育学会誌」掲載論文の種類に「実践報告」を設け[83]，その価値が「原著」と並んでオリジナリティのある研究成果として認められるよう，実践報告査読要領を制定した。

第4章 集団レベルの理論・モデル | 137

表4-3 実装研究強化フレームワークの領域（定義および実装研究のための応用例）

領域	定義	応用例
介入特性	実装の成功に影響する介入の属性	その介入はわれわれの地元でも適用できるものだろうか？　この介入は他にないほどよいものか？
外的場面	組織が属するところの経済的，政治的，社会的文脈	組織はどの程度実装すると，外部の組織とネットワークを形成するのか？　外部勢力から介入の実装を命令されるか？
内的場面	組織内部の構造的，政治的，文化的文脈の特徴	介入が実装される場所は変化を受け入れるか？
個人特性	介入または実装プロセスに巻き込まれた個人の特性	介入プロセス担当者は介入に対してどのような態度をとるか？
実装プロセス	デザインされた介入が個人的・組織的レベルで活用されるための変化のステップ	誰を実装に巻き込み，いかにしてそのプロセスに従事してもらうか？

〔文献86, table 16.5 による，著者訳〕

なお，日本健康教育学会では，「実装」という用語のかわりに，よりなじみのある「実践」を用いている。

米国では，2009 年に，退役軍人省退役軍人保健局が，糖尿病対策の研究の質を高めるために実装研究強化フレームワーク（Consolidated Framework for Implementation Research；CFIR，統合的インプリメンテーション研究フレームワーク）を作成した[84]。CFIR では，多様な実践理論やフレームワークを1つのモデルに集約し，重要な構成概念や用語を提示している[85]。そのもとになったモデルが，イノベーション普及理論（▶**138 ページ**）である。

CFIR では，主として5つの領域が考慮される（▶**表4-3**）。

5 | CBPR と CFIR の限界

米国疾病管理予防センター（CDC）は，コミュニティのさまざまな要因が健康状態に影響することを説明した理論枠組みを示している（▶**図4-3**）。健康状態の違いには，医療へのアクセスや，疾病への対処行動，環境的・職業的曝露，健康づくりと疾病予防の行動，ストレス経験，ソーシャルサポート，社会的結束性といったすべての要因が影響する。したがって，異なる健康状態に対処する際には，近隣環境や，雇用機会，行動規範，教育の機会，健康増進・予防・医療へのアクセスを把握することが重要となる[87]。

一方，この枠組みには，検証できない機序が含まれていることも説明されている。

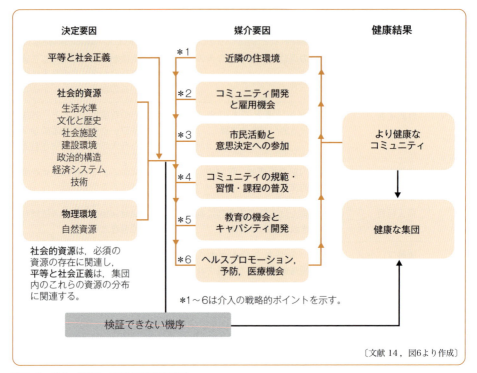

図4-3 社会・環境・文化の理論枠組み

どのようにすぐれた理論や研究であっても，限界を考慮することが肝要である。その際，一定のロジックを組みたてておくことで，より円滑なプログラムの実施に寄与できる。

C イノベーション普及理論

ロジャース（Rogers, M. E.）は，1962年に農業を基盤に『Diffusion of Innovations』[88]を著した。以降，社会学，とくにコミュニケーション研究領域において，イノベーション普及理論に関する研究成果が蓄積されている。

普及とは，イノベーションが，あるコミュニケーション・チャネルを通じて，時間の経過のなかで，社会システムの成員の間に伝達される過程である[88]。普及に関して，米国で伝統的に先行研究が積み重ねられてきた学問領域として，人類学，社会学，教育学，公衆衛生学，医療社会学，コミュニケーション学，マーケティング，地理学があげられる[88]。日本では，経済学や，マーケティング分野において適用事例が多い。

第4章 集団レベルの理論・モデル | 139

1 | イノベーション普及理論の概要

　資源を効果的に活用しても，プログラムが継続的に実施されなければ意味がない。

　たとえば，健康教育に有用ながん教育用教材を開発し，それを用いたがん教育プログラムをたち上げるとしよう。この時点ではまだ，研究対象集団という一部の関心の高いコミュニティにおいてのみ，当該プログラムの有効性が確認できるにすぎない。それが広く社会に普及してはじめて，がん対策という社会的な課題を解決することにつながる。つまり，プログラムが普及することにより，介入を受ける集団の数が増大し，よりインパクトのある成果が期待できるようになる。

　このようにイノベーション普及理論とは，「新しい」と認識される考え方や，商品，実践が，コミュニティからコミュニティへと広く社会に普及する様子を説明するものである。

1) 4つの要素

　イノベーションの普及にかかわる主要な要素は，イノベーション，コミュニケーション・チャネル，時間の経過，社会システムである（▶表4-4）。

2) 影響要因

　疾病を予防したり，健康を増進したりするイノベーション普及には，場面に応じた戦略をとりながら，多様なレベルで変化が生じるようなプロセスが求められる。個人レベルでは，健康行動のイノベーションには，たいてい生活習慣の変化が含まれる。組織レベルでは，プログラムの開始とともに，規則や個人の役割が変化するようになる。コミュニティレベルでは，メディアの活用や政策的介入，さらにはそれらにかかわる資源が動員され，ダイナミックな変化がみられるようになる。

　変化が広く普及するようになるまでの時間，すなわち普及の速度は，さまざまな要

表4-4 イノベーション普及にかかわる主要な要素

概念	定義
イノベーション	個人あるいは他の採用単位によって新しいと知覚されたアイデア，習慣，あるいは対象物
コミュニケーション・チャネル	メッセージがある個人から他の人に伝達される方法
時間の経過	イノベーション決定過程，革新性，イノベーションの採用速度の各局面であらわれる時間要素
社会システム	共通の目的を達成するために共同で課題の解決に従事する，相互に関連のある成員の集合

〔文献88より作成〕

因が影響する(▶表4-5)．また，普及させることの便益を考慮したプログラムを実施することで，その効果は大きくなる．

2｜適応の過程

ロジャースは，『Diffusion of Innovation』の初版を発行する前の1958年，新しいアイデアの採用者を分類した[89](▶図4-4)．それに基づき今日では，各採用者カテゴリーに属する成員は，それぞれ多くの共通点をもつことが明らかにされている．

①**イノベーター(革新者)**：冒険的．新しいアイディアに執念をもって関心をもち，地域内の仲間のネットワークから離れて，広範囲にわたる社会的関係を求める人．

②**アーリーアダプター(早期採用者)**：尊敬の対象．革新者よりもなお一層地域社会システムに根差している．同僚からも尊敬されており，新しいアイデアを上手に，し

表4-5　普及速度に影響する要因

影響要因	定義
相対的優位性	あるイノベーションがこれまでのイノベーションよりもよいと知覚される度合い
両立可能性	潜在的採用者がもつ既存の価値観や過去の体験そしてニーズに対して，あるイノベーションが一致している度合い
複雑性	イノベーションを理解したり使用したりするのが相対的に困難であると知覚される度合い
試行可能性	イノベーションが小規模にせよ経験しうる度合い
観察可能性	イノベーションの結果が他の人たちの目に触れる度合い

〔文献88より作成〕

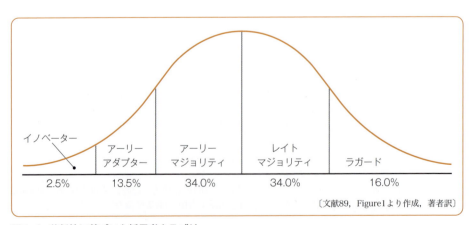

図4-4　革新性に基づいた採用者カテゴリー

かも思慮深く利用する体現者的な存在である。

③**アーリーマジョリティ（早期多数採用者）**：慎重派。社会システムの成員の半数が採用する以前にイノベーションを採用する。しかし完全に採用する前に，しばらく慎重になることがある。

④**レイトマジョリティ（後期多数採用者）**：懐疑派。ちょうど社会システムの成員の半数が採用したあとにイノベーションを採用する。懐疑的かつ警戒の念をもちながらイノベーションに接近するので，社会システムの成員のほとんどがイノベーションを採用するまで，採用しようとはしない。

⑤**ラガード（遅滞者）**：因習派。社会システムのなかで，イノベーションを最後に採用する。その多くは，社会システム内のネットワークにおいてほとんど孤立している。資源も限られ，採用以前に「うまくいくことが確実」でなければならない。

3 | 健康教育・ヘルスプロモーションへの適用

前述したように，イノベーション普及理論の国内での適用事例は，経済学やマーケティング分野に多いが，国内の健康教育・ヘルスプロモーション分野への適用事例も少なからず存在する。たとえば，看護技術のイノベーションといわれる褥瘡ケアの普及への影響要因を検討したもの[90]や，新しい歯科医療サービス採用者の特性について検討した横断研究[91]などが報告されている。

また，2000年以降になって開発された保健分野に特化した普及理論[92-94]が登場すると，その1つを適用した報告もみられるようになった。たとえば，蔭山らは，ヘルスケア提供組織における精神障害者の家族による学習会プログラムが採用されるようになった事例分析を行った[95,96]。

これらはいずれも2014～2016年に報告されたものであり，健康教育・ヘルスプロモーション分野では発展途上の枠組みである。

4 | 限界

日本のイノベーション普及理論の適用については，今後の発展が期待されている。一方，2000年代に入ってもなお，この分野の研究の蓄積に時間を要している現状についてふれておかねばならない。『Diffusion of Innovation』(第5版)の翻訳者である三藤は，ロジャースが普及研究伝統(The Diffusion Research Traditions)[*2]をきわめて重視していると述べている[97]。それゆえに，一面では体系の変更が困難であるという限界があると指摘している。

＊2　先行研究の問いかけに応じて，同様のトピックに関する一連の調査が後続の研究で実施されること。

142 | 第1部 健康行動理論の基盤

　引きつづきイノベーション普及理論の一般化・普及化を目ざした研究は進められるであろう。しかし一方で，マーケティングや社会学あるいはコミュニケーション学などに特化した研究が行われるであろう。なかでも，計画モデルとしての PRECEDE-PROCEED モデルやソーシャルマーケティング(▶145ページ)，コミュニケーション理論(▶151ページ)などは，健康教育・ヘルスプロモーション分野で注目されているため，本章で後述する。

D 計画モデル

1 介入の計画

　さまざまな理論やモデルを知っておくことは，現状把握や介入デザインの設計，評価指標などを決定する際に役にたつ。たとえば，介入のレベル(個人レベル，個人間レベル，集団レベル)と健康問題の性質によって，適切な理論は異なる。なかでも，介入レベルが複数にわたる包括的なプログラムの場合は，1つの健康問題を扱うのに複数の理論を用いることで，効果的な成果が得られることもある。

　計画モデルは，順を追ってプログラムを開発し，現状を把握するのに有用である。そこでは，健康問題への影響要因について一連の仮説を示したロジックモデル(▶154ページ)を作成し，仮説検証のために調査を行う。得られた知見は，介入戦略を練る際に活用できる。

　とくに近年の介入では，対象集団を明確にし，その特性を的確にとらえるように戦略的に開発されたプログラムが用いられている。なかでも，多様なレベルかつ対象集団のニーズを評価することから介入計画が開始されるという点で，PRECEDE-PROCEED モデルとソーシャルマーケティングは共通している。両者はともに，複数の行動変容理論を組み合わせ，介入と評価の両方がその枠組みを用いて実施できる計画モデルの代表的なものである。

2 PRECEDE-PROCEED モデル

1) 概要・概念

　PRECEDE-PROCEED モデルは，健康教育とヘルスプロモーションのプログラムを設計するための道筋を示したものである。

　まず，1970年代にグリーン(Green, L. W.)らにより PRECEDE[*3](プリシード)の枠組みが開発され[98]，1991年に PROCEED[*3](プロシード)を加えた今日のモデルの原型が開発された[99]。PRECEDE-PROCEED モデルは，介入を行うことばかりに焦点をあて，人々のニーズに関心をもたず，戦略的に健康教育を行うことができなかっ

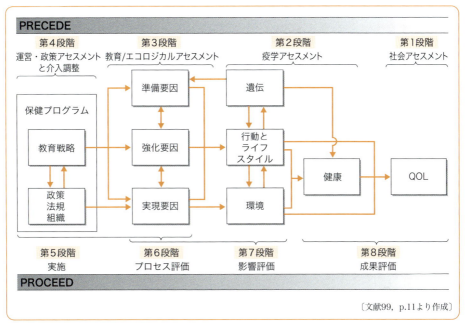

図4-5 PRECEDE-PROCEED モデル

た専門家の反省から生まれたモデルである[100]。

　前述した CBPR と同様に，PRECEDE-PROCEED モデルによるアプローチも，これまでの健康教育の見直しが気運となっており，日本では健康教育を通じたヘルスプロモーションの実践ツールとして大きく貢献した。今日のモデルは，ライフスタイルに影響を与えている環境要因を認識することで，健康の決定要因をコントロールすることができるような，エコロジカルなアプローチとなっている（▶図4-5）。

2）8つの段階

　PRECEDE-PROCEED モデルは，8つの段階からなり，対象となる人口集団がなにを目ざしているのかを知ることから始める。それに対して通常の保健事業の計画モデルは，この8つの段階のうちの第4段階（運営・政策アセスメント）から始め，ついで事業評価が行われる。つまり，PRECEDE-PROCEED モデルは，通常の事業計画モデルでいうところの後ろから始めるというのが，大きな特徴である。

　あとで詳述するように，評価は介入事業が始まってから行うのではない。
　PRECEDE ステージ（第1段階～第3段階）で，あとで評価すべき数値目標を設定す

---

*3 PRECEDE は Predisposing, Reinforcing, and Enabling Constructs in Educational Diagnosis and Evaluation の，PROCEED は Policy, Regulatory, and Organizational Constructs in Educational and Environmental Development の頭文字をとったものである。

る。PROCEEDステージでは，あらかじめ設定した目標の達成レベルを測定していく。つまり，評価のための準備は，計画初期段階から始まっているのである。

保健事業実施の現場では，たとえば肥満対策のための基礎資料や，塩分摂取に関する基礎資料がすでにあるなど，第1段階や第2段階の分析がすでになされている場合がある。その場合，PRECEDE-PROCEEDモデルは第3段階から始めてもよい。ただし，第1段階と第2段階の分析結果はモデルのなかに，それを明記しておくべきである。

PRECEDE-PROCEEDモデルの8つの段階の概略は次のようになる[99]。

〇**第1段階(社会アセスメント)**：対象集団のニーズとQOLがどのようにとらえられているかを知る段階。

〇**第2段階a(疫学アセスメント)**：コミュニティの対象集団にとって最も重要な健康課題を特定する段階。

〇**第2段階b(行動・環境アセスメント)**：特定された健康問題に寄与する行動要因と環境要因を評価する段階。各要因をかわりやすさによって重みづけし，行動目的・環境目的を作成する。

〇**第3段階(教育/エコロジカルアセスメント)**：行動目的と環境目的を達成して維持するために適切な諸要因を特定する段階。諸要因は，準備要因，強化要因，実現要因の3要因に分類される。**準備要因**とは，動機づけなどの行動の根拠となる要因である。**強化要因**とは，行動の継続や反復に寄与する要因である。**実現要因**とは，行動に先だって動機づけを可能とする要因である。

〇**第4段階(運営・政策アセスメント)**：介入戦略をたてたり，プログラム実施に必要な資源(時間，人材，資金)が利用可能かどうかを評価する。プログラム実施に影響を及ぼす組織内の政策や法規制などもすべて考慮する。

〇**第5～8段階(実施と評価)**：プログラム実施の準備が整ったら(第5段階)，プロセス評価(第6段階)，インパクト(影響)評価(第7段階)，アウトカム評価(第8段階)を行う。

これらの評価は，適切な指標をつくることによって容易となる。そこで，計画初期の段階から評価指標を作成する。第1段階から第3段階のPRECEDEステージで作成した数値目標が，そのままPROCEEDステージの評価指標となる。プロセス評価(第6段階)では，プログラムが実施計画に従って実行されているか否かを検討する。影響評価(第7段階)では，準備・強化・実現要因それぞれにおける行動・環境要因の変化を検討する。成果評価(第8段階)では，健康やQOLの指標を測定・評価することになる。

3) 変遷

PRECEDE-PROCEEDモデルは，1992年に，吉田により日本に紹介された[101]。さらに，1997年に，グリーンらの原著である『Health promotion planning：An educational and environmental approach』(第2版)[102]が，神馬らにより翻訳された。そのころより歯科分野を中心に，PRECEDE-PROCEED モデルに基づく歯周疾患予防・診断プログラムの開発[103,104]が行われるとともに，開発者のグリーン(Green)からとった名称である「MIDORI モデル」[*4]としても普及するようになった[105]。

2000年に入ると，「健康日本21」の推進に合わせて，計画の策定・推進・評価を容易にするためのモデルとしても紹介されるようになった[106]。その後，学校保健分野や地域保健分野のプログラムなどにも広く適用されるようになった。

学校保健分野では，家庭における食育推進のための保護者支援[107]や，疾病予防教育とその評価法の検討[108]などがその例である。

一方，地域保健分野では，東日本大震災後の介護家族向け健康講座の実施からケアニーズを把握するために適用した事例[109]や，高校生のいじめ予防に資する教育プログラムの計画と評価の実践[110]，女子大生のよりよいモバイル機器利用教育立案に向けたニーズアセスメント[111]などに広く応用されている。

4）限界

グリーンらは，2004年に発行された第4版のタイトルを，それまでの『Health Promotion Planning：An Educational and Ecological Approach』から『Health Program Planning：(以下同)』[112]とした。第2版が普及していた日本の状況について，宮坂は，健康教育の基礎になっている理論・モデル・構成概念の1つとして PRECEDE-PROCEED モデルをあげ，「敢えて付言する」として「それぞれのモデルがどのように理解されているかという問題があろう」[113]と述べた。

PRECEDE-PROCEED モデルは，いまや包括的な健康事業実施のための代表的なモデルである。しかし，横文字の「ヘルスプロモーション」が普及するにつれ，それ自体がツールであるという誤解が生じ，概念理解と混同されていた社会状況が，宮坂の指摘にあらわれている。木を見て森を見ずとならぬよう，介入戦略を練る際には，関係者間の合意形成を大切にしながら，PRECEDE-PROCEED モデルを活用するとよい。

3 ソーシャルマーケティング

ソーシャルマーケティングは，理論というよりは，社会主張のための1つのアプローチである。国内における展開の詳細については，第7章B節「ソーシャルマーケティング」を参照されたい。ここでは概略のみを述べることとする。

1）概要

ソーシャルマーケティングは，ビジネスマーケティングとは若干異なる。ビジネス

[*4] MIDORI 理論と称されることもあった。

マーケティングの目標は利益の創出であるが，ソーシャルマーケティングは健康のための行動変容を目的とする。

　健康教育では，KAP モデル（▶36 ページ）に代表されるように，人々の知識を高めることによって行動変容を促そうとする。これに対し，ソーシャルマーケティングでは，金銭などのインセンティブや，ほかの報酬によって行動をおこしうるような情報を与える。保健事業では，ターゲットとなる集団を同定し（targeting），そのなかで異なるタイプの小集団を同定する（segmentation）。ついで，小集団に共通する特徴やニーズを明らかにし（marketing segmentation），具体的な介入策をとるようにする。

　ソーシャルマーケティングの特徴として，イギリスの「National Social Marketing Centre」は 8 つの基準をあげている（▶表4-6）。これらの基準を参照することで，ソーシャルマーケティングによる介入効果を高めることが期待され，計画をたてる際に活用することができる。

2）変遷

　ソーシャルマーケティングの定義は多岐にわたる。まず，1989 年にコトラー（Kotler, P.）らは，ソーシャルマーケティングを「対象者の自発的な行動を促すようなプログラムの計画プロセス」[115]とした。1995 年にアンドリーセン（Andreasen, A. R.）は，「対象者の自発的な行動に働きかけるようにデザインされたプログラムの，分析，計画，実施，評価に対してビジネスマーケティングの技術を応用したもの」[116]とし，範囲を広げた。さらに，1999 年，ロスチャイルド（Rothschild, M. L.）は，「複数のグループ間の自発的な交換からなるもの」[117]という定義を発表した。これらの定義に共通しているのは，対象集団の自発的な行動を促すことを目的としている点である。

　日本では，企業の社会的責任についての問題が 1960 年代に議論され，ソーシャルマーケティング（ソサイエタルマーケティング）論として展開された。その後，地球環境問題の深刻化や，多様な社会問題の生起を受けて発展した[118]。公衆衛生分野でも，1990 年代後半から保健計画の策定をはじめとした保健師の活動内容の整理や[119,120]，さらにはマスコミュニケーションを活用した新たな公衆衛生戦略[121]として，ソーシャルマーケティングの概念が紹介されるようになった。なかでも国際保健分野におけるソーシャルマーケティングの実践が報告される[122,123]ようになると，身体活動やタバコ対策を中心とした保健事業の実施に適用されるようになった[124,125]。今日では，ソーシャルマーケティングの概念に基づいたがん検診受診率向上や若者へのタバコ対策などに関する研究も蓄積されるようになった（▶第 7 章 B 節）。

3）4 つの要素

　ソーシャルマーケティングのカギとなる要素は，製品（product），価格（price），流通（place），宣伝（promotion）である（▶表4-7）。マーケティングの 4P として知られており，マーケティングミックスともいわれる。ソーシャルマーケティングを行う

第 4 章　集団レベルの理論・モデル | 147

表4-6　ソーシャルマーケティングの 8 つの基準

1.　行動 （Behavior）	・知識や態度，信念だけでなく，実際の行動を変容させる ・明確で特異的，測定可能な行動目標を設定する ・人の行動は本人がコントロールできるものだけでなく，社会的・環境的要因などによっても影響を受けることを理解する
2.　顧客志向 （Customer orientation）	・専門家の視点から介入方法を決めるのではなく，対象者の経験や価値，ニーズを把握し，効果的なメッセージを発信する ・個別面接やフォーカスグループ*1 が活用できる ・介入方法のプレテストを行う
3.　理論 （Theory）	・対象者理解や介入方法の検討には，生物—物理，心理，社会，環境の 4 領域にわたる総合的な理論を利用する ・対象者の理解やセグメンテーションにおいて行動科学理論が役にたつ
4.　インサイト （Inshight）	・対象者のモチベーションや行動に影響を与えるものを深く理解する ・行動の心理的・物理的障壁を特定する ・フォーカスグループ*1 が活用できる
5.　交換 （Exchange）	・対象者が自発的に行動を変容し維持するためには，インセンティブが必要である ・対象者の価値観に配慮したインセンティブを提供する ・ベネフィットがコストを上まわらなければならない
6.　競争 （Competition）	・対象者の時間や関心を得て，行動を選択してもらうために，競争相手（競合する要因）を明らかにする ・競合する内的・外的要因を最小化するような戦略をたてる
7.　セグメンテーション （Segmentation）	・対象者を共通のニーズをもち，目的の行動に対する認識や価値観，プロセスなどが似通った集団（セグメント）に分ける（市場の細分化） ・セグメントに優先順位をつけ，ターゲットを決める ・セグメントに応じたテーラードな介入方法を検討する
8.　メソッドミックス （Methods mix）	・1 つの介入方法に頼りすぎず複数の方法を用いる ・その際 4 つの P（製品〔Product〕，価格〔Price〕，流通チャンネル〔place〕，宣伝〔Promotion〕）*2 を効果的に組み合わせる

＊1　フォーカスグループインタビュー：少人数（数名程度）の対象者に対し，司会者が座談会形式でインタビューを行う面接調査。なんらかの共通性をもった対象者をグループにすることによる相乗効果で，発言が活発になる，集約される，アイディアが広がる，議論が深まるなどのグループダイナミクスが期待できる。複数名では話しにくい内容や，考えや価値観，個人属性，意識などを深く探りたい場合は，個別面接が適している。
＊2　大衆(Publics/Population)，連携(Partnership)，政策(Policy)，財源(Purse strings)などが追加されることもある。
〔文献 114, p.78 より作成，溝田友里訳〕

148 | 第1部 健康行動理論の基盤

表4-7 ソーシャルマーケティングのカギとなる要素

要素	意味
製品(product)	望ましい行動変容や，それとともにもたらされる利益のまとまり。
価格(price)	お金，時間，努力といった行動をとる際の障壁。利益を得るにはこれらのコストとの交換が発生する。
流通(place)	製品へのアクセスは，新たな行動を容易にするか否かと関連する。適切なタイミングに適切な場所で利益を提供することが肝要である。
宣伝(promotion)	対象集団(＝マーケット)に，利益，コスト，便利さを含めたメッセージを伝えること。

者は，対象集団にとっての利益を明らかにし，それに応じた戦略を練ることが必要となる。

　ソーシャルマーケティングの戦略を検討するにあたり，まず対象集団の健康行動についての認識やニーズを理解し，健康行動を強化する要因を把握するために，**形成的研究**(formative resarch)が行われる。対象集団の健康行動についての認識やニーズを理解し，健康行動を強化する要因を把握するためである。さらに，対象集団が健康行動をとる環境について調べる**競合分析**(competitive analysis)を行う。調査に基づいて継続的に対象集団の変化を測定することが重要である。

　このように効果測定を行いながら戦略的にメッセージを普及させることを，ヘルスコミュニケーション(▶149ページ)とよび，ヘルスコミュニケーション・ホイール(ヘルスコミュニケーションの車輪を意味する)に示したそれぞれのステージで，調査と計画を繰り返す(▶図4-6)。

4）限界

　ロスチャイルドは，行動に影響を与える方法が，教育・マーケティング・法律の3つであることを示した[117]。ソーシャルマーケティングが主眼をおいているのは，望ましい行動をとる際の障壁を同定し，それを小さくしたり取り除いたりすることである。したがって，もともと障壁が小さい集団に対しては教育で十分であり，逆に大きくコントロールが困難な集団に対しては，法律などの強制力のはたらくプログラムが適当である。このことは，ソーシャルマーケティングが適応できる範囲，すなわち限界を示唆したことになる。

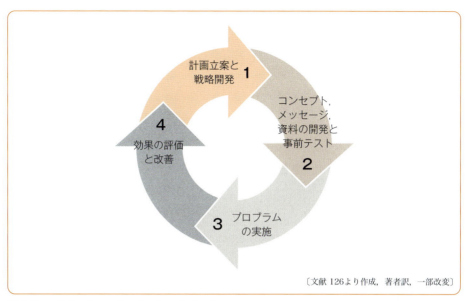

〔文献126より作成,著者訳,一部改変〕

図4-6 ヘルスコミュニケーション・ホイール

E ヘルスコミュニケーション

　ヘルスコミュニケーションでは,あるメッセージが,送り手から受け手へと伝わり理解される方法を検証する。対象集団からコミュニティ全体へとメッセージが伝達されるための方法論の開発が期待されている。適切で,正確で,アクセス可能で,理解可能なコミュニケーションが科学的に開発され,戦略的に普及し,評価できるようになる方法論が,ヘルスコミュニケーションである[127]。どのようなコミュニケーションが人々の行動変容に貢献するのかを明らかにすることが,ヘルスコミュニケーションを用いた研究の核である。

1 ヘルスコミュニケーションの概要

　ヘルスコミュニケーションには,個人レベルでのその人に合った(tailor made)メッセージや,組織レベルに焦点があてられたメッセージ,コミュニティレベルでのソーシャルマーケティング,政策レベルでのメディアアドボカシー,集団レベルでのメディアキャンペーンなど,多様なレベルの戦略がある[127](▶第3章E節)。
　WHOの「ヘルスプロモーション・グロッサリー」では,ヘルスコミュニケーションを「人々に,健康上の関心事についての情報を提供し,重要な健康問題を公的な議題として取り上げ続けるための主要戦略のことである」[128,129]と定義している。
　一方,米国立がん研究所および疾病管理予防センターでは,「個人およびコミュニ

ティがヘルスプロモーションに役立つ意思決定を下すために必要な情報を提供し，意思決定を支援する，コミュニケーション戦略の研究と活用である」[126]と定義している。この定義に基づいて，米国立がん研究所が示したヘルスコミュニケーション・ホイール(▶図4-6)は，プログラムの計画立案と開発支援のための一連のプロセスを説明している[126]。

蝦名は，ヘルスコミュニケーション・ホイールにそったヘルスコミュニケーション対策を推進するために，そのプロセスを10段階で説明している[129]。

○**ステージ1(計画立案と戦略の開発)**：背景となる情報をレビューし(第1段階)，ヘルスコミュニケーションを行ううえでの目標を設定する(第2段階)。

○**ステージ2(コンセプト・メッセージ・資料の作成と事前テスト)**：対象となる人たちを分析し，特徴ごとに細分化する(第3段階)。メッセージの概念を明確にし，事前(formative)調査をする(第4段階)。コミュニケーションチャネルを選ぶ(第5段階)。メッセージやモノをつくり，事前調査をする(第6段階)。プロモーション計画を開発する(第7段階)。

○**ステージ3(プログラムの実行)**：ヘルスコミュニケーション戦略を実施し，プロセス評価を行う(第8段階)。

○**ステージ4(効果の評価と改善の実施)**：効果を評価し(アウトカム評価)(第9段階)，改善するためにフィードバックする(第10段階)。

2 | 変遷

ヘルスコミュニケーション研究は，1980年代に，欧米を中心にマーケティングの理論をもとに始まった。1989年に，米国立がん研究所が「ヘルスコミュニケーション実践ガイド」の初版を発行すると，ヘルスコミュニケーションの研究は大きく発展した。

2001年の実践ガイド[126]によると，1990年代前半に，米国疾病管理予防センターが，戦略としてのヘルスコミュニケーション・モデルをはじめて打ち出した。やがて，米国保健福祉省(U. S. Department of Health and Human Services)は，「Healthy People 2010」において，はじめてヘルスコミュニケーションに関する個別目標を設定した。このように，米国におけるヘルスコミュニケーションの導入や，その効果が示されたことから，WHOも1990年代に「ヘルスプロモーション・グロッサリー」のなかで，ヘルスコミュニケーションを定義づけしている[128]。

日本でも，米国やWHOのこのような動向に関心を示した研究者が増えた結果，2009年に日本ヘルスコミュニケーション研究会が設立された。この研究会は2011年に名称を変更し，日本ヘルスコミュニケーション学会となった。学会ができたことで，実務的側面に加え，独自の学問分野としても体系化されつつある。

3 健康教育・ヘルスプロモーションへの応用―マスコミュニケーション理論

　ヘルスコミュニケーションの分野では，（社会）心理学や行動科学，社会科学などで発展したさまざまな理論に基づいたモデルや枠組みが提案されてきた。加えて，近年では，マスメディアを使ったマスコミュニケーションを取り入れている。これにより，一度に多くの人に情報を発信したり，ICT が普及したりすることで，より個別性の高いヘルスプロモーション活動が展開できるようになってきている。

　代表的なコミュニケーション理論では，以下の 3 つの要素を特定することにより，情報発信のための分析の軸が明確になる。第 1 に個人間のコミュニケーションおよびそのプロセス，第 2 にそれらがもたらした結果，第 3 にミクロレベルからマクロレベル，ひいてはそれらを組み合わせたクロスレベルによる戦略との区別である(▶**表4-8**)。

　ミクロレベルでは，**期待−価値理論**(▶**55ページ**)や，**社会的認知理論**(▶**64ページ**)，**情報処理理論**などが有効である。情報処理理論は，メディアによるメッセージが，どのように受け手の態度にはたらきかけられるかに焦点をあてている。情報処理理論の代表的なものとしては，精緻化見込みモデル(Elaboration Likelihood Model；ELM)や HSM(Heuristic-Systematic Processing Model)[131]がある。

　マクロレベルでは，メッセージの受け手の知識格差を考慮すべきである。同時に，マスメディアがどのようなテーマをいかに設定し(アジェンダセッティング)，公衆や法制度にどのように影響するのかに注視する必要がある。よく用いられるのは，社会課題のフレーミングや，培養研究(cultivation studies)などである。

　フレーミングとは，話のある局面だけを強調してメッセージを伝えることである。トベルスキー(Tversky, A.)とカーネマン(Kahneman, D.)が，疾病リスク情報を「寿命縮小」と「寿命延伸」のどちらで表現するかという議論を行った[132]ことが，フレーミングの概念が生まれたきっかけとなっている。

　最近では，適切な健康情報を物語(narrative)のなかに含めて発信することにより衛生状態を改善したり[133]，そのような介入研究を実施して予防接種やがん検診を受けることを促進した効果を検証したりした報告もある[134]。一方，テレビがはぐくむ大衆意識，すなわち，テレビによる認知が醸成される様子を測定した培養研究がマスコミ研究者であるガーブナー(Gerbner, G.)らによって提唱されている[135]。この培養研究では，社会の規範と価値がドラマ化されることで，社会がどのように動くのかが考察される。

　クロスレベルの代表例は，リスクコミュニケーションである。リスクコミュニケーションとは，個人，機関，集団間においてやりとりされる情報や意見の相互作用の過程である[136]。ここでやりとりされるメッセージには，リスクに関するメッセージと，そのメッセージやリスク管理に対する関心・意見・反応のメッセージが含まれる[137]。

表4-8 代表的なコミュニケーション理論と分析のレベル

分析のレベル	コミュニケーション理論や主要概念	主要な研究・レビュー	学問分野
ミクロレベル（例：個人におけるメディア効果）	期待-価値理論・合理的行動モデル	Fishbein & Cappella, 2006	心理学, 社会心理学
	社会的認知理論	Bryant & Zillman, 1994	心理学, 社会心理学
	情報処理理論	Cappella & Rimer, 2006	心理学, 社会心理学
	メッセージ効果と説得	Palmgreen & Donohew, 2002；Zillman, 2006	心理学, 社会心理学
マクロレベル（例：コミュニティ・社会制度におけるメディア効果）	知識格差	Tichenor, Donohue, & Olien, 1970；Viswanath & Finnegan, 1996	社会学—構造機能主義社会論争
	アジェンダセッティング	Kosicki, 1993	社会学, 心理学, 政治科学
	社会課題の定義づけ・フレーミング	Bryant & Miron, 2004；Scheufele & Tewksbury, 2007	社会学・知識社会構成主義
	培養研究(cultivation studies)	Gerbner, Gross, Morgan, Signorelli, & Bryant, 1994	マス社会の社会学
	リスクコミュニケーション	Rimer, Glanz, & Rasband, 2001；McComas, 2006	社会学, 心理学

〔文献130より作成，著者訳〕

　日本では，牛海綿状脳症(BSE)や，鳥インフルエンザ，食物アレルギーによる食の安全性の問題が，公衆衛生分野ではとりあげられている[138]。ほかにも，東日本大震災時における福島原子力発電所事故への対応[139]を通じて，リスクコミュニケーションの組織的対応や制度化への理解を進めた事例もある。

Ｆ 集団レベルの理論・モデルの限界と課題

1 | どのモデルを使うか？

対象集団の行動変容を促すためには，調査結果の解釈や，人々の行動とその環境との関係性の解釈といったさまざまな場面で，適切な健康行動理論・モデルを用いるための検討を重ねる必要がある。

たとえば，対象者への理解を深めることでプログラムを作成することができる(tailoring)。対象者をさらに限定して(targeting)プログラムの実施および評価を体系的に行うことができるようにもなる。これらのアプローチをとることによって，結果として健康状態改善のための実践につながる。つまり，適切な理論・モデルの利用は，効果的な成果を生む。

このような観点からすれば，第1章において示した，諸理論・モデルの系統図は参考となる。健康問題を解決する際，どの理論・モデルが有用であるかを見きわめる参考にされたい。しかし，どのようにすぐれた理論・モデルであっても，焦点が定まっていなければ，効果は期待できないことにも注意してほしい。

2 | 限界を規定する要因

繰り返しになるが，健康行動理論・モデルは，その構造を理解し，焦点をしぼっておかないと効果が期待できない。より適切な活用を規定する要因には，①変化の戦略，②多様な介入レベル，③アドボカシーの3要素がある。

1) 変化の戦略

変化の戦略の対象は，人の行動と，その環境である。個人の行動をかえることを目的にした戦略は個人レベルの理論・モデルを，環境をかえることを目的にした戦略は集団レベルの理論・モデルを使用するとよい。その間に位置する個人間レベルの理論は，個人と環境の相互作用などを検証するものである。

2) 多様な介入レベル

多様な介入レベルとは，第2〜4章で取り上げた3つのレベルのことである。つまり，個人レベル，個人間レベル，集団レベルに合わせた個々の介入が必要であることを意味する。多様なレベルに合わせて，健康格差の問題や，行動経済学（▶第8章Ｂ節）の視点を考慮する必要がある。

欧米では，1980年のブラック報告書[140]をはじめ，職業階層や失業状態，教育歴，所得などと健康状態との関連を調査した結果から，社会階層の低さと不健康が関連しているとする健康格差に関心が寄せられてきた。この研究成果に基づき，WHOは「健

康の社会的決定要因(social determinants of health)」報告書を発表している[141]。国内でも，健康の社会的決定要因を見いだして健康の不平等を是正するという観点から健康格差指標によるコホート研究が構築され，科学的根拠が蓄積されはじめたところである[142]。

3) アドボカシー

　科学的根拠の普及とステイクホルダーによる意思決定は，表裏一体である。ヘルスプロモーションの活動戦略の1つであるアドボカシーとは，健康目標を達成したりプログラムを実施したりする際に，政治的関与・政策的支援・社会的承認・制度的支援を得るために行動する一連の個人的・社会的活動である[128]。さまざまな活動家の協力関係を束ね，意思決定にはたらきかける活動は，いまや欠かすことのできないアプローチである。

3 │ 限界を克服するために─ロジックモデルによる合意形成

　科学技術は確実に進歩している。すぐれた理論・モデルが多く開発され，多様なレベルで，いかにコミュニケーションをとればよいのかの予測が可能となってきた。しかし，人の行動は単純なものではない。理論・モデルだけで説明できないこともある。発展途上にある理論・モデルとともに，依然として未知の状況にも対処していかなければならない。

　たとえば，ヘルスプロモーションプログラムが制度レベルで検討されるとしよう。公的議題に掲げられようとしているとき，科学的根拠の集約のみでその場にいたメンバーの合意形成がはかられるだろうか。ある者は個人レベルの理論を，ある者はコミュニティレベルの戦略について語るかもしれない。リーダーは，その場にいるすべての関係者に意見を求めようと努力するものの，結果的に時間切れとなり，事務局が苦心するということになりがちである。

　このように関係者の議論がかみ合わない状況を解決するために，本章では計画モデルであるPRECEDE-PROCEEDモデルや，ソーシャルマーケティングを紹介した。この2つに共通するのは，ロジックの見える化である。つまり，ロジックモデル[143]を作図してみることで，関係者間で方向性を共有し，互いのたち位置を認め，実りある議論へと発展させることができるようになる。今後の幅広い活用が期待される。

◆文　献

1)　World Health Organization. Ottawa charter for health promotion. Geneva, 1986.
2)　Kickbusch, I."Health promotion : not a tree but a rhizome". O'Neill, M., Pederson, A., Dupere, S., et al. eds. Health promotion in Canada : critical perspectives. 2nd ed., Toronto, Canadian Scholars' Press, 2007, 363-366.

3) MacIver, R. M. Community：A sociological study. 3rd ed., London, Macmillan, 1924.(中久郎, 松本通晴監訳. コミュニティ：社会学的研究：社会生活の性質と基本法則に関する一試論. ミネルヴァ書房, 1975.)

4) 荒記俊一. 社会医学原論：古代ローマ帝国, 産業革命から国際保健へ. ポリッシュ・ワーク, 2017.

5) Clinical and Translational Science Awards Consortium(CTSA), Community Engagement Key Function Committee, & Task Force on the Principles of Community Engagement. Principles of community engagement. 2nd ed., Washington DC, Department of Health and Human Services, National Institute of Health, Centers for Disease Control and Prevention, Agency for Toxic Substances and Disease Registry, Clinical and Translational Science Awards, 2011.

6) Warren, R. The community in America. Chicago, Rand McNally, 1963.

7) Minkler, M., Wallerstein, N.“Improving health through community organizing and community building”. Minkler, M. ed. Community organizing and community building for health and welfare. 3rd ed., New Brunswick, Rutgers University Press, 2012, 37-58.

8) West, C. Race matters. Boston, Beacon Press, 1993.

9) Walters, K. L., Beltran, R. E., Huh, D., & Evans-Campbell, T.“Dis-placement and disease：Land, place and health among American Indians and Alaska Natives”. Burton, L. M., Kemp, S. P., Leung, M. C., Matthews, S. A., & Takeuchi, D. T. eds. Communities, neighborhoods, and health：Expanding the boundaries of place. New York, Springer, 2011, 163-199.

10) Chavez, V., Minkler, M., Wallerstein, N., & Spencer, M.“Community organizing for health and social justice”. Cohen, L., Chavez, V., & Chehimi, S. eds. Prevention is primary：Strategies for community well-being. 2nd ed., San Francisco, Jossey-Bass, 2010, 87-112.

11) Gutiérrez, L. M., Lewis, E. A.“Education, participation, and capacity building in community organizing with women of colour”. Minkler, M. eds. Community organizing and community building for health and welfare. 3rd ed., New Brunswick, Rutgers University Press, 2012.

12) Kozinets, R. V. The field behind the screen：Using netnography for marketing research in outline communities. Journal of Marketing Research. 2002, 39, 61-72.

13) Bazell, N., Wong, A.“Creating an online strategy to enhance effective community building and organizing”. Minkler, M. eds. Community organizing and community building for health and welfare. 3rd ed., New Brunswick, Rutgers University Press, 2012. 269-287.

14) National Cancer Institute. Theory at a Glance：A Guide for Health Promotion Practice. 2nd ed.(福田吉治, 八幡裕一郎, 今井博久監訳, 一目でわかるヘルスプロモーション：理論と実践ガイドブック. 国立保健医療科学院, 2008.)https://www.niph.go.jp/soshiki/ekigaku/hitomedewakaru.pdf(参照 2019-03-01)

15) World Health Organization. The Bangkok charter for health promotion in a globalized world. 2005. http://www.who.int/healthpromotion/conferences/6gchp/hpr_050829_%20BCHP.pdf(参照 2018-06-01)

16) 中村正和. 国レベルのアドボカシー：研究成果を活用したたばこ政策への提言. 日本健康教育学会誌. 2015, 23(3), 224-230.

17) 村山伸子. 自治体レベルのアドボカシー：自治体との協働による減塩政策立案のためのデータ分析と PDCA. 日本健康教育学会誌. 2015；23(3)：231-236.

18) 福田洋. 企業レベルのアドボカシー：産業保健活動から, ヘルシーカンパニー・健康経営へのアドボカシー. 日本健康教育学会誌. 2015, 23(3), 237-245.

19) House, J. S. Work stress and social support. Reading, Addison-Wesley, 1981.

20) 尾島俊之. “コミュニティづくり：ソーシャルサポート”. 鳩野洋子, 島田美喜編. 公衆衛生実践キーワード：地域保健活動の今がわかる 明日がみえる. 医学書院, 2014, 62-63.

21) Ferrante, D., Linetzky, B., Virgolini, M., Schoj, V., & Apelberg, B. Reduction in hospital admissions for acute coronary syndrome after the successful implementation of 100% smoke-free legislation in Argentina：a comparison with partial smoking restrictions. Tobacco Control. 2012, 21(4), 402-406.

22) Christakis, N. A., Fowler, J. H. The spread of obesity in a large social network over 32 years. New England Journal of Medicine. 2007, 357, 370-379.

23) 春山康夫, 赤松利恵. なぜアドボカシーか？. 日本健康教育学会誌. 2015, 23(3), 216-217.

24) 春山康夫, 福田洋. アドボカシースキル向上セミナーの狙い. 日本健康教育学会誌. 2016, 24 (2), 100-101.

25) 江川賢一. ヘルスプロモーションのための人材育成：アドボカシー能力をいかに高めるか？. 日本健康教育学会誌. 2017, 25(1), 39-43.

26) Garvin, C. D., Cox, F. M."A history of community organizing since the Civil War with special reference to oppressed communities". Rothman, J., Erlich, J. L., Tropman, J. E. eds. Strategies of community intervention. 6th ed., Itasca, Peacock, 2001, 65-100.

27) Alinsky, S. D. Rules for radicals : A pragmatic primer for realistic radicals. New York, Vintage, 1972.

28) Community Organization 研究会. 保健福祉の領域における Community Organization に関する研究：第 1 次報告書：文献研究. 1970, 20-55.

29) 榎本和子. コミュニティ・ワークの本質と方法. 関西大学社会学部博士論文. 1978, 7-22.

30) 久常節子. 地域保健における住民の主体形成と組織活動：松川町の事例を中心として. 民族衛生. 1982, 48(2), 70-93.

31) World Health Organization. Alma Ata Declaration for primary health care. Geneva, 1978.

32) Fawcett, S., Abeykoon, P., Arora, M., Galloway-Gilliam, L., & Munodawafa, D. Constructing an action agenda for community empowerment at the 7th Global Conference on Health Promotion in Nairobi. Global Health Promotion. 2010, 17(4), 52-56.

33) World Health Organization. Social determinants of health. 2015. http://www.who.int/social_determinants/thecommission/en/index.html(参照 2018-06-01).

34) 出相泰裕. オーストラリア高等教育におけるコミュニティ・エンゲイジメント論. 教育実践研究. 2011, 6, 51-56.

35) 宮澤薫. コミュニティ・エンゲージメント概念の再検討. 千葉商大論叢. 2017, 54(2), 179-200.

36) Algesheimer, R., Utpal, M. D., & Andreas, H. The Social Influence of Brand Community : Evidence from European Car Clubs, Journal of Marketing. 2005, 69(3), 19-34.(宮澤薫訳. ブランド・コミュニティの社会的影響：ヨーロピアン・カークラブの実証研究に基づいて. 季刊マーケティングジャーナル. 2007, 26(3), 95-105.

37) Nyswander, D. B. Education for health : Some principles and their application. Health Education Monographs. 1956, 14, 65-70.

38) 奥野ひろみ. 行政事業協力型保健ボランティア活動の類型化と運営の特徴. 日本健康教育学会誌. 2008, 16(4), 163-175.

39) Butterfoss, F. D. Coalitions and partnerships in community health. San Francisco, Jossey-Bass, 2007.

40) 天野慎介. がんサバイバーの現状. 加仁. 2016, 43, 4-7.

41) 日本都市センター. 近隣自治とコミュニティ：自治体のコミュニティ政策と「自治的コミュニティ」の展望. 日本都市センター自主研究(平成 12 年度)報告書. 2001.

42) 岡田芳廣. PTA 人材による地域の絆とコミュニティの形成. 早稲田大学大学院教職研究科紀要. 2015,(7), 37-46.

43) 清水準一, 山崎喜比古. アメリカ地域保健分野のエンパワーメント理論と実践に込められた意味と期待. 日本健康教育学会誌. 1997, 4(1), 11-18.

44) Laverack, G., Wallerstein, N. Measuring community empowerment : a fresh look at organizational domains. Health Promotion International. 2001, 16(2), 179-185.

45) Labonte, R. Health promotion and empowerment : Reflection on professional practice. Health Education Quarterly. 1994, 21(2), 253-268.

46) Wallerstein, N. Powerlessness, empowerment, and health : Implications for health promotion programs. American Journal of Health Promotion. 1992, 6(3), 197-205.

47) Segal, S. P., Silverman, C., & Temkin, T. Measuring empowerment in client-run self-help agencies. Community Mental Health Journal. 1995, 31(3), 215-227.

48) 櫻井尚子, 巴山玉蓮, 渡部月子, 藤原佳典, 星旦二. ヘルス・プロモーションにおける住民参加とエンパワーメント. 日本衛生学雑誌. 2002, 57(2), 490-497.

49) 湯浅資之, 中原俊隆. エンパワーメント理論から見たプライマリヘルスケアとヘルスプロモーションの戦略分析に関する考察. 日本公衆衛生雑誌. 2006, 53(2), 71-76.

50) 安梅勅江. エンパワーメント科学入門：人と社会を元気にする仕組みづくり. エンパワメント科学研究会, 2013.

51) Labonte, R., Laverack, G. Health promotion in action : From local to global empowerment.

London, Palgrave Macmillan, 2008.

52) Israel, B. A., Schulz, A. J., Parker, E. A., & Becker, A. B. Review of community-based research：Assessing partnership approaches to improve public health. Annual Review of Public Health. 1998, 19, 173-202.

53) Freire, P. Pedagogy of the oppressed. New York, Seabury Press, 1970.

54) Wallerstein, N., Auerbach, E. Problem-posing at work：Popular educators guide. 2nd ed., Edmonton, Grass Root Press, 2004.

55) Goodman, R. M., Speers, M., McLeroy, K., Fawcett, S., Kegler, M., Parker, E., & Wallerstein, N. Identifying and defining the dimensions of community capacity to provide a bases for measurement. Health Education and Behavior. 1998, 25(3), 258-278.

56) Putnam, R. D. Bowling alone：The collapse and revival of American community. New York：Simon & Schuster, 2000.（柴田康文訳．孤独なボウリング：米国コミュニティの崩壊と再生．柏書房，2006.）

57) Kawachi, I., Subramanian, S. V., & Kim, D. eds. Social capital and health. New York, Springer-Verlag, 2008.（藤澤由和，高尾総司，濱野強監訳．ソーシャル・キャピタルと健康．日本評論社，2008.）

58) 内閣府国民生活局市民活動促進課．ソーシャル・キャピタル：豊かな人間関係と市民活動の好循環を求めて．2002. https://www.npo-homepage.go.jp/toukei/2009izen-chousa/2009izen-sonota/2002social-capital（参照 2018-06-01）

59) 厚生労働省．健康日本 21（第二次）の推進に関する参考資料．2012. http://www.mhlw.go.jp/bunya/kenkou/dl/kenkounippon21_02.pdf（参照 2018-06-01）

60) 厚生労働省．地域保健対策の推進に関する基本的な指針（告示）．2012. http://www.mhlw.go.jp/file/06-Seisakujouhou-10900000-Kenkoukyoku/0000079549.pdf（参照 2018-06-01）

61) Sugiura, Y., Ju, Y. S., Yasuoka, J., & Jimba, M. Rapid increase in Japanese life expectancy after World War II. BioScience Trends. 2010, 4(1), 9-16.

62) 湯浅資之．戦後 20 年間でなぜ日本の農村は劇的に健康改善を達成できたのか：健康の決定要因別政策介入に関する仮説の検討．日本公衆衛生雑誌．2017, 64(3), 123-132.

63) 小山修．地域母子保健事業：地域に根ざした民間活動．母子保健情報．1996, 34, 49-54.

64) 斉藤進．地域組織活動におけるリーダーシップに関する研究(1)．日本総合愛育研究所紀要．1997, 33, 290-293.

65) 島内憲夫．小集団力学から考えた「組織づくり」の概念．保健婦雑誌．1992, 48(4), 264-269.

66) Tsouros, A., ed. WHO Healthy Cities project：a project becomes a movement：review of progress 1987 to 1990. Copenhagen, WHO/FADL, 1990.（島内憲夫編訳．ヘルシーシティーズ：新しい公衆衛生をめざして．垣内出版，1995.）

67) 古川文隆．健康文化都市シンポジウム報告書：地域における健康づくりの発展を目指して．日本ウエルネス協会，1993.

68) Poland, D. B., Green, W. L., & Rootman, I. Settings for health promotion：Linking theory and practice. Thousand Oaks, SAGE, 1999.

69) 衛藤隆，永井大樹，丸山東人ほか．Health Promoting School の概念と実践．東京大学大学院教育学研究紀要．2005, 44, 451-456.

70) 日本学校保健会．21 世紀・新しい時代の健康教育推進学校の実践 第 1 集．日本学校保健会，2003.

71) Rosen, H. R. The healthy company：Eight strategies to develop people, productivity and profits. New York, TarcherPerigee, 1992.（宗像恒次監修，産能大学メンタル・マネジメント研究会訳．ヘルシーカンパニー：人的資源の活用とストレス管理．産能大学出版部，1994.）

72) 日本政策銀行．DJB 健康経営（ヘルスマネジメント）格付け．http://www.dbj.jp/service/finance/health/index.html（参照 2018-06-01）

73) 大木秀一，彦聖美．Community-Based Participatory Research(CBPR)：その発展および社会疫学との関連．石川看護雑誌．2011, 8, 9-20.

74) 武田文．参加型アクションリサーチ(CBPR)の理論と実践．社会変革のための研究方法論．世界思想社，2015.

75) Israel, B. A., Schulz, A. J., Parker, E. A., et al."Critical issues in developing and following CBPR principles". Minkler, M., Wallerstein, N. eds. Community-Based Participatory Research for health：From process to outcomes. 2nd ed., San Francisco, Jossey-Bass,

2008, 47-66.

76) Andrews, J. O., Cox, M. J., Newman, S. D., Gillenwater, G., Warner, G., Winkler, J. A., & Slaughter, S. Training partnership dyads for community-based participatory research : Strategies and lessons learned from Community Engaged Scholars Program. Health Promotion Practice. 2012, 14(4), 524-533.

77) O'Fallon, L. R., Tyson, F. L., & Dearry, A. eds. Successful Models of Community-Based Participatory Research. Final Report, National Institute of Environmental Health Sciences (NIEFS), Research Triangle Park, 2000.

78) Green, L. W., Mercer, S. L. Can public health researchers and agencies reconcile the push from funding bodies and the pull from communities? American Journal of Public Health. 2001, 91(12), 1926-1929.

79) Wallerstein, N., Duran, B., Oetzel, G. J., & Minkler, M. eds. Community-based participatory research for health : Advancing social and health equity. 3rd ed., San Francisco, Jossey-Bass, 2017.

80) Viswanathan, M., Ammerman, A., Eng, E., et al. Community-based participatory research : Assessing the evidence, evidence report. Technology Assessment. No. 98, Agency for Healthcare Research and Quality(AHRQ), Rockville, 2004.

81) Israel, B. A., Eng, E., Schulz, A. J., et al. eds. Methods in community-based participatory research for health. San Francisco, Jossey-Bass, 2005.

82) 科学技術振興機構(JST). 「脳科学と社会」領域架橋型シンポジウムについて. JST 基礎研究通信. 2009, 臨時号(71).

83) 日本健康教育学会編集委員会. 「実践報告」の査読にあたって. 2012. http://nkkg.eiyo.ac.jp/_src/201/8db893c797v97cc81408ec091h95f18d908db893c797v97cc.pdf(参照 2018-06-01)

84) Damschroder, L. Consolidated framework for implementation research(CFIR). 2010. http://www.cfirguide.org(参照 2018-06-01)

85) Damschroder, L. J., Aron, D. C., Keith, R. E., Kirsh, S. R., Alexander, J. A., & Lowery, J. C. Fostering implementation of health services research findings into practice : A consolidated framework for advancing implementation science. Implementation Science. 2009, 4, 50.

86) Brownson, C. R., Tabak, G. R., Stamatakis, A. K., & Glanz, K."Implementation, dissemination, and diffusion of public health interventions". Glanz, K., Rimer, K. B., & Viswanath, K. eds. Health behavior : Theory, research, and practice. 5th ed., San Francisco, Jossey-Bass, 2015, 301-326.

87) Institute of Medicine. Speaking of health : Assessing heath communications strategies for diverse populations. Washington D. C., National Academies Press, 2002.

88) Rogers, M. E. Diffusion of innovations. New York, Free Press of Glencoe, 1962.(青池慎一, 宇野善康監訳. イノベーション普及学. 産能大学出版部, 1990.)

89) Rogers, M. E. Categorizing the adopters of agricultural practices. Rural Sociology. 1958, 23(4), 346-354.

90) 佐々木杏子. 看護技術のイノベーションの普及. 日本看護技術学会誌. 2014, 12(3), 4-13.

91) Nishi, M., Kumagai, T., & Whelton, H. Access to Personalised Caries Prevention(PCP) programmes determined by dentists : A cross-sectional study of current and potential PCP adopters in Japan and their knowledge of caries risk. 口腔衛生学会雑誌. 2016, 66(4), 399-407.

92) Brownson, R. C., Dreosomger, M., Colditz, G. A., et al."The path forward in dissemination and implementation research". Brownson, R. C., Colditz, G. A., & Proctor, E. K., eds. Dissemination and implementation research in health : Translating science to practice. New York, Oxford University Press, 2012, 498-508.

93) Schoenwald, S. K., McHugh, R. K., & Barlow, D. H."The science of dissemination and implementation". McHugh R. K., Barlow, D. H., eds. Dissemination and implementation of evidence-based psychological interventions. New York, Oxford University Press, 2012, 16-42.

94) Greenhalgh, T., Robert, G., Macfarlane, F., et al. Diffusion of innovations : systematic review and recommendations. The Milbank Quarterly. 2004, 82(4), 581-629.

95) 蔭山正子, 横山恵子, 中村由嘉子, 大嶋巌. 精神障がいの家族ピア教育プログラムの普及:「家

族による家族学習会」のケーススタディ. 日本公衆衛生雑誌. 2014, 61(5), 221-232.

96) 蔭山正子, 横山恵子, 小林清香, 中村由嘉子. 家族ピア教育プログラムの精神科病院での採用と継続に関連する要因の検討：ケーススタディ. 日本公衆衛生雑誌. 2016, 63(10), 627-636.

97) Rogers, M. E. Diffusion of innovations. 5th ed., Free Press, 2003.(三藤利雄訳. イノベーションの普及. 翔泳社, 2016, 466-474.)

98) Green, L. W., Krcuter, M. W., Deeds, S. G., & Partridge, K. B. Health education planning：A diagnostic approach. Mountain View, Calif：Mayfield, 1980.

99) Green, L. W., Kreuter, M. W. Health promotion planning：An educational and ecological approach. 3rd ed., New York, McGraw-Hill, 1999.(神馬征峰訳. 実践ヘルスプロモーション：PRECEDE-PROCEED モデルによる企画と評価. 医学書院, 2005.)

100) Bartholomew, L. K., Parcel, G. S, Kok, G., & Gottlieb, N. H. Intervention mapping：Designing theory and evidence based health promotion programs. Mountain View, Mayfield, 2001.

101) 吉田亨. プリシード/プロシードモデル. 保健の科学. 1992, 34, 870-875.

102) Green, L. W., Kreuter, M. W. Health promotion planning：An educational and environmental approach. 2nd ed., Mountain View, Mayfield, 1991.(神馬征峰, 岩永俊博, 松野朝之訳. ヘルスプロモーション：PRECEDE-PROCEED モデルによる活動の展開. 医学書院, 1997.)

103) 中村讓治, 筒井昭仁, 堀口逸子, 鶴本明久. 歯周疾患の総合的診断プログラム(FSPD34)型の信頼性と妥当性の検討(1)：歯周疾患自己評価尺度と口腔内診査結果の関連妥当性について. 口腔衛生学会雑誌. 1999, 49(3), 310-317.

104) 西田康文, 八木稔, 小林秀人, 八木文子. ある地域ベースの乳歯う蝕予防プログラムに関する評価：プリシード/プロシードモデルを用いて. 口腔衛生学会雑誌, 1999, 49(3), 329-340.

105) 筒井昭仁ほか. PRECEDE-PROCEED model「みどり理論」に変わります. 日本健康教育学会誌. 1999, 6, 38.

106) 公益財団法人健康・体力づくり事業財団. 地域における健康日本 21 実践の手引き. 2000. http://www.kenkounippon21.gr.jp/kenkounippon21/jissen/(参照 2018-06-01)

107) 小林京子, 中島正夫.「家庭における食育の推進」のための保護者の支援(第 3 報)：PRECEDE-PROCEED モデルにおける各因子の関連. 椙山女学園大学教育学部紀要. 2011, 4, 49-60.

108) 今松友紀, 田高悦子. 生活習慣病における一次予防プログラムの枠組みの開発：文献学的検討. 横浜看護学雑誌. 2012, 5(1), 1-8.

109) 新沼剛, 山本加奈子, 村田美和ほか. 東日本大震災後の岩手県 A 市における介護家族の健康セルフケアマネジメント支援. 日本赤十字広島看護大学紀要. 2014, 14, 95-102.

110) 佐久間浩美, 朝倉隆司. プリシード・プロシードモデルを活用した「いじめ防止プロジェクト」の実践と評価. 日本健康教育学会誌. 2016, 24(4), 217-230.

111) 向後朋美, 阿部史, 井上久美子ほか. スマートフォン等の使用が女子大生の生活に与える影響に関するパイロット調査結果：情報分野におけるプリシード・プロシードモデルの応用に向けて. 研究報告グループウェアとネットワークサービス. 2015, 95(7), 1-6.

112) Green, L. W., Kreuter, M. W. Health program planning：An educational and ecological approach. 4th ed., New York, McGraw-Hill, 2004.

113) 宮坂忠夫.「健康教育研究」研究会最終報告(その 1). 日本健康教育学会誌. 2007, 15(1), 33-66.

114) The NSMC (National Social Marketing Centre). Big pocket guide to social marketing. 2011. http://www.thensmc.com/sites/default/files/Big_pocket_guide_2011.pdf(参照 2019-05-07)

115) Kotler, P., Roberto, E. L. Social marketing strategies for changing public behavior. New York, Free Press, 1989.(曽根智史, 湯浅資之, 渡部基, 鳩野洋子訳. 健康行動と健康教育：理論, 研究, 実践. 医学書院, 2006, 257.)

116) Andreasen, A. R. Marketing social change：Changing behavior to promote health, social development, and the environment. San Francisco, Jossey-Bass, 1995.(曽根智史, 湯浅資之, 渡部基, 鳩野洋子訳. 健康行動と健康教育：理論, 研究, 実践. 医学書院, 2006, 257.)

117) Rothschild, M. L. Carrots, sticks, and promises：A Conceptual framework for the management of public health and social issue behaviors. Journal of Marketing. 1999, 63, 24-37.(曽根智史, 湯浅資之, 渡部基, 鳩野洋子訳. 健康行動と健康教育：理論, 研究, 実践. 医学書院, 2006, 257.)

118) 奥貫泰正. マネジリアル・マーケティングへの社会的視点の導入に関する考察. 千葉経済論叢.

2011, 45, 1-28.

119) 成木弘子. ソーシャル・マーケティングと保健婦活動(特集 ソーシャル・マーケティングと公衆衛生). 保健婦雑誌. 1996, 52(6), 437-441.

120) 成木弘子, 岩室紳也, 井関利明ほか. 座談会 城山町の保健計画づくりをソーシャル・マーケティングの視点から検証する(特集 ソーシャル・マーケティングと公衆衛生). 保健婦雑誌. 1996, 52(6), 443-457.

121) 吉長元孝. 公衆衛生におけるソーシャル・マーケティングの活用(特集 マスコミュニケーションと公衆衛生). 公衆衛生. 2000, 64(9), 619-623.

122) 小貫大輔. ブラジル村落部におけるコンドーム普及のソーシャル・マーケティング・プログラムに関する研究. 日本＝性研究会議会報. 2001, 13(1), 32-43.

123) 稲岡恵美. IPPF の窓から(4)ザンビア家族計画協会：ソーシャルマーケティングによる避妊具配布. 世界と人口. 2001, 331, 44-47.

124) 武田典子, 中村好男. 身体活動増進のためのソーシャルマーケティング手法の導入：ウォーキングプログラム参加者の特徴. Walking research. 2002, 6, 167-171.

125) 清水猛. 喫煙者行動とマーケティング情報. 三田商学研究. 2003, 46(3), 55-69.

126) U. S. National Cancer Institute. Making health communication programs work. NIH Publication. U. S. Department of Health & Human Services, 2001.(中山健夫監修, 高橋吾郎, 杉森裕樹, 別府文隆監訳. ヘルスコミュニケーション実践ガイド. 日本評論社, 2008.)

127) Berhardt, J. M. Communication at the core of public health. American Journal of Public Health. 2004, 94(12), 2051-2052.

128) World Health Organization. Health promotion glossary. WHO/HPR/HEP/98.1, 1998.

129) 蝦名玲子. 人々を健康にするための戦略：ヘルスコミュニケーション. ライフ出版社, 2013.

130) Viswanath, K., Finnegan, J. R., & Gollust, S."Communication and health behavior in a changing media environment". Glanz, K., Rimer, K. B., & Viswanath, K. eds. Health behavior：Theory, research, and practice. 5th ed., San Francisco, Jossey-Bass, 327-348, 2015.

131) Bryant, J., Zillman, D. Media effects：Advances in theory and research. Hillsdale, Erlbaum, 1994.

132) Tversky, A., Kahneman, D. The framing of decisions and the psychology of choice. Science. 1981, 211(4481), 453-458.

133) Hinyard, L. J., Kreuter, M. W. Using narrative communication as a tool for health behavior change：A conceptual, theoretical, and empirical overview. Health Education & Behavior. 2007, 34(5), 777-792.

134) Kreuter, M. W., Green, M. C., Cappella, J. N., Slater, M. D., Wise, M. E., Storey, D., Clark, E. M., O'Keefe, D. J., Erwin, D. O, Holmes, K., Hinyard, L. J, Houston, T., & Woolley, S. Narrative communication in cancer prevention and control：A framework to guide research and application. Annals of Behavioral Medicine. 2007, 33(3), 221-235.

135) Gerbner, G., Gross, L., Morgan, M., Signorelli, N., & Bryant, J. Growing up with television：The cultivation perspective. Hillsdale, Erlbaum, 1994.

136) National research council. Improving risk communication. Washington DC, National Academy Press, 1989, 14-29.

137) 吉川肇子. リスクとつきあう：危険な時代のコミュニケーション. 有斐閣, 2000, 39-74.

138) 丸井英二. 食物アレルギーに関する食品表示とリスクコミュニケーション. 食品衛生学雑誌. 2010, 51(6), 393-395.

139) 堀口逸子. 福島原子力発電所事故対応としてのリスクコミュニケーションに関する研究. 保健医療科学. 2013, 62(2), 150-156.

140) Townsend, P. B., Whitehead, M., & Davidson, N. Inequalities in health：The Black Report & the health divide. new 3rd ed., London. Penguin Books, 1992.

141) Wilkinson, R. G., Marmot, M. eds. Social determinants of health：The solid facts. 2nd ed., Geneva, World Health Organization, 2003.

142) 近藤克則, 芦田登代, 平井寛, 三沢仁平, 鈴木佳代. 高齢者における所得・教育年数別の死亡・要介護認定率とその性差. 医療と社会. 2012, 22(1), 19-30.

143) 助友裕子, 福田吉治, 今井博久. "都道府県がん対策推進計画の進捗管理". 今井博久編著. 日本のがん対策：「今, 何をするべきか」がわかる本. サンライフ企画, 2012, 34-45.

第2部

健康行動理論の研究と実践

❖

生活を改造しない知識，現実を支配しない理想は
音ばかりして決して射殺することができない弾丸が
猟夫にとって無意味であると同様に無意味である。

❖

（三木清．"語られざる哲学"．人生論ノート 他二篇．角川ソフィア文庫，2017，p.178．）

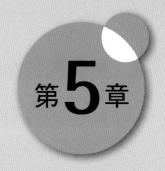

第5章

個人レベル

A 計画的行動理論

1 計画的行動理論研究の特徴

計画的行動理論は，健康行動理論における個人レベルの理論の１つであり[1]，横断研究の結果から介入ポイントが可視化しやすいという特徴をもつ。

たとえば，国内の女子中高生を対象にダイエット行動に着目した横断研究[2]がある。その結果からまずわかったのは，ダイエット行動には，自分がダイエット行動を実行することについて，自分にとって大切な周囲の人がどう考えているか(主観的規範)は，さほど大事ではないという点であった。むしろ，ダイエット行動をすることについて自分でコントロールできると思うこと(行動コントロール感)や，ボディエスティーム，過去のダイエット経験[*1]といった要因が関連していることが示された。著者らは，この結果をふまえ，これらの要因に焦点をあてた健康教育が必要であるとしている。

米国の思春期の生徒を対象にした研究[3]もある。生徒が家族と夕食をともにする共食頻度には，できるだけ一緒に食べたいという意図(行動意図)と，自分の家族はそろって食事をすることが重要であると考えていること(主観的規範)との間に，正の関連がみとめられた。一方，行動コントロール感の１つとして，家族と共食する時間をつくることが難しいという要因とは，負の関連があることが示された。

この結果から，家族との共食を促す教育介入を行う際の介入ポイントとして，次の点を著者らは指摘している。

(1) 家族と一緒に食事をしたいという行動意図を高めること
(2) 限られた時間内に共食するための行動力やスキルを身につけてもらうこと
(3) 生徒にはたらきかけるだけでなく，家族に対しても家族で一緒に食べることの重要性を示し，ソーシャルサポートを促すこと

このように，まずは横断研究を行い，その結果をふまえて介入ポイントを定めることにより，介入研究を実施するという流れが可能になる。繰り返しになるが，本理論は，横断研究から介入研究へと展開する際に有用な理論である。

2 日本における計画的行動理論に関するおもな書籍

計画的行動理論に特化した日本語の書籍は今のところみあたらない。しかし，保健学や，健康教育・ヘルスプロモーション関連分野，さらにはその周辺領域の教科書や専門書においてよく取り上げられている。紹介の内容は本書の第１部と同レベルであ

[*1] ただし，ボディエスティームと過去のダイエット経験は，計画的行動理論とは別に設定された変数である。

るため，詳細は割愛するが，代表的な書籍として以下のものがある。

(1) 日本健康教育学会の初代理事長であった宮坂忠夫らによる『健康教育論』[4]
(2) 日本健康教育学会編の『健康教育：ヘルスプロモーションの展開』[5]
(3) 松本千明による『医療・保健スタッフのための健康行動理論の基礎』[6]

　海外（おもに米国）で出版された書籍で，日本語訳が出版されている書籍としては，以下のものがある。

(4) グランツ（Glanz, K.）ら著の『Health Behavior and Health Education』を訳した『健康行動と健康教育：理論，研究，実践』[7]
(5) 米国の登録栄養士養成における栄養教育学の教科書としても用いられているコンテント（Contento, I. R.）著の『Nutrition Education：Linking Research, Theory, and Practice』を訳した『これからの栄養教育論』[8]

　計画的行動理論が紹介されている書籍は比較的多いものの，そのなかで紹介されている研究や実践への応用例は，ほとんどが米国を中心とした欧米諸国の例である。日本人を研究対象としてまとめられた書籍は，きわめて少ない。

3 ｜ 日本人を対象とした計画的行動理論を用いた研究

　日本における計画的行動理論の説明を含む日本語の書籍は，2000年代初頭からみられる。一方，日本人を対象になされた計画的行動理論研究は多くはない。2018年3月現在，医学中央雑誌でキーワードを「計画的行動理論」，条件を「会議録除く」として検索すると，最も古いものとして2004年に2件ある。以降，2005～2009年に3件，2010～2014年に16件，2015年以降が6件と，2010年以降に徐々に増えてはいる。研究デザインとしては，横断研究が大半を占めており，介入研究は少ない。

1）横断研究

　日本人を対象とした計画的行動理論による横断研究事例の概要を**表5-1**に示す。以下に，これらの研究を参考にしながら，横断研究を行う際の測定項目や解析方法のポイントを整理して述べる。

　表5-1で取り上げた論文の研究対象には，大学生や一般成人に加え，中高生や助産師もみられる。行動に影響を与える信念や態度を細かく把握するために，大学生以上の年代を対象とする研究が多いのは確かである。しかし，海外では中高生を対象とした研究[3,15-17]も多くなされている。今後，日本でも，中学生以上を対象とした研究が増えるかもしれない。

　研究のテーマとなる行動は多彩である。**表5-1**にあるように，よくみられるのは，運動や，うつ状態に陥った際の援助要請行動，ダイエット行動，食行動などである。加えて，小学生の保護者を対象とした「死の準備教育（Death Education）」を行うという行動や，助産師を対象に「妊婦の性生活に関する健康教育」を行うという行動を

166 | 第 2 部　健康行動理論の研究と実践

表5-1　日本人を対象とした計画的行動理論を用いた横断研究

著者	対象	行動	行動意図	態度
大嶋ら (2016)[9]	助産師	妊婦の性生活に関する健康教育(以下, 健康教育)をどの程度実施しているか	健康教育を実施したいと思うか　1項目	・健康教育の必要性を感じた経験はあるか ・ネガティブな気持ち(恥ずかしさ, 抵抗感, 妊婦のプライバシーの侵害になるか)　3項目 →計4項目
Myint ら (2015)[2]	女子中高生	ダイエット行動(6項目からなるダイエット行動尺度)	この先1か月にダイエットをしようと思うか　1項目	ダイエットすることは, ・悪いか良いか ・害があるか有益か ・楽しくないか楽しいか →計3項目
角ら (2012)[10]	小学4〜6年生児童の保護者	これまで自分の子どもにDeath Education(以下, D.E.)を行ったことの有無	自分がD.E.を行うことへの意欲の有無　1項目	・D.Eへの関心 ・子どもへのD.E.の必要性 ・D.E.は子どもにどのような影響を与えるか : いのちの尊さを実感する, 自分を大切に思う, 生きることの意味を考える, 自殺を予防する, いじめを予防する, 死に対して不安・恐怖感を持つ　6項目 →計8項目
小倉ら (2011)[11]	中年期女性	(うつ状態に陥った際の援助要請行動)測定はなし	詳細の記載なし	このような状態になったとき, 私が心理相談を行う専門家によるカウンセリングを受けることは ・必要だ……必要でない ・役に立つ……役に立たない ・良い……悪い →計3項目
橋本 (2010)[12]	社会人大学生	身体活動得点(Kasariの運動の実施頻度, 時間, 強度から算出する方法を用いた)	1か月以内に少なくとも, 週3回以上, 1回20分以上の運動・スポーツ(以下, 運動・スポーツ)をするか　1項目	・運動やスポーツ活動をするとしたら, どのような気持ちになるか(悲しい……うれしい, 暗い……明るい, 苦しい……楽しい, 悪い……良い, 不機嫌な……上機嫌な, 嫌い……好き, ゆううつな……うきうきした, うっとうしい……すがすがしい) →計8項目
橋本ら (2008)[13]	大学生	運動行動(Godinの余暇時間の運動行動評価票を用いた)	・今後6か月間運動する予定であるか ・6か月以内に運動を始めるよう努力する意思があるか →計2項目	・運動することはどの程度役立つことだと思うか(評価) ・運動することはどの程度楽しいことだと思うか(感情) →計10項目
西尾ら (2008)[14]	大学生	<食物入手> 栄養のことを考えた食事摂取の行動段階　1項目 <食情報入手> 栄養に関する情報入手の行動段階　1項目	<食物入手> 栄養のことを考えた食事を食べようと思うか　1項目 <食情報入手> 栄養に関する情報を入手しようと思うか　1項目	<食物入手> 栄養のことを考えた食事を ・食べることに関心があるか ・食べることは重要か ・食べることは健康づくりに役立つと思うか →計3項目 <食情報入手> 栄養に関する情報を入手すること ・に関心があるか ・は重要か ・は健康づくりに役立つと思うか →計3項目

主観的規範	行動コントロール感	変数間の関連性検討のための解析方法	関連性
・先輩助産師/同僚助産師が，健康教育を助産師が行うべきである/しなくてもよいという思いをどのくらい認知しているか　4項目 ・妊婦/妊婦の夫が健康教育を助産師にしてほしい/しなくてもよいという思いをどのくらい認知しているか　4項目 →計8項目	・健康教育を行うという行動を妨げる環境（実施が難しかった経験）2項目 ・行動するために必要な能力（知識/助産診断能力/指導技術）の自信　3項目 →計5項目	因子分析，パス解析	・個別健康教育 －必要性の認識と助産師からの期待で意図を約60%説明 －助産師からの期待と能力の自信で行動を約51%説明 ・集団健康教育 －必要性の認識のみで行動意図を約75%説明 －行動意図と能力の自信で行動を約42%説明
・記述的規範：友達が頻繁にダイエットしている，私のクラスの女子はダイエットしている　2項目 ・命令的規範：母親/姉妹/兄弟/親友/同じクラスの女子/同じクラスの男子家族や友人が私がダイエットすべきと思っているか×その人の考えるように行いたいか　6項目 ・代表的規範：食品広告のモデル/雑誌のモデル/私の好きなテレビパーソナリティ/私の好きな女性歌手はとても細い×彼女（たち）のようになることは悪いか良いか　4項目 →計12項目	・近い将来ダイエットをすることは簡単か難しいか ・ダイエットをするとしたら続ける自信がある →計2項目	相関分析，重回帰分析	・行動意図にとくに関連の強い項目は，過去のダイエット行動，行動コントロール感であった。 ・行動にとくに関連の強い項目は，過去のダイエット行動，ボディエスティーム，行動コントロール感であった。
・子どもへのD. E.を家庭で行うべきか ・子どもへのD. E.を親が行うべきか →計2項目	・子どもへのD. E.行動に対する困難感 ・子どもへのD. E.行動における支援の必要性 →計2項目	χ^2検定ロジスティック回帰分析	・行動と行動への意欲は有意に関連していた。 ・行動への意欲と有意な関連がみられたのは，D. E.への関心，D. E.は子どもにどのような影響を与えるかの「生きることの意味を考える」，D. E.行動に対する困難感であり，そのなかでもD. E.への関心が最も強く影響していた。
このような状態になったとき，私にとって大切な人の多くは，私が心理相談を行う専門家によるカウンセリングを ・受けた方がよいと考えるだろう ・受けてほしくないと考えるだろう ・受けるべきである……受けるべきでない，と考えるだろう →計3項目	このような状態になったとき，私が心理相談を行う専門家によるカウンセリングを受けることは，私にとって ・容易である……困難である ・可能だ……不可能だ ・やろうと思えばできる……やろうと思ってもできない →計3項目	相関分析，階層的重回帰分析	・行動意図には，態度と統制認知（行動のコントロール感）が有意に関連していた。
・運動・スポーツをすることを重要な他者（家族/親友/周囲の人）が期待していると思うか　3項目 ・重要な他者（上記と同様）の期待に応えたいか　3項目 →計6項目	運動・スポーツを ・するかどうかを自分で決められるか ・することは易しい……難しい ・したいなら，週3回20分間以上することができる ・するかどうかは，まったく私次第である →計4項目	相関分析，階層的重回帰分析	・行動意図には，学生は主観的規範と行動の統制感に有意な関連がみられ，社会人では行動の統制感が有意に関連した。 ・行動には，社会人において行動の統制感が有意に関連した。
・友達の多くは「私が週に最低3回は運動すべきだと感じている」 ・私の家族のほとんどは「私が週に最低3回は運動すべきだと感じている」 →計2項目	・運動をするのに必要な資源（体力や環境など）をもっている ・私にとって運動するのは簡単なことである →計2項目	相関分析	以下の変数間に有意な相関あり（カッコ内は相関係数 r） ・行動-行動意図(0.40) ・行動-行動の統制感(0.19) ・行動意図-態度(0.40)，主観的規範(0.21)，行動の統制感(0.41)
<食物入手> ・家族/友人/大学の先生が，あなたが栄養のことを考えた食事を食べることについてどのように考えていると思うか →計3項目 <食情報入手> 家族/友人/大学の先生が，あなたが栄養に関する情報を入手することについてどのように考えていると思うか →計3項目	<食物入手> ・栄養のことを考えた食事（朝食/昼食/夕食）を食べることができると思うか（セルフエフィカシー） ・栄養のことを考えた食事を食べることは面倒くさいと思うか ・栄養のことを考えた食事を準備することは面倒くさいと思うか ・栄養のことを考えた食事を食べることは難しいことだと思うか →計6項目 <食情報入手> 栄養に関する情報を入手すること ・ができると思うか（セルフエフィカシー） ・は面倒くさいと思うか ・は難しいことだと思うか →計3項目	因子分析，重回帰分析	・食物入手行動には，朝食摂取行動，行動意図および態度が正の関連，行動コントロール感のうち面倒くささが負の関連を示した。 ・食情報入手行動には，コントロール感のみが正の関連を示した。

とりあげた研究もある。このように，計画的行動理論は「行動意図」を伴うさまざまな健康行動に適用が可能である。

表5-1で示したように，計画的行動理論における「行動」「行動意図」「態度」「主観的規範」「行動コントロール感」の各コントラストの測定尺度も多くある。

①**行動**　1項目のみで行動の実施頻度をたずねたもの[9,10,14]，既存の尺度を用いたもの[2,12,13]がある。

②**行動意図**　行動をしたいと思う[9]，しようと思う[2,14]，意欲がある[10]，するだろう[12]，予定である[13]，意思がある[13]，とさまざまなたずね方や回答肢を選んでもらう方法がある。

③**態度**　測定する場合は，行動することの有益性[2,11,13,14]，必要性[9-11]，よしあし（よいかわるいか）[2,11,12]，楽しさ[2,12,13]，関心[10,14]などを複数組み合わせて用いることが多い。

④**主観的規範**　研究対象者にとって「重要な人物」が，対象者がある行動をとることについてどのように考えているかを測定する必要がある。具体的な「重要な人物」としては，家族[2,12-14]と友人[2,12-14]が多い。同僚[9]，先生[14]，メディア[2]を含む場合もある。

⑤**行動コントロール感**　行動することのプラスの面に対する認知としては，社会的認知理論における「セルフエフィカシー」測定尺度を用いる。なお，行動することのマイナス面に対する認知として，ヘルスビリーフモデルの「知覚された障害」と似ている概念であることが指摘されている[8]。実際，行動への自信やできるという気持ちといった「セルフエフィカシー」に関する項目を含む研究が多くみられる[2,9,11,12,14]。
表5-1に示した論文のすべてにおいて，行動することが難しいか，またその対極として簡単であるかについての項目が含まれている[2,9-14]。

研究対象や行動の種類によって，コンストラクトの具体的な測定項目は異なる。しかし，行動の種類が異なっていたとしても共通する項目はある。この理論に基づいて測定項目や尺度を選ぶ際には，先行研究を参考にしながら，最適の項目・尺度を検討する必要がある。

調査後に，コンストラクト間の関連を検討する際には，どのような解析方法が用いられているだろうか。**表5-1**で取り上げた論文のなかで多く用いられていたのは，相関分析[2,11-13]と(階層的)重回帰分析[2,11,12,14]であった。

大学生と社会人の運動行動に着目した研究[12]においては，合理的行動理論に対する計画的行動理論の優位性を確認するために，階層的重回帰分析を用い，「行動」と「行動意図」に影響する要因を段階的に分析している。この研究では，まず合理的行為理論のコンストラクトを用いた検討を実施し，ついで計画的行動理論のコンストラクトを用いた検討，すなわち「行動コントロール感」を追加した検討を行っている。

このほかに，パス解析[9]やロジスティック回帰分析[10]を用いた報告もある。

ここで，妊婦の性生活に関する，助産師による個別教育と集団教育という2つのタ

イプの健康教育行動への影響要因について，パス解析を用いて検討した事例をみてみよう[9]。個別教育では，「必要性の認識」(態度)と「助産師からの期待」(主観的規範)が，「健康教育を実施したいと思うか」という「行動意図」を約60%説明していた。「助産師からの期待」(主観的規範)と「能力の自信」(行動コントロール感)で行動については約51%説明していた。一方，集団教育については，「必要性の認識」(態度)のみで行動意図を約75%説明していた。「行動意図」と「能力の自信」は行動を約42%説明していた。

このように，個別教育と集団教育に共通していたのは，「必要性の認識」(態度)が行動意図を強化している点と，「能力の自信」(行動コントロール感)が行動を強化している点であった。さらに個別教育では，主観的規範が直接行動に影響していたのに対し，集団教育においては，行動意図が行動に影響を与えていた。

2）介入研究

日本人を対象とした介入研究は少ない。ここでは，健康な子どもを対象とした健康教育[18]と，糖尿病患者を対象とした教育プログラム[19]の例を紹介する。

前者は，小学校と大学が連携し，小学4年生とその保護者を対象にした食事・運動等の健康教育介入研究である。介入は1回単独約2時間で，児童が健康づくりの仲間をみつけ，大学生が実施した健康教育で学んだ知識を仲間に伝えるというものである。そして，両者が食事や運動へのやる気をおこすこと，すなわち，「行動意図」を高めることを目ざした。それによって健康行動が継続できるようにするためである。「行動意図」を高めるための介入としては，「態度」「主観的規範」「行動コントロール感」を高めるアプローチを行った。

アプローチの第1として，健康教育および健康行動アンケートを実施した。さらに健康ニュースを発行し，健康は高い価値をもつものであり，介入によって始められた行動は健康をもたらすという「信念」が身につくようにはたらきかけた。第2に，児童が仲間と学習したり大学生から学んだりすることによって，「重要な人物」の気持ちに従い，行動すべきと思えるようになることを期待した。第3に，協同学習や仲間との対話を促すことにより，その行動に必要な技術や資源を獲得し，行動が簡単にできると思えるようにはたらきかけた。結果として，食行動のうち，昼食で食べる野菜の種類数および夕食のおかずの種類に有意な変化がみられた。ただし，運動などの他の健康行動には有意な変化がみられなかった。

糖尿病患者を対象とした教育プログラムの例は，2型糖尿病をもつ壮年期(35歳以上65歳未満)の男性有職者を対象に，血糖自己管理への行動意図促進を目ざした介入研究である[10]。1回15〜30分，計3回の看護師による個別教育による介入が行われ，3回の教育によって，治療・行動変容・行動維持のための「態度」の改善と，家族や医療従事者による「主観的規範」の獲得，血糖コントロール・食事療法・行動変容に対する「行動コントロール感」の強化を目ざした。「態度」については疾患の理解と現

状の認識，問題点の気づきに注目した。「主観的規範」については，周囲の期待に対する受けとめをすることを，「行動コントロール感」については，自己管理を「簡単と思うこと」「必要な資源と技術をもつこと」を促した。結果として，介入群($n=17$)では対照群($n=18$)に比べて，糖尿病自己管理得点および糖尿病自己効力得点が有意に上昇した。また，空腹時血糖および HbA1c 値も有意に改善した。

いずれの研究も，介入内容において計画的行動理論の視点を取り入れたものである。介入効果を評価する際，「行動」の介入前後の変化については検討していた。しかしながら，「行動意図」「態度」「主観的規範」「行動コントロール感」については，評価指標として含んではいなかった。これらも評価指標として組み込むことによって，どのコンストラクトが介入によって改善したかがわかる。その変化が良好な行動の変化にいかに影響したかを確認することも可能となる。

4 ｜ 今後の展望

日本人を対象とした計画的行動理論研究はまだ少ない。しかも横断研究がほとんどで，介入研究はまれである。研究の質も十分ではない。大学などの紀要に掲載された論文が多く，学術雑誌に掲載された論文は少ない。一方，諸外国では，一定量の研究の蓄積があり，システマティックレビュー論文もある。また，飲酒行動[20]や食行動[21]についての横断研究や，食関連の介入研究[22]に関するものもある。日本人を対象とした研究の蓄積が今後必要である。

Ⓑ トランスセオレティカルモデル

1 ｜ 日本におけるトランスセオレティカルモデルの普及と発展

トランスセオレティカルモデル(Transtheoretical Model；**TTM**)は，1980年代，プロチャスカ(Prochaska, J. O.)らによって開発された。TTM が日本に紹介されたのは，生活習慣病対策に重きをおきはじめた 1990 年代後半である。

生活習慣病は従来「成人病」とよばれていたが，この名称では成人になるとやむをえずかかる疾病と受けとられかねない。また，この名称を使っていたのでは，生活習慣改善の意識を高められない。そこで，当時の厚生省は，1996年に公衆衛生審議会の答申を受け，1997年に「成人病」を「生活習慣病」へと改称することを提唱した。その結果，国民の生活習慣改善への意識は高まった。さらに，保健医療従事者による行動変容を促す指導や教育への関心も高まり，「行動科学」や「行動変容」といった言葉も一般的に聞かれるようになった。

1998年には，厚生労働科学研究費補助金による「行動科学に基づいた生活習慣改

善支援のための方法論の確立と指導者教育養成に関する研究（研究代表者：中村正和氏；大阪がん予防検診センター調査部長〔当時〕）[*2] により，日本でも TTM 研究が始まった。

　翌 1999 年には，厚生省による個別健康教育モデル事業も実施された。行動科学理論やモデルを用いた生活習慣改善支援研究および実践の開始である。なかでも，行動変容モデルとしての TTM は，理解しやすく実践的でもあり，健康教育の実践現場でも取り入れられるようになった。

　2000 年には，日本人を対象とした TTM を用いた研究論文が発表され[1]，TTM に関する海外文献の論文レビューも報告されている[2]。2003 年には，早稲田大学で開催された日本健康心理学会第 15 回大会（会長：春木豊；早稲田大学教授〔当時〕）にプロチャスカが招聘され，講演を行った[3,4]。プロチャスカは，招待講演にて，日本でも肥満や糖尿病が増加することを懸念し，今後の保健医療従事者の行動変容を促す知識とスキルの習得と，健康心理学者の活躍の必要性を強調した[3]。

　2008 年度に厚生労働省が始めた「特定健診・特定保健指導」制度によって，TTM は，さらに国内で普及した。これは，生活習慣病の予防・早期発見を目的に，内臓脂肪型肥満に着目した制度であり，医療保険者の参加が義務付けられた制度でもある。

　実施ガイドラインとして「標準的な健診・保健指導プログラム」が作成され[5]，健診時の質問票（標準的な質問票）のなかに，生活習慣改善の準備性をたずねる質問項目として TTM が採用された。これにより，保健指導にあたる保健師や管理栄養士などは，この項目を活用した生活習慣改善支援をするために，TTM を学ぶ必要が出てきた。国家資格である保健師や管理栄養士については，国家試験問題としても，過去に TTM が取り上げられている。

2 ｜ トランスセオレティカルモデルに関する書籍

　プロチャスカが執筆した書籍のうち，いくつかは邦訳され，日本でも紹介されている。例として，米国で 1994 年に出版された『Changing for Good』がある[6]。この本はペーパーバックであり，一般向けの本だが，TTM の開発にいたった経緯も書かれており，読み物としても面白い。これが『チェンジング・フォー・グッド』というタイトルで，2005 年に日本で発行された[7]。監訳者の中村正和（大阪府立健康科学センター健康生活推進部長〔当時〕）が，スタンフォード大学で開催された研修会で原書を知り，日本語訳にいたったものである。日本語版では，原書にない日本語用語集と研究紹介のページも含まれている。

　『Changing for Good』の発行から 22 年たった 2016 年，プロチャスカは，結婚 50 周年という記念の年に，同じく TTM の研究者である妻（Prochaska, J. M.）と『Chang-

---

＊2　1998（平成 10）〜2000（平成 12）年度および 2001（平成 13）〜2002（平成 15）年度。

ing to Thrive』を出版した[8]。本書も『Changing for Good』と同様にペーパーバックであり，一般向けに書かれた読みやすい本である。

プロチャスカは，『Changing for Good』を執筆した時点で，病気や健康リスク行動がないということを健康ととらえていた。しかしやがて，人々にとって大切なことはウェルビーイングと幸福(well-being and happiness)であることを強調するようになった。その変化に伴い，健康リスク行動をかえることがよいこととする『Changing for Good』から，成長や成功へ向けた行動変容に価値をおく『Changing to Thrive』へとタイトルが変更になった。『Changing to Thrive』はプロチャスカによる研究の集大成である。同時に，プロチャスカの TTM に対する想いも知ることができる一冊である。

これ以外にプロチャスカの著書として，第8版と版を重ねている『Systems of psychotherapy：A transtheoretical analysis』があげられる[9]。本書の初版は 1979 年に出版されている。2007 年に出版された第6版の日本語版は，2010 年に『心理療法の諸システム：多理論統合的分析』というタイトルで出版されている[10]。このタイトルが示すように，本書は心理療法の実践家と研究者のためのものであり，多様な心理療法を横断・統合して解説している。また，複数ある心理療法を比較し，違いを明確にするとともに，共通点を抜き出し，統合的枠組みを提案している。まさに，TTM の本質である。理論的な解説だけでなく，ケーススタディも含まれていることから，専門書でありながらも，実践家にも広く読まれている。

そのほかに，2001 年にバーバンク(Burbank, P. M.)らが執筆した『Promoting Exercise and Behavior Change in Older Adults：Interventions With the Transtheoretical Model』が TTM 関連書籍としてあげられる[11]。高齢者に対する運動支援で必要となる生理学的な内容のほか，TTM の概要や研究，および TTM を用いた実践方法も解説されている。本書も 2005 年に邦訳されており，『高齢者の運動と行動変容：トランスセオレティカルモデルを用いた介入』として発行されている[12]。

日本人著者による TTM 解説書もまた，多数出版されている。それらは，理論的に学ぶ図書[13,14]と，実践に活用する図書[15-17]に大別できる。加えて，「管理栄養士国家試験出題基準」の一分野である「栄養教育論」を解説しているテキストや，特定健診・保健指導のための図書にも，必ず TTM の解説がある。

3 ｜ トランスセオレティカルモデルに関する用語

1）TTM の日本語訳の変遷

TTM が日本で紹介されるにあたり，さまざまな日本語訳が使われた。紹介された当初は，行動変容段階モデルとよばれることが多かった。TTM が "Stage of Change Model" とされていたことがその背景にある。それ以上に，行動変容の過程を準備性で段階に分けるという TTM の基本をあらわしているため，わかりやすかったという

理由もある。

　しかし，「段階」と訳したことにより，坂道をらせん状に登るイメージではなく階段をイメージさせてしまった。そこで，"Stage"をそのまま「ステージ」と訳し，"Stage of Change Model"を「変容ステージモデル」と訳すこともある。

　また，各変容ステージ(変容段階)を「期」と訳した場合にも，一定の期間をイメージさせてしまう。そこで，「期」ではなく，準備ステージのように「ステージ」を用いる訳も使われている。

　ここまで"Stage of Change Model"を訳す際の変遷をみてきたが，"Transtheoretical Model"自体も，多理論統合モデルや，理論横断モデル，汎理論的モデルなどと，いくつかの訳がある。いずれも，複数の理論を横断的に統合したモデルという意味を反映させている。一方，これらを用いず，カタカナでトランスセオレティカルモデルとする文献も多く，本書でもこれを採用している。

2) 変容ステージの日本語訳の変遷

　変容ステージ(Stages of Change, 変容段階)にも，いくつかの訳がある。たとえば"Precontemplation"には，無関心ステージ(無関心期)と前熟考ステージ(前熟考期)という2種類の訳がある。導入当初は，「熟考」という言葉が日常的に用いられず，「無関心」のほうがわかりやすいという理由から，「無関心」が用いられ，広まった。ところが，TTMにおける"Precontemplation"の定義は「6か月以内に実行する意思がない」というものであり，まったくの無関心ということではない。したがって，「熟考(よく考える)前」を意味する「前熟考」が専門書や研究場面では用いられはじめた。あわせて，「前熟考」を使う場合は「熟考」を，「無関心」を使う場合は，関心」が通常用いられている。

　"Action"も，実行ステージ(実行期)以外に，行動ステージ(行動期)や変容期と訳される場合がある。しかし，準備ステージから実行ステージに移行する過程でみられる目標宣言においては，「目標を行動(あるいは変容)する」ではなく，「目標を実行する」というため，「実行」の訳を用いたほうがわかりやすい。

　また，"Processes of Change"についても，変容プロセスや変容過程といったさまざまな日本語訳が用いられている。

　いずれにしても，日本語訳にとらわれず，意味を理解することが重要である。

4 ｜ 変容ステージの測定項目

　TTMを用いた研究と実践のどちらも，変容ステージをどのようにはかるかという点は重要である。変容ステージをはかる際には，次のようなポイントがある。

　①**準備性**　行動変容に対する準備性をたずねる際には注意を要する。たとえば，「野菜に関心があるか」という質問と，「野菜を摂取することに関心があるか」という質問

では回答は異なってくる。ここでは，一般的な話として聞くのではなく，「回答者自身」が行動をかえることの準備性をたずねる必要がある。

②行動の把握　回答者が対象となる行動を正しく把握できるようにたずねなければならない。TTM はもともと禁煙教育のために開発された。喫煙行動の「吸う」か「吸わない」かは，回答者が嘘をつかない限り，間違った回答にならない。それに対して，「野菜を1日350 g 摂取する」という行動を把握する場合，回答者が自分自身で1日350 g の野菜を摂取できているかを把握していなければ正確な回答はできない。このように，喫煙以外の健康行動に適用させる場合には，配慮が必要である。

③行動の限定　対象となる行動を限定する必要がある。たとえば，「生活習慣を改善するつもりがあるか」という問いには問題がある。回答者は食生活を6か月以内に改善したいと思っていても，運動習慣については改善したいと思っていないかもしれない。その場合，正確に回答することはできない。複数の健康行動は互いに関連し合っており，共起(co-action)することが知られている[18]。日本の調査においても，生活習慣の変容ステージは，運動の変容ステージとは一致していた一方で，食行動に関してはすべてが一致しているわけではなかったという報告がある[19]。

変容ステージをはかる方法には，①定義を示してそのなかから1つを選択させる方法(▶**表5-2**の**「運動」**)と，②アルゴリズムを用いる方法(▶**図5-1**)とがある。選択肢から1つのステージを選択させるものの代表として，特定健診・保健指導で用いられる質問票の項目があげられる。アルゴリズムを用いる方法の場合は，まず現在の行動をたずね，ついで対象となる行動を実施している場合と実施していない場合に分け，現在の準備性をたずねる。

変容ステージを調べる際は，目的によって，定義を一部改変し，たずねることがある。たとえば，**表5-2**の**「禁煙」**の変容ステージについては，「関心があるが，今後6か月以内に禁煙しようとは考えていない」とした TTM の前熟考ステージの定義にそった選択肢のほかに，「関心がない(無関心ステージ)」というステージについてもたずねている。

TTM の前熟考ステージの定義は，まったくの無関心ではなく，6か月以内に行動変容を考えていないというステージである。そこで，サブタイプとして，"immotive"というステージがあることが指摘されている[20]。"immotive"は，行動変容のデメリットが高く，セルフエフィカシーが低い[21]，いわゆる準備性が最も低い状態である。"immotive"は，日本語では「無関心ステージ(無関心期)」と訳され，紹介されている[22]。

禁煙行動以外では，対象となる行動の定義を示したたずね方が一般的である。回答者によってイメージする行動が異なると，研究や準備性に応じた支援もできないためである。たとえば，毎日実行することを要求しない行動については，運動では定期的な運動を「週2日以上」と示し(▶**表5-2**の**「運動」**)，対象となる行動を明確にしている。また，自分の摂取量を把握しにくい野菜摂取行動では，野菜1皿の目安を A4 カ

表5-2 変容ステージの項目例

行動	測定項目	ステージ
運動[23]	1. あなたの過去6か月及び現在，これから先の運動の実施状況や考え方について当てはまるものを1つお選び下さい。なお，『定期的な』※とは週2〜3回以上，1回20〜30分以上のことを意味します。	
	①私は現在，運動をしていない。またこれから先もするつもりはない	→前熟考ステージ
	②私は現在，運動をしていない。しかし，近い将来(6か月以内)に始めようと思っている	→熟考ステージ
	③私は現在，運動をしている。しかし，定期的ではない	→準備ステージ
	④私は現在，運動をしている。しかし，始めてから6か月以内である	→実行ステージ
	⑤私は現在，定期的に運動をしている。また，6か月以上継続している	→維持ステージ
	※現在は，「健康づくりのための身体活動基準2013」の定義にあわせ，「30分以上，週2日以上」とたずねるケースが増えている。	
禁煙	1. タバコを吸いますか。	
	①吸う(吸い始め　　歳)	
	②やめた(　　年前/　　か月前)　→禁煙期間により，実行ステージまたは維持ステージ	
	③吸わない	
	2. 「吸う」と答えた方のみお答えください。あなたは禁煙することにどのくらい関心がありますか。	
	①関心がない	→無関心ステージ
	②関心があるが，今後6か月以内に禁煙しようとは考えていない	→前熟考ステージ
	③今後6か月以内に禁煙しようと考えているが，この1か月以内に禁煙する考えはない	→熟考ステージ
	④この1か月以内に禁煙しようと考えている	→準備ステージ
健診・検診受診[25]	1. 健診・検診とは，健康診査・各種がん検診(胃がん・子宮がん・肺がん・乳がん・大腸がんなど)・人間ドック・結核検診などのことを指します。これらは，健康や生命に重大な影響をもたらすと考えられる生活習慣病やがんなどの疾病の早期発見・発症防止および健康の保持増進を目的として行われています。あなたは，今現在，その健診・検診を受診することについてどのようにお考えですか	
	①今までに健診・検診は受けたことはなく，将来的にも受けようと思っていない	→前熟考ステージ
	②1年以上前に健診・検診を受けたが，これから先1年以内に受けようと思っていない	→逆戻りステージ
	③この1年間に健診・検診を受けたが，またこれから先1年以内に受けようと思っていない	→逆戻りリスクステージ
	④今までに健診・検診を受け，またこれから先1年以内には受けようと思っている	→熟考ステージ
	⑤この1年間に初めて健診・検診を受け，またこれから先1年以内に再び受けようと思っている	→実行ステージ
	⑥定期的に健診・検診を受けており，またこれから先1年以内にも再び受けようと思っている	→維持ステージ

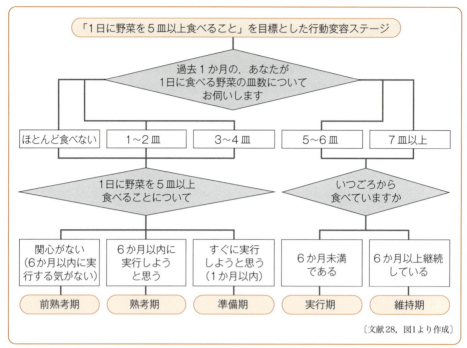

図5-1 「1日に野菜を5皿以上食べる」行動変容ステージアルゴリズム

ラーの別紙を提示して質問したりしている(▶図5-1)。

対象となる行動や対象者によって，変容ステージの定義をかえてたずねているものもある。たとえば，年に数回の行動を継続させる行動である健診・検診受診行動では，準備ステージを除き，逆戻りステージ[*3]と逆戻りリスクステージ[*3]をたずねている(▶表5-2の「健診・検診受診」)[25,27]。

また，子どもを対象に変容ステージをたずねる場合には，ステージの定義である「6か月間」という期間を「2か月間」に短くして質問している。なぜなら，この年代では「6か月間」という期間では想起が難しいことが指摘されているからである[28,29]。

5 日本人を対象としたトランスセオレティカルモデルを用いた研究

先述したように，日本人を対象としたTTMの研究報告は，2000年に入ってからなされている。最初の報告は，禁煙のステージごとに，喫煙行動の特徴を縦断的に調べ

[*3] 逆戻りステージとは，この場合，1年以上前に健診・検診を受けたが，これから先1年以内に受けようと思っていない状態をさす。同様に，逆戻りリスクステージとは，この1年間に健診・検診を受けたが，またこれから先1年以内に受けようと思っていない状態をさす。

た研究である[1]。研究内容は，男性 227 人を対象に，禁煙のステージなどの喫煙行動をたずねるとともに，喫煙の生化学的指標(呼気一酸化炭素濃度，尿中ニコチン代謝物濃度)を測定し，1 年間の追跡調査を行ったというものである。その結果，ステージの上昇とともに，呼気一酸化炭素濃度と，1 日あたりの喫煙本数が減少していたことが報告されている。

　この報告以降，日本人を対象とした TTM の研究は，ストレスマネジメント[30]，運動[31,32]，減量[33]，減塩[34]といった幅広い健康行動で行われ，報告されている。また，運動[2]や運動指導の長期的効果[35]，食行動[36]など，海外の TTM に関する論文を系統的にレビューした論文も日本の雑誌で紹介されている。

　TTM を用いた研究は，対象者の特徴の 1 つとして行動変容の準備性を調べたり，行動変容の評価指標として用いられている。TTM とも関連が深いセルフエフィカシーや意思決定バランスの尺度開発に用いられることも多い。日本においても，セルフエフィカシー尺度には，野菜摂取[37]，運動[32]，ウォーキング[38]などがある。

　たとえば，成人を対象に開発されたウォーキングのセルフエフィカシー尺度[38]は，1 因子 4 項目*4 の尺度からなり，変容ステージが進むほど得点は高くなる。

　意思決定バランス尺度についても，減量[33]，給食関連行動[39]，ストレスマネジメント[29]，バランスのとれた食事[40]，健診受診行動[25]，野菜摂取行動[41]など，幅広い健康行動で開発されている。たとえば，バランスのとれた食事に関しては，小学校高学年を対象に，バランスのとれた食事のメリット 7 項目(からだが大きくなるなど)と，デメリット 6 項目(好きなものが食べられないなど)の意思決定バランス尺度を開発している。

6 | 日本人を対象としたトランスセオレティカルモデルを活用した実践

　TTM を健康教育に用いる場合，まず学習者の変容ステージのアセスメントを行い，それからステージにそった教育を行う。ステージにそった教育とは，変容プロセスを活用するということである。TTM は行動変容のために開発されたモデルであり，変容ステージのアセスメントで終わってしまっては意味がない。変容プロセスを活用してこそ，TTM の活用である。

　変容ステージと変容プロセスの関係については，禁煙行動では，認知的プロセスが準備性の低いステージでみられる。一方，行動的プロセスは後半のステージでみられる。かたや，運動行動と食行動は，認知的プロセスと行動的プロセスともに，ステージが進むにつれ同じように増えることが指摘されている[42]。

＊4 少し疲れているとき，あまり気分がのらないとき，忙しくて時間がないとき，あまり天気がよくないとき，の 4 項目からなる。

以上のことから，禁煙行動以外の健康行動に関しては，禁煙行動で示された変容ステージと変容プロセスの関係にこだわらず，臨機応変に実践するのが現実的である。

日本人を対象とした TTM の実践的研究報告はいくつかある。IT と郵便を用いた生活習慣改善プログラムを例にとってみよう[43]。このプログラムは，参加者の変容ステージに応じた教材が自動的に作成され，参加者に提供されるプログラムである。49名の成人男女を対象に実施した結果，2か月間の継続率は 63.3％であり，継続者の健康も改善された。このように TTM は，個人の行動変容の準備性を把握し，行動変容の支援を行うために用いられることが多い。

一方，集団を対象とする介入にも TTM は活用されている。たとえば，従業員食堂という食環境を活用した TTM の取り組みがある[44]。食品製造企業の工場に勤務する従業員のうち，肥満と判定された 131 人を 2 群に分け，1 群（教育・環境群）には栄養教育と食環境介入を，もう 1 群には食環境の介入のみを行った。介入では最初，全員を前熟考ステージととらえ，食堂に卓上メモを置き，ステージにそった情報提供を行った。提供する情報は 1〜2 か月で変更し，約 11 か月の介入を行った。教育・環境群には，これに加え，ビデオおよび自己学習を約 3 か月間行っている。その結果，教育・環境群において，知識・セルフエフィカシー・行動の変化がみられ，教育的介入と環境的介入をあわせて行うほうがよい結果となっている。

TTM を学校における食育で活用した事例もある[45]。この事例では，アセスメントの結果，よく残す食べ物としてキノコ類をあげた小学 3 年生を対象に，TTM を活用した指導計画をたてた。子どもたち全員を前熟考ステージであると想定し，はじめにキノコ類の調べ学習を行って関心を高め，熟考ステージから準備ステージにかけて，調べ学習の発表およびシイタケの栽培・調理を実施した。そして，実行ステージと維持ステージとして，給食時間で栽培したシイタケを味わい，全校集会で学習成果の発表会を実施した。

この取り組みの結果，よく残す食べ物としてキノコ類を選んだ子どもは，56.1％から 22.0％に減った。また，実施した教員から，「TTM に沿って学習計画を立案することにより，毎時の学習の位置づけと目標が明確になった」という声が聞かれた。ふだん，学習目標の達成を行っている学級担任にとって，行動目標の達成まで進める食育には，TTM はわかりやすく，受け入れられやすいといえる。

◆文 献

A. 計画的行動理論

1) 福田吉治，八幡裕一郎，今井博久監修．一目でわかるヘルスプロモーション．国立保健医療科学院，2008，8-14．

2) Myint, K. Z., Nonaka, D., Jimba, M., Nanishi, K., Poudel, K. C., Yasuoka, J., Miyagi, M., Shinjo, M., Kobayashi, J. Unnecessary Dieting Intention and Behavior among Female Students in Naha City, Japan. Tropical Medicine and Health. 2015, 43(2), 131-140.

3) Eto, K., Koch, P., Contento, I. R., Adachi, M. Variables of the Theory of Planned Behavior

Are Associated with Family Meal Frequency among Adolescents. Journal of Nutrition Education and Behavior. 2011, 43(6), 525-530.

4) 宮坂忠夫, 川田智恵子, 吉田亨編著. 健康教育論. 保健学講座12, メヂカルフレンド社, 1999, 93-96.

5) 日本健康教育学会編. 健康教育：ヘルスプロモーションの展開. 保健同人社, 2003, 67-68.

6) 松本千明. 医療・保健スタッフのための健康行動理論の基礎：生活習慣病を中心に. 医歯薬出版, 2002, 37-46.

7) Glanz, K., Lewis, F. M., & Rimer, B. K. Health behavior and health education. 3rd ed. New York, Wiley, 2002. (曽根智史, 渡部基, 湯浅資之, 鳩野洋子訳. 健康行動と健康教育：理論, 研究, 実践. 医学書院, 2006, 77-119.)

8) Contento, I. R. Nutrition Education：Linking Research, Theory, and Practice. Jones & Bartlett Learning, 2007. (足立己幸, 衞藤久美, 佐藤都喜子監訳. これからの栄養教育論：研究・理論・実践の環. 第一出版, 2015, 108-121.)

9) 大嶋友香, 松岡恵, 西川浩昭. 妊婦の性生活に関する健康教育を行う助産師の意図, 行動に影響する要因：計画的行動理論を用いて. 日本看護科学学会誌. 2016, 36, 64-70.

10) 角智美, 川波公香, 市村久美子. 子どもへのDeath Education行動に関連する親の意識. 茨城県立医療大学紀要. 2012, 17, 41-50.

11) 小倉千尋, 今城周造. 中年期女性における「心理専門家への援助要請」を規定する要因についての検討：計画的行動理論の観点から. 昭和女子大学生活心理研究所紀要. 2011, 13, 33-42.

12) 橋本公雄. 運動継続化の螺旋モデル構築の試み. 健康科学. 2010, 23, 51-62.

13) 橋本公雄, 胡嘉明, 藤永博, Rafer, L. 日中間の学生における精神的健康への計画行動理論の予測力. 健康科学. 2008, 30, 27-37.

14) 西尾素子, 足立己幸, 北川元二, 山中克己. 女子学生の食物入手, 食情報入手行動からみた食生活：N大学管理栄養学部入学生の事例. 名古屋学芸大学健康・栄養研究所年報. 2008, 2, 43-61.

15) Lautenschlager, L., Smith, C. Understanding gardening and dietary habits among youth garden program participants using the Theory of Planned Behavior. Appetite. 2007, 49 (1), 122-130.

16) Gulley, T., Boggs, D. Time perspective and the theory of planned behavior：moderate predictors of physical activity among central Appalachian adolescents. Journal of Pediatric Health Care. 2014, 28(5), e41-e47.

17) Plotnikoff, R. C., Lubans, D. R., Costigan, S. A., & McCargar, L. A test of the theory of planned behavior to predict physical activity in an overweight/obese population sample of adolescents from Alberta, Canada. Health Education & Behavior. 2013, 40(4), 415-425.

18) 徳永龍子, 武敏子, 川上典子, 岩崎房子. 計画的行動理論を応用したこどもと学生で創る健康づくり. 鹿児島純心女子大学看護栄養学部紀要. 2006, 10, 56-69.

19) 山口曜子, 岩間令道. クリニックにおける壮年期有職者への糖尿病個人指導の効果：行動意思を重視した教育プログラム. 糖尿病. 2010, 53(1), 34-41.

20) Cooke, R., Dahdah, M., Norman, P., & French D. P. How well does the theory of planned behaviour predict alcohol consumption? A systematic review and meta-analysis. Health Psychology Review. 2016, 10(2), 148-167.

21) Riebl, S. K., Estabrooks, P. A., Dunsmore, J. C., Savla, J., Frisard, M. I., Dietrich, A. M., Peng, Y., Zhang, X., & Davy, B. M. A systematic literature review and meta-analysis：The Theory of Planned Behavior's application to understand and predict nutrition-related behaviors in youth. Eating Behaviors. 2015, 18, 160-178.

22) Hackman, C. L. Knowlden, A. P. Theory of reasoned action and theory of planned behavior-based dietary interventions in adolescents and young adults：a systematic review. Adolescent Health, Medicine and Therapeutics. 2014, 5, 101-114.

B. トランスセオレティカルモデル
1) 植田紀美子, 中村正和, 城川法子, 木下朋子, 増居志津子, 野上浩志, 大島明. 禁煙準備過程からみた喫煙行動の特徴：喫煙の生化学的指標を用いた分析. 日本公衆衛生学会誌. 2000, 47 (9), 783-791.

2) 岡浩一朗. 行動変容のトランスセオレティカル・モデルに基づく運動アドヒレンス研究の動向. 体育学研究. 2000, 45(4), 543-561.

3) Prochaska, J. O., 山田冨美雄, 堤俊彦. 生活習慣病改善に効果的な「変化ステージモデル」とは何か. 考案者のプロチャスカ先生に聞く. 公衆衛生. 2003, 67(5), 369-375.

4) 竹中晃二. ジェームス・O・プロチャスカ教授招待講演 ステージング：健康行動変化のパラダイムシフト. ヘルスサイコロジスト. 2003, 30. http://jahp.wdc-jp.com/health/nl30.html (参照 2019-03-01)

5) 厚生労働省. 標準的な健診・保健指導プログラム【平成30年度版】. 2018. https://www.mhlw.go.jp/stf/seisakunitsuite/bunya/0000194155.html(参照 2019-03-01)

6) Prochaska, J. O., Norcross, J. C., & DiClemente, C. C. Changing for Good A Revolutionary Six-Stage Program for Overcoming Bad Habits and Moving Your Life Positively Forward. Reprint ed., New York, William Morrow. 2007.

7) Prochaska, J. O., Norcross, J. C., & DiClemente, C. C. Changing for good：a revolutionary six-stage program for overcoming. New York, Avon Books, 1994.(中村正和監訳. チェンジング・フォー・グッド：ステージ変容理論で上手に行動を変える. 法研. 2005.)

8) Prochaska, J. O., Prochaska, J. M. Changing to Thrive：Using the Stages of Change to Overcome the Top Threats to Your Health and Happiness. Minnesota, Hazelden Publishing, 2016.

9) Prochaska, J. O., Norcross, J. C. Systems of Psychotherapy：A Transtheoretical Analysis. Brooks/Cole Publishing Company, 2013.

10) Prochaska, J. O., Norcross, J. C. Systems of psychotherapy：a transtheoretical analysis. 6th ed., Stamford, Cengage Learning, 2007.(津田彰, 山崎久美子監訳. 心理療法の諸システム：多理論統合的分析. 第6版, 金子書房, 2010.)

11) Burbank, P. M., Riebe, D. Promoting Exercise and Behavior Change in Older Adults：Interventions With the Transtheoretical Model. New York, Springer, 2001.

12) 竹中晃二監訳. 高齢者の運動と行動変容：トランスセオレティカル・モデルを用いた介入. ブックハウス・エイチディ, 2005.

13) Glanz, K., Lewis, F. M., & Rimer, B. K. Health behavior and health education. 3rd ed. New York, Wiley, 2002.(曽根智史, 渡部基, 湯浅資之, 鳩野洋子訳. 健康行動と健康教育：理論, 研究, 実践. 医学書院, 2006.)

14) 畑榮一. 行動科学：健康づくりのための理論と応用. 南江堂, 2009.

15) 松本千明. 健康行動理論の基礎. 医歯薬出版, 2002.

16) 個別健康教育ワーキンググループ編, 中村正和, 大島明, 増居志津子共著. 個別健康教育禁煙サポートマニュアル. 改訂版, 法研, 2002.

17) 足達淑子. 行動変容のための面接レッスン行動カウンセリングの実践. 医歯薬出版, 2008.

18) Johnson, S. S., Paiva, A. L., Mauriello, L., Prochaska, J. O., Redding, C., & Velicer, W. F. Coaction in multiple behavior change interventions：consistency across multiple studies on weight management and obesity prevention. Health Psychology. 2013, 33(5), 475-480.

19) 溝下万里恵, 赤松利恵, 山本久美子, 武見ゆかり. 生活習慣変容ステージは健康行動の実施と一致しているか：特定健康診査における標準的な質問票を用いた検討. 栄養学雑誌. 2011, 69(6), 318-325.

20) Anatchkova, M. D., Velicer, W. F., & Prochaska, J. O. Replication of subtypes for smoking cessation within the precontemplation stage of change. Addictive behaviors. 2006, 31(7), 1101-1115.

21) Schorr, G., Ulbricht, S., Schmidt, C. O., Baumeister, S. E., Rüge, J., Schumann, A., Rumpf, H. J., John, U., & Meyer, C. Does precontemplation represent a homogeneous stage category? A latent class analysis on German smokers. Journal of Consulting and Clinical Psychology. 2008, 76(5), 840-851.

22) 新保みさ, 赤松利恵, 玉浦有紀, 武見ゆかり. セルフエフィカシーを用いた体重管理における無関心期の検討. 日本健康教育学会誌. 2012, 20(1), 41-50.

23) 岡浩一朗. 運動行動の変容段階尺度の信頼性および妥当性：中年者を対象にした検討. 健康支援. 2003, 5, 15-22.

24) 厚生労働省健康局がん対策・健康増進課編. 禁煙支援マニュアル. 第二版, 2013. http://www.mhlw.go.jp/topics/tobacco/kin-en-sien/manual2/(参照 2019-03-01)

25) 長塚美和, 荒井弘和, 平井啓. 健康検査・検診受診行動に関する行動の変容ステージと意思決定のバランス. 行動医学研究. 2009, 15(2), 61-68.

26) 串田修, 村山伸子, 入山八江, 堀越和美, 武見ゆかり, 吉池信男. 成人男性における野菜摂取

行動の変容ステージを評価するための日本版アルゴリズムの検討. 栄養学雑誌. 2011, 69(6), 294-303.

27) Rakowski, W., Ehrich, B., Dubé, C. E., Pearlman, D. N., Goldstein, M. G., Peterson, K. K., Rimer, B. K., & Woolverton, H. Screening mammography and constructs from the trans-theoretical model：Associations using two definitions of the stages-of-adoption. Annals of Behavioral Medicine. 1996, 8(2), 91-100.

28) Walton, J., Hoerr, S., Heine, L., Frost, S., Roisen, D., Berkimer, M. Physical activity and stages of change in fifth and sixth graders. The Journal of school health. 1999, 69(7), 285-289.

29) 工藤晶子, 野津有司. 中学生におけるストレスマネジメントの変容ステージと意思決定バランスの尺度開発. 日本健康教育学会誌. 2012, 20(2), 87-98.

30) 中村菜々子, 岡浩一朗, 木下直子, 竹中晃二, 上里一郎. 高齢者におけるストレス・マネジメント行動の変容段階と抑うつ症状との関連. ストレス科学：日本ストレス学会誌. 2002, 17(3), 185-193.

31) Wakui, S., Shimomitsu, T., Odagiri, Y., Inoue, S., Takamiya, T., & Ohya, Y. Relation of the stages of change for exercise behaviors, self-efficacy, decisional-balance, and diet-related psycho-behavioral factors in young Japanese women. The Journal of Sports Medicine and Physical Fitness. 2002, 42(2), 224-232.

32) 岡浩一朗. 中年者における運動行動の変容段階と運動セルフエフィカシーの関係. 日本公衆衛生雑誌. 2003, 50(3), 208-215.

33) 赤松利恵, 大竹恵子, 島井哲志. 減量における意思決定バランス尺度と行動変容の段階：減量の意思決定バランス尺度(DBI)日本版作成と信頼性, 妥当性の検討. 健康心理学研究. 2003, 16(2), 1-9.

34) Tamaki, J., Kikuchi, Y., Yoshita, K., Takebayashi, T., Chiba, N., Tanaka, T., Okamura, T., Kasagi, F., Minai, J., Ueshima, H., & HIPOP-OHP Research Group. Stages of change for salt intake and urinary salt excretion：baseline results from the High-Risk and Population Strategy for Occupational Health Promotion(HIPOP-OHP)study. Hypertension Research. 2004, 27(3), 157-166.

35) 須藤紀子, 吉池信男. トランスセオレティカルモデルに基づいた運動指導の長期的効果に関する系統的レビュー. 栄養学雑誌. 2008, 66(2), 57-67.

36) 赤松利恵, 武見ゆかり. トランスセオレティカルモデルの栄養教育への適用に関する研究の動向. 日本健康教育学会誌. 2007, 15(1), 3-18.

37) 山本久美子, 赤松利恵, 玉浦有紀, 武見ゆかり. 成人を対象とした「野菜摂取のセルフエフィカシー」尺度の作成. 栄養学雑誌. 2011, 69(1), 20-28.

38) 山脇加菜子, 原田和弘, 李恩兒, 岡浩一朗, 中村好男. ウォーキング行動の変容ステージとセルフエフィカシー尺度の開発：30-49歳を対象としたインターネット調査による横断研究. 日本健康教育学会誌. 2009, 17(2), 87-96.

39) 脇本景子, 西岡伸紀. 小学校高学年の給食関連行動に関する意思決定バランス尺度の開発. 日本健康教育学会誌. 2011, 19(2), 115-124.

40) 神家さおり, 角谷雄哉, 住友かほる, 麻見直美. 小学校高学年における「バランスのとれた食事」に関する意思決定バランス尺度の開発. 日本健康教育学会誌. 2015, 23(2), 123-133.

41) 串田修, 村山伸子. 男性勤労者の野菜摂取行動に関する意思決定バランス尺度の信頼性と妥当性の検討. 日本健康教育学会誌. 2013, 21(1), 37-45.

42) Rosen, C. S. Is the sequencing of change processes by stage consistent across health problems? A meta analysis. Health Psychology. 2000, 19(6), 593-604.

43) 甲斐裕子, 山口幸生, 徳島了, 中根明美, 中田三千代, 岩藤尚美, 南智恵, 徳山浩子, 瀬古由美子. ITと郵便を組み合わせた非対面型生活習慣改善プログラムの地域保健における実践と予備的評価. 日本健康教育学会誌. 2006, 14(1), 16-27.

44) 澤田樹美, 武見ゆかり, 村山伸子, 佐々木敏, 石田裕美. 職場におけるトランスセオレティカルモデルを応用した食環境介入と栄養教育の統合プログラムの開発と評価. 日本健康教育学会誌. 2009, 17(2), 54-70.

45) 赤松利恵, 永橋久文. 行動変容段階モデルを用いた小学校における食に関する指導の実践事例. 日本健康教育学会誌. 2008, 16(2), 31-40.

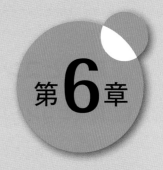

第6章

個人間レベル

環境とコントロール・健康への力に関する理論

1 | 環境とコントロール・健康への力に関する研究とは

　第3章で解説をしたさまざまな理論・概念のうち，昨今，最もよく研究がなされている2つについて，研究の現状をまとめていく。そのうちの1つは，健康生成論と首尾一貫感覚(sense of coherence；SOC)に関する研究である。いま1つは，ストレス関連成長や外傷後成長など，ストレスによって成長が可能になるという概念に関する研究である。両者は，密接に関係しているものの，研究領域に若干の違いがある。SOCに関する研究は日本国内においてきわめて多く，さまざまな角度からの研究が実施されている。一方，ストレスと成長に関する研究の蓄積はまだ少ない。

2 | 健康生成論とSOCに関する研究と実践

1) 日本国内における研究の歴史

　健康生成論とSOCに関する理論が日本に紹介されたのは1990年代後半になってからである。本理論は当時すでに欧州では有名であり，欧州の研究者と交流があった者や，ヘルスプロモーション研究領域の先端研究者の間ではよく知られていた。

　そうしたなか，組織的に研究を始めたのが東京大学大学院の健康社会学分野であり，1996年ごろに「アントノフスキー研究会」を立ち上げた。そこではアントノフスキーの2つの著作[1,2]の読書会を実施し，そのうちの1つである，『Unraveling the mystery of health』の翻訳作業を行い，重要概念であるSOCを測定する尺度の日本語版の開発作業も行われた。こうして2000年に，29項目版SOCスケールの最終版を掲載した邦訳書『健康の謎を解く』が出版された。

　その当時，すでにSOCに関する研究は海外でも1,000本近くの実証研究が報告されており，SOC概念に興味をもつ研究者は国内においても増えていた。そこで，「アントノフスキー研究会」は「SOC研究全国ネットワーク」と名前が変更され，2003年より関心をもつ研究者はゆるやかなつながりをもつようになった。同時に，定例研究会を開き，最新知見の共有や，国内における実証研究がブラッシュアップされるようになった。以降，日本国内におけるSOCに関連した研究は徐々に増え，現在にいたっている。

2) SOCスケール開発に関する研究

　アントノフスキーによる29項目7件法SOCスケール(SOC-29)日本語版は，「東京大学アントノフスキー研究会」により開発され，『健康の謎を解く』の巻末に収載されている。29項目7件法版の短縮版である13項目7件法版SOCスケール(SOC-13)も同様である。世界的にはSOC-29もSOC-13もほぼ同程度に使用されている[3]。一

方，日本国内で使用されているスケールは，SOC-13 が多い傾向にある。

SOC-13 の構成概念妥当性は，2 年間の 2 次 3 因子構造の安定性（安定性係数＝0.72）が検証されているほか，身体的・精神的ウェルビーイング，ならびに心理社会的ウェルビーイングの予測機能を有することが明らかになった[4]。その後，全国代表サンプル調査による尺度の標準化も行われた[5]。他方，5 件法による 13 項目 SOC スケールの信頼性と因子妥当性が，別の全国代表サンプル調査により明らかになった[6]。

SOC スケールは，基本的に成人を念頭において開発されたスケールである。ただし日本国内では，高校生までは，信頼性と妥当性が明らかになっている[7]。その一方で，12 歳児にも適用可能としている欧州での研究もある[8]。しかしながら，中学生以下になると，認知発達的水準によっては，内容としてやや難しく感じる児童も含まれる[9]点をふまえ，表現内容に修正を加えた，子ども用 13 項目 7 件法版尺度の開発が行われた[10]。これは，オリジナル 13 項目版と，トルシェイム（Torsheim, T.）らが作成・使用した 13 項目[11]をもとに，日本の小学生においてもわかりやすい表現に修正したものである。

調査研究において SOC の測定を試みたいという研究者は多い。ところが SOC-13 では，調査票スペースの占有が障壁となり，測定を断念するケースがみられる。そこで，大規模多目的一般住民調査向け 3 項目 7 件法版尺度（SOC3-UTHS）の開発も行われてきた[12]。この尺度のクロンバックの α 係数は 0.9 前後，SOC-13 との相関係数は 0.5〜0.6 程度となっている。

3）SOC とはなにかについての研究

SOC とはなにかについて，おもに類似概念との関連性の検討がなされてきた。また質的研究により，SOC が高いことによって具体的にどのような対処プロセスをたどるのかを記述する研究[13]も行われている。都市部と農村部の住民を比較し，都市部住民の SOC-29 スコアが農村部住民のスコアよりも高いこと，都市部と異なり農村部では定住意向，親戚との行き来，ユーモア感覚が SOC と関連することが明らかにされている[14]。

看護師を対象とした量的研究においては，類似概念との関連性の強さが示された。なかでも，スピリチュアリティ評定尺度[*1]ならびに 2 次元レジリエンス要因尺度-21[*2]と SOC との間では 0.68，0.63 という相関係数が示された[15]。また，乳がん経験者を対象とした質的研究から，SOC の特徴が描き出された。SOC 得点が高い者の乳がん診断後の適応のプロセス内容について整理したところ，「現実的に落ち着いて向き合う」「生きる力の蓄積」などの要因が，「前向きな生」「現実への満足感・充実感」につ

＊1 スピリチュアリティとは，自分自身と自分以外の非物質的な結びつきを志向する内発的つながり性に関する概念をさす。

＊2 資質的なレジリエンス要因と獲得的なレジリエンス要因の 2 つの因子からなる。

ながっていることが示された[16]。

4) SOC の機能・効果に関する研究

SOC はストレッサーの評価を行い，汎抵抗資源(GRRs)を動員し，ストレッサーの対処の成功をもたらす機能を有している。この枠組みに基づいた研究は日本国内でも多い。ストレッサー緩衝効果については，都内一般住民男性[17]，日本人代表サンプル調査[18]，情報産業労働者[19]などで明らかになっている。また，健康・ウェルビーイングへの直接効果に関する縦断研究は，大学生[20]，自衛隊新規入隊男性[21]，妊婦における切迫早産発生[22]などに関するものがあげられる。なお，看護師を含む労働者におけるSOC と精神健康との関連を調べた横断研究は，きわめて多くみられている。

臨床現場では，痛みとSOC との関係について，破局化*3との関連に注目した検討が進められている。慢性疼痛患者を対象とした調査では，SOC と痛みの破局化とは関連性がないとする報告がある[23]。その一方で，慢性腰痛あるいは下肢痛の患者においては，強い負の関連性があるとする報告もある[24]。

SOC の生理学的機能を明らかにする研究も少しずつ増えている。これまでに，ナチュラルキラー細胞活性との正の関連性[25]や，安静時における心拍変動解析による高周波変動成分*4 と SOC との関係[26]，ストレス負荷前後の唾液中アミラーゼ活性の変化とSOC と負の関連性[27]，看護学生の実習期間前後の唾液中コルチゾールの変化と負の関連性があること[28]などが示されている。これらの知見からは，細胞性免疫や自律神経系のうち副交感神経系の活性にSOC が関連している可能性がうかがわれる。

5) SOC と適応との関係に関する研究

健康生成論の根本的発想の1つは，「魔法の弾丸のような解決法を探すのではなく，環境への積極的な適応を探ること」である[2]。そのカギとなる概念がSOC であり，生活・人生を取り巻く環境への適応に大きく関係する。

発達段階への適応の観点で検討された研究がある。大学生ならびに高校生の追跡調査では，SOC は学生生活への適応や進路選択状況の良好さを予測した[20,29]。また，引きこもり傾向との関連も明らかになった[20,30]。高齢者を対象とした研究では，身体的機能や精神的状態を調整してもSOC が閉じこもり状態に関連すること[31]，失禁症状のある高齢者において，SOC の下位尺度のうち有意味感が低いことと閉じこもり傾向との関係性[32]が示された。介護者のSOC に関する研究は日本国内においても行われてきている。認知症高齢者の介護家族において，SOC が高いことと介護肯定感との関係が

---

*3 実際または予想された痛みの経験において，集中的に生じる誇張されたネガティブな精神的な考え方をさす。痛みの情動的な側面をあらわしており，痛みに対して無力であると考えたり恐怖心が強くなったりすることで，ますます痛みを強く感じることを痛みの破局化傾向という。

*4 呼吸間隔の変動による心拍変動への影響をふまえた周波数領域で，副交感神経の活性と関係があるとされる。

示された[33]。

6) SOC の形成・発達・向上とその要因に関する研究

SOC 得点の推移をみた研究として，高校 3 年間，9 時点のものがある。その結果，3 年間では下に凸の二次曲線的に推移しており，頂点（下降から上昇に転じる点）の時期は 2 年生の夏休みごろであることが明らかになった[29,34]。

第 3 章でみたように，SOC は 3 種の良質な人生経験を経ることによって形成される（▶ 84 ページ）。この観点で，思春期ないし青年期の対象について検討した研究がある。複数の研究で，小中学生時代に支援的な家庭環境や，中学・高校時期の学校生活での成功体験とその後の高い SOC との関連性が明らかになった[35-37]。

一般成人を対象とした研究では，15 歳時の出身家庭の経済状態や，当時の成績がその後の SOC に関連すること[38]，配偶者がいるほど SOC が高い傾向にあること，夜間勤務がない人のほうがある人よりも SOC が高い傾向にあること[39]が示された。また，労働者の追跡研究で，「自分の仕事のペースを，自分で決めたり変えたりすることができること」や「仕事を通じて職業能力を高める機会があること」など，職場における心理社会的な環境が SOC に影響することが検証されている[40,41]。

7) SOC と健康習慣との関係に関する研究

SOC が高いことと健康関連習慣との直接の関連性について，提唱者のアントノフスキーは，SOC が高い人は健康の維持増進において好ましい習慣を送る可能性があるという主旨の消極的な見解にとどまっている[2]。この観点からの研究として，高齢者[42,43]，高校生[44]，陸上自衛官[45]，などを対象とした研究があり，望ましい生活習慣の実践に SOC が関連することが示されている。また，精神疾患患者において，SOC とニコチン依存度得点とに負の関連性がみとめられた[46]。

その一方で，望ましい健康習慣をもつことが SOC の向上に関連する可能性，つまり SOC の形成要因として健康習慣を位置づける研究が増えている。一般労働者で，定期的に運動習慣をもつこと[47]，大学生で，過去の運動・スポーツの経験年数が多いこと[48]，前期高齢者男性で，余暇時間における活動量が多いこと[49]が示されている。他方，労働者を対象とした場合は，定期的な運動と SOC との関連性はみられなかったとする研究もある[39]。

8) SOC の介入研究からみた健康生成論と SOC に関する実践とその課題

国際的に SOC をアウトカム指標とした介入研究は少しずつ増えている。日本国内においては，論文として報告された介入研究は多くないものの，少しずつ増えてきている[50-53]（▶ 表6-1）。ただし，介入デザインとしては前後比較デザインが中心であり，対照群を設けた研究は限られている。

また，健康生成論的な発想や，健康生成モデルに基づいた介入プログラムを開発し，

表6-1　日本国内における SOC への介入プログラム評価研究の例

筆頭著者，刊行年	対象者	研究デザイン	介入内容	結果
中村裕之，2006（文献 50）	50〜60 歳代の中高年労働者のうち定期健診で GHQ-12 のカットオフによりスクリーニングされた 40 名	前後比較	6 か月 6 セッション。1 セッション 2 時間。SOC の意義，SOC とストレスとの関係等の知識教育に関するオリジナルの介入プログラム。	40 名中 11 名が GHQ の向上がみとめられ（成功群），成功群では SOC の向上がみとめられた。
Kobayashi，2013（文献 51）	医師により DSM-Ⅳ-TR で気分障害または不安障害の診断がなされた 60 名	前後比較	実施医療機関の Return-to-work programs（RTW-P）。個人・心理・教育・集団・その他，の 5 カテゴリの方法，目的は 8 カテゴリ（症状の自己コントロール，自己洞察，コミュニケーション，集中，動機付け，感情表出，リラクゼーション，基礎体力)よりなる。	開始直後，復職直前，復職 3 か月後の 3 時点で評価。終了後では開始前よりも SOC は向上していたが，終了 3 か月後には SOC は低下した。ただし，RTW-P 開始前よりも終了 3 か月後の SOC は高い値だった。
山本明弘，2016（文献 52）	臨床瞑想指導者講習会（初級）参加者で，本研究への協力の同意が得られた 35 名	前後比較	高度な修行や宗教的基盤を必要とせず，誰もが日常生活のなかで行える「臨床瞑想法」の指導者養成講習会。1 泊 2 日で講義と実習よりなる。	研修会参加前と後とで SOC が向上していることがみとめられ，SOC の下位尺度でみた場合は有意味感と把握可能感で向上がみられている。
吉田えり，2016（文献 53）	大学病院勤務看護師，介入群 151 名，対象群 105 名	非無作為化比較デザイン	職場における人間関係の向上を念頭に「いいね！」シールによるコミュニケーション。研究参加者は多数の「いいね！」シールとそれを貼り付ける小さなプレートを所持し，業務中にポジティブな印象をもった場合その人のプレートに「いいね！」シールを貼り付ける。	SOC の下位尺度のうち，処理可能感において，介入群では向上し，対照群では変化がない交互作用効果がみられた。

　その評価指標として SOC を用いるという，理論に基づく介入方策の開発が各所で進められてきている。このことは，健康生成論や健康生成モデルに関する基礎研究の成果の蓄積によるものであるといえ，今後のさらなる研究の発展が期待される。

3 ｜ ストレスと成長に関する研究と実践

1）日本国内における外傷後成長に関する研究の現況

　外傷後成長(posttraumatic growth；PTG)の測定については，概念の提唱者である

テデスキー(Tedeschi, R. G.)とカルホウン(Calhoun, L. G.)[54]によって開発され，日本語版の開発も行われている[55]。日本語尺度の開発によって日本国内における研究もしだいに増えてきている。

がん患者遺族を対象とした研究では，看取りの質の高さがその後の意図的なふり返りを経て PTG に影響すること[56]，東日本大震災の被災地域で働く医療従事者で，震災発生4年後の PTG とワークエンゲージメントとの間に正の関係性があることが示された[57]。

2) ストレス関連成長，ベネフィット・ファインディングに関する研究

ストレス関連成長とは，ストレスフルな経験が及ぼすポジティブな内面的変容をさす[58]。ベネフィット・ファインディングとは，逆境に直面した人が，そのつらい経験のなかになんらかのベネフィット(利点)があったと感じることをさす主観的な概念とされている[59]。定義した研究者の表現上の差異はあるものの，PTG も含めてその意図する中核は，ほぼ同一の概念をさしている。

精神疾患患者を対象とした研究では，リカバリー[*5]が進んでいる人ほどさまざまなベネフィット・ファインディングを経験していることが明らかになった[60]。発達障害児をもつ親の子育て経験のベネフィット・ファインディングは，ストレッサー緩衝効果をもつことが示された[61]。

スポーツ選手を対象とした研究では，「スポーツ競技を遂行する上でストレスを経験したのち，ストレスを経験する前よりも自分自身がどのように変化したか」について，15項目からなるスポーツ選手用ストレス関連成長尺度が開発された[62]。今後の実証研究の蓄積が期待される。

3) ストレスと成長に関する研究の実践への応用可能性

ストレスと成長に関するさまざまな研究が報告されているが，これらはどのように臨床応用が可能となるのかについて，整理していきたい。

ストレスフルな出来事の経験は，必ずしもすべての側面で成長を促すものではない。たとえば，薬害 HIV 感染被害者の追跡調査研究では，薬害 HIV 感染事件後の心理的変化について，PTG やストレス関連成長を参考として，ポジティブとネガティブの変化に関する10の項目を項目別にみたところ[*6]，新しい生きがいや人生の楽しみ，物事に対する考え方，友人との絆は，ネガティブな変化をみせる人が多かった[63]。こ

---

*5 精神保健領域における，精神症状や障害が続いていても人生の新しい意味や目的を見いだし，充実した人生を生きていくプロセスをさす。

*6 1つの質問に対してポジティブとネガティブの両者を聞くというもの。たとえば，「事件後，あなたの精神的強さは」という問いに対し，「強くなった・どちらかといえば強くなった・どちらともいえない・どちらかといえば弱くなった・弱くなった」のいずれかを回答する。

れはおかれた状況によっては，ネガティブな変化を生じる人が多くなることもおおいにありうることを意味している。したがって，対象者のおかれた状況について考慮することなく，一方的にポジティブな変化をもつように支援することは必ずしも正しくない。まず，対象者はストレスを経験したのちに現在どのような変化が生じているのかを，諸側面ごとに把握・アセスメントしていくことが重要といえる。

宅は，PTG の臨床実践への応用について「実践にかかわるグループが共有する『理念』として，あるいは，実践をより高めてゆくための『一視点』として導入する方法が理想だと考える。つまり『枠組み』としての活用方法である」と述べている[64]。これは狭義の PTG に限らず，ストレスと成長に関するさまざまな研究成果の応用の方向性として共通する考え方である。

患者やクライアントの個別支援を行うケア関連職において，支援計画を立案するうえで共通する重要なステップの１つに対象者の(状況・全体像の)把握がある。さまざまな研究により明らかになってきた対象者像に関する枠組みは，支援にあたっての対象者像を構築するうえでの骨組みになる。ストレスと成長に関する理論とその研究成果は，その代表的な骨組みとなりうるだろう。

対象者の全体像を把握したのちに，今度はアセスメントを行っていくうえで，研究により明らかにされたストレス関連成長のプロセスの枠組みを応用することもできる。どの部分が共通し，どの部分が逸脱しているのか，この評価を通じて対象者のニーズを抽出することが可能になるだろう。

ただし，まだ明らかにされていないプロセスも多い。したがって，対象者の把握を公表された研究成果から得られた枠組みですべてを補うことは難しい。どこまでが枠組みとして使用可能か，どこからは使用できないのか，このような点についても整理をしつつ，臨床実践的関心をもちながら研究を行い，成果を蓄積していくことが必要である。

Ⓑ ヘルスコミュニケーション

1 | 日本における患者−医療者関係とコミュニケーションの変化

本節では，第３章 E 節で概説したミクロレベル(対人)のヘルスコミュニケーションに関する理論のうち，患者−医療者関係に関する主要なものを取り上げ，これまで日本で行われてきた実証研究を中心に紹介する。

患者の自律性や自己決定の強調，インフォームドコンセント，セカンドオピニオンといった概念は，日本においても，1990 年代半ばころから普及してきた。そして，かつての父権主義的な医師と患者の関係に対して，その関係性の転換と患者の主体化に向けた議論が盛んに行われるようになった[1]。

この時代背景は，一様ではない。社会的な消費者意識の高まりや，医療事故・医療過誤に関するマスコミ報道の増加，医療に対する社会的な不信感，医療者とりわけ医師に対する批判の高まりがある。フリードソン（Freidson, E.）が指摘したように，かつて，患者と医師はそれぞれ独自の評価基準と利害関心とをもつ，別個の世界の住民であり，医療行為とは，この2つの異質の「視座の衝突（clash of perspective）」としてとらえられていた[2]。「強者」である医師と「弱者」である患者，この対立構造を前提に，専門職としての知識と権力をもつ医師に対して，患者がみずからの手に情報と意思決定のための力を取り戻し，医師と対等であろうとする関係が議論されるようになったのである。

2000年代後半になると，両者の関係はさらなる変化をとげてきた。医療崩壊が社会的な問題となり，医療機関の苦悩や医療者側の疲弊が伝えられるようになった。「モンスターペイシェント」とよばれる患者も登場し，「医師＝強者」「患者＝弱者」の従来の構造がくずれてきていることが認識されるようになってきた。このようななかで患者と医療者との関係は，「対立」から「協働（collaboration）」，「自己決定」から「意思決定の共有」を目ざすものへと転換してきた。

患者中心的アプローチ（patient-centered approach），共有意思決定（Shared Decision Making）などの概念は，単に医師がもっていた情報や権限，決定の責任を患者に移すものとしてではなく，情報を含め治療などの決定にいたるプロセスを共有するものとしてとらえられるようになった[3]。このような患者と医療者との新たな関係において，診療場面におけるコミュニケーションは，患者と医療者がもち寄ったそれぞれの背景と世界の相互交流を通して，病気や健康問題の現状や前提，価値観，治療の目標などについて共通の意味を生成し，互いの世界を理解し，共有していくプロセスとして位置づけられるようになった。

2 | 患者–医療者関係とコミュニケーションの評価

1）関係性の測定と評価

前述のような患者–医療者の関係性の特徴を科学的にとらえるべく，さまざまな尺度が開発され，実証研究も行われてきた。たとえば，医療者との関係における患者や市民の自律性をとらえようとした尺度としてはAutonomy Preference Indexがあり[4]，日本語版も作成されている[5]。この尺度は，情報に関する意向と意思決定に関する意向に関する2つの下位尺度からなるものである。情報に関する意向と比較して意思決定に関する意向は低いことや，患者のジェンダーなどによる差異がみとめられている[6]。

患者–医療者関係における患者中心的な志向を評価する尺度としては，Patient-Practitioner Orientation Scaleが米国で開発され，世界各国で用いられており，日本語版も作成されている[7,8]。この尺度は2つの下位尺度からなる。1つ目は「診察で何

を話しあうべきかを決めるのは，医師の役目である」などの項目により，情報や意思決定の共有に関する志向について評価する共有(Share)のレベルを測定する尺度である。2つ目は「患者のライフスタイルや価値観と合わない治療計画はうまくいかない」などの項目により，患者の期待や感情の考慮に関する志向について評価するケア(Care)のレベルを測定する尺度である。

　日本においては，研修医を対象にした研究でこの尺度が用いられており，欧米の報告と大きく違わない結果が示されている[7]。米国では患者を対象とした研究にも用いられており，性別・年齢・民族・学歴・収入などの属性と関連があることが示されている。患者と担当医の志向が一致している場合，または医師が患者中心的な志向をもっている場合にも，患者の満足度が高いことも示されてきた[9]。

2) コミュニケーションの分析と評価

　関係性の具体的なあらわれとしての医療場面におけるコミュニケーションについての研究としては，医師による支配性や，患者中心性，意思決定の共有の程度など，さまざまな観点から分析や評価が行われてきた。

　患者−医師間コミュニケーションにおける非対称性は，古くから指摘されてきた。たとえば，会話分析などの質的研究によって，発話の順番(ターン)の取得にかたよりがあり，話者の交代や会話の主導権を医師が握っていることなどが指摘されている[10]。量的な研究からも，一般に医師は，患者教育と助言(情報提供や指示など)，および情報収集(おもに質問)に多くの時間を割いていることが知られている。患者は医師による質問に応じるかたちで情報提供をすることが多く，医師に比べて質問をする割合はずっと少ないことも知られている[11]。日米の患者−医師間コミュニケーションの比較を行った研究においては，診察時間の使い方や沈黙，相槌などについて違いがみられた。一方，両国の類似点として，医師のほうがより多く質問をし，コミュニケーションをコントロールしていた[12]。

　第3章で紹介したローター相互作用過程分析システム(RIAS)とよばれる相互作用分析システムは，患者−医師間コミュニケーションの量的な分析に広く用いられてきた手法の1つである[13]。RIASでは，医療場面における会話をその機能と内容によって，「治療に関する開放型の質問」「生活習慣に関する情報提供」「共感」「同意」などのカテゴリに分類し，その頻度や流れを分析することができる。RIASは，患者−医師間だけではなく，患者と看護師・薬剤師などさまざまな医療者との間のコミュニケーションの分析にも用いられている。日本においても，マニュアルが翻訳されて使用されている[14]。

　たとえば，日本のがん診療場面のコミュニケーションの分析では，医師の質問の数は患者の約2倍となっていた。一方，相手への同意を示す肯定的応答は，患者の発話が医師の約2倍であった。医師のほうが会話を主導する発話をより多くしていること，医学的状態や治療に関するやりとりにくらべて，ライフスタイルや心理社会的な

ことに関するやりとりは少ないといった結果も得られた。いずれも RIAS を用いた欧米での研究結果と同様の傾向である[15]。一方，米国と比較して，社会文化的な差異が示唆された研究もある。家族などの付き添いを含む高齢患者の診察の分析において，日本では家族が診察でのコミュニケーションにより多く参加し，積極的な役割を担っていた[16]。

おもに医療者側のコミュニケーションについては，患者や第三者が評価する尺度やチェックリストなどが数多く欧米で開発されており，日本においてもそれらを用いた実証研究が行われている。

医療者側の患者中心的なコミュニケーションを測定する尺度としては，Perceived Physician's Communication Style Scale がある。がん患者を対象とした研究において開発された尺度であり[17]，「患者を受け入れる姿勢」「患者中心の姿勢」「傾聴する姿勢」「意見や質問を促す姿勢」の 4 つの下位尺度から構成されている。使用事例では，医師のコミュニケーションに対する患者の評価が高かった診察ほど患者満足度が高く，診察後の不安が低かったことなどが示されている。

カナダのスチュワート(Stewart, M.)らが提示した患者中心的アプローチのモデルに基づいて作成された Patient perception of patient-centeredness 尺度[18]も，日本における研究で用いられている[19]。患者中心的アプローチのモデルにおけるおもな構成概念として「疾病と病体験の両方を探る」「全人的に理解する」「病気の管理について共通の認識をもつ」がある。この 3 つの概念に基づいて構成されたこの尺度は，診療現場での医師のコミュニケーションが患者中心的であったかどうかを患者が評価できるようになっている。

意思決定の共有の程度をはかる尺度として，Decisional Conflict Scale がある[20]。Ottawa Hospital Research Institute(OHRI)が開発した，患者の意思決定における葛藤を測定する尺度である。信頼性・妥当性を確認した日本語版もすでに作成されている。研究事例もあり，薬剤師による情報提供によって，新たに化学療法をすすめられた患者の意思決定の葛藤が減少したことが報告されている[21]。

救急医療における医師から患者家族への説明場面を対象として，会話分析を行った質的研究もある。これはインフォームドコンセントのプロセスに着目したものであり，結果として，家族が受け入れやすいかたちで説明・提案が行われていることや，医療者と家族との間での意見を調整するように会話がデザインされているといった，日本的な特徴が指摘されている[22]。

3 │ 関係性，コミュニケーションに影響を与える患者，医師の特性

患者-医師関係に関する志向・コミュニケーションの特徴は，患者や医療者の属性や特性によっても影響を受けている。とりわけ，ジェンダーについては多くの研究が行われており，女性医師は男性医師よりも診察時間が長いことが知られている。パー

194 | 第2部 健康行動理論の研究と実践

トナー関係構築のための発話や肯定的な態度を示す発話が多いことや，心理社会的なことに関するやりとり，共感や心配などといった感情を示す発話が多いことも指摘されている。日本の医学生を対象とした研究でも同様の傾向が示されている[23]。

患者についても，高齢であったり，低学歴であったりするほど意思決定への参加意向が低く，受身的な患者役割を好むことなどが指摘されてきた[24]。意思決定に関する参加意向の高い患者の場合，診察時のコミュニケーションへの参加レベルが，その診察で医師に理解してもらったと感じるかどうかにより大きくかわってくることも示されている。このように，患者の志向によって，医療者とのコミュニケーションに対する患者の評価が異なる可能性があるのである[25]。

保健医療におけるコミュニケーションと関連する要因としては，近年，ヘルスリテラシー（健康や医療に関する情報を活用する力）が着目されている。患者のヘルスリテラシーと，診察時のコミュニケーション行動や医師による説明の理解度との関連も示唆されている[26-28]。

4 | コミュニケーションのもつ影響

1970年代から，欧米を中心として医療コミュニケーションの客観的・定量的な研究が行われてきた。それによって，患者-医療者間のコミュニケーションは，診療後の患者満足感，情報の理解，治療へのアドヒアランスなどの短・中期的な患者への効果をもつことや，血圧や血糖値などといった生理学的指標の改善，生活の質（Quality of Life）の向上などの長期的効果をもつことが示されてきた[11]。また，医療者側のストレスの軽減や職務満足の向上，「ドクターショッピング」や不要な検査・薬剤の抑制など，医療資源の効率的な利用，および医療訴訟の回避にもつながることが指摘されている。

日本における実証研究は多くない。しかし，患者中心的な医師のコミュニケーションと患者の不安の軽減[17]や，患者満足度[15]との関連，診察でのコミュニケーションのわかりやすさと糖尿病のケアの理解や自己管理に関する自己効力感の関連などが報告されている[26]。また，訴訟事例の分析から，医師の法的責任を認める判決に医師の説明に関する行動が関連していることを示した研究もある[29]。

5 | 教育・介入の試み

1）医療者の教育

患者-医療者間の関係やコミュニケーションのもつ影響に関する研究結果が蓄積されるにつれ，コミュニケーションスキルは「教育可能」であり，医療者が習得すべき重要な「技術」の1つとしてとらえられ，その評価やトレーニングが行われるようになってきている。日本でも，「医学教育モデル・コア・カリキュラム」において，医師

として求められる基本的な資質・能力のなかに，コミュニケーション能力があげられ，学部教育において医療面接の実習や実技試験が行われている。これは，歯学・薬学・看護学などのほかの保健医療専門職の教育においても同様である。

これに伴い，コミュニケーションに関する教育プログラムの開発や評価も試みられてきた[30]。医師の共感について患者が評価する Consultation and Relational Empathy(CARE)尺度は，英国で開発され，広く使用されてきた。その後，日本語版も作成され，医療者教育において使われはじめている[31]。

臨床の医療者を対象とした教育においても，がん専門医[32]や，薬局薬剤師[33]を対象とした，わるい知らせを伝える際のコミュニケーションスキルトレーニングの効果が報告されている。

2) ツールの開発

複数の治療法などがあって，そこから選択するという意思決定の場面において，患者の意思決定を支援するための**意思決定ガイド**(decision aid)も開発されてきた。患者が十分に情報を理解し，なにを重視して決めるかをはっきりさせることをたすけるために，具体的な選択肢について，それぞれのメリット，デメリットをあげたものである。

欧米では，意思決定ガイドの研究が 1990 年代から盛んに行われてきた。なかでも**オタワ意思決定ガイド**(Ottawa Personal Decision Guide)は，特定の疾患に限らず幅広く活用できるよう，治療や検査などの選択肢やメリットとデメリットを空欄にした表としてつくられている。信頼性と妥当性の確認を終えた日本語版もすでに作成されている[*7]。

3) 患者を対象とした介入

患者側に対しても，診察でのコミュニケーションや，治療への積極的な参加を促す介入が試みられてきた。慢性疾患をもつ患者を対象とした自己管理に関する教育プログラムとしては，米国で開発された Chronic Disease Self-Management Program (CDSMP)が，日本においても実施されている。このプログラムの受講後，医師とのコミュニケーション，症状への対処，日常生活への満足度などが向上したことが報告されている[34]。一方，こうしたプログラムの効果は，受講後しばらくすると薄れることも指摘されており，プログラム終了後の強化の必要性も示唆されている[35]。

＊7 Ottawa Personal Decision Guides の web ページ(https://decisionaid.ohri.ca/decguide.html)より，日本語版を含めた各国語版がダウンロードできる。

6 | 日本における医療コミュニケーション研究の課題

　欧米と比較して日本では，医療コミュニケーションに対する科学的なアプローチが遅れてきたため，欧米における知見がそのまま国内にもち込まれることが多かった。医療場面におけるコミュニケーションの特徴やその影響は，文化をこえて普遍的にあてはまる部分もある。しかし，社会や文化の文脈におきかえなければならないことも多く，研究の成果や示唆の一般化には注意が必要である。

　患者-医療者関係やコミュニケーションに関して，日本と欧米との間には配慮すべき文化的差異がいくつかある。具体的には，①上下の関係を重んじる儒教的思想，②素人が専門家に「おまかせ」することをよしとする文化的背景，③言語よりも非言語や文脈に依存した高コンテクストのコミュニケーションを好む傾向，④意思決定における家族の意向の重視や積極的な参加，などである[36]。

　このような文化的背景は，日本だけでなく，ほかのアジア諸国にも通じる可能性がある。欧米における研究の模倣にとどまらず，社会文化的な文脈に配慮した実証研究を日本で実施することによって，新たな理論的枠組みや方法論に基づく新たな知見の発信に取り組んでいくべきである。

◆文　献

A．環境とコントロール・健康への力に関する理論

1) Antonovsky, A. Health, Stress, and Coping. San Francisco, Jossey-Bass, 1979.
2) Antonovsky, A. Unraveling the Mestery of Health : How People Manage Stress and Stay Well. San Francisco, Jossey-Bass, 1987.
3) Eriksson, M., Lindström, B. Validity of Antonovsky's sense of coherence scale : a systematic review. Journal of Epidemiology and Community Health. 2005, 59(6), 460-466. doi : 10.1136/jech.2003.018085.
4) Togari, T., Yamazaki, Y., Nakayama, K., Yamaki, C. K., & Takayama, T. S. Construct validity of Antonovsky's sense of coherence scale Stability of factor structure and predictive validity with regard to the well being of Japanese undergraduate students from two year follow up data. Japanese Journal of Health and Human Ecology. 2008, 74(2), 71-86.
5) 戸ヶ里泰典，山崎喜比古，中山和弘，横山由香里，米倉佑貴，竹内朋子．13項目7件法 Sense of Coherence スケール日本語版の基準値の算出．日本公衆衛生雑誌．2015, 62(5), 232-237. doi : 10.11236/jph.62.5_232.
6) 戸ヶ里泰典，山崎喜比古．13項目5件法版 Sense of Coherence Scale の信頼性と因子的妥当性の検討．民族衛生．2005, 71(4), 168-182.
7) 戸ヶ里泰典．"SOC はどのように測ることができるのか"．山崎喜比古，戸ヶ里泰典，坂野純子編．ストレス対処能力 SOC．有信堂高文社，2008, 25-38.
8) Honkinen, P. L., Suominen, S. B., Rautava, P. T., Hakanen, J., & Kalimo, R. The adult sense of coherence scale is applicable to 12-year-old schoolchildren- an additional tool in health promotion. Acta Paediatr. 2006, 95(8), 952-955. doi : 10.1080/08035250600750056.
9) Piaget J. La Psychologie de l'intelligence. Paris, Librairie Armand Colin, 1949.
10) 朴峠周子．"思春期の SOC"．山崎喜比古，戸ヶ里泰典，坂野純子編．改訂ストレス対処力 SOC．有信堂高文社，2018.
11) Torsheim, T., Aaroe, L. E., & Wold, B.. Sense of coherence and school-related stress as predictors of subjective health complaints in early adolescence : Interactive, indirect or direct relationships? Social Science & Medicine. 2001, 53(5), 603-614. doi : 10.1016/

S0277-9536(00)00370-1.

12) Togari, T., Yamazaki, Y., Nakayama, K., & Shimizu, J. Development of a short version of the sense of coherence scale for population survey. Journal of Epidemiology and Community Health. 2007, 61, 921-922.

13) Ebina, R., Yamazaki, Y. Sense of coherence and coping in adolescents directly affected by the 1991-5 war in Croatia. Global Health Promotion. 2008, 15, 5-10.

14) Tsuno, Y. S., Yamazaki, Y. A comparative study of Sense of Coherence(SOC)and related psychosocial factors among urban versus rural residents in Japan. Personality and Individual Differences. 2007, 43(3), 449-461. doi：10.1016/j.paid.2006.12.014.

15) 室谷寛，比嘉勇人，田中いずみ，山田恵子．看護師の首尾一貫感覚に私的スピリチュアリティおよび二次元レジリエンス要因が及ぼす影響．富山大学看護学会誌．2016, 15(2), 137-143.

16) 福島直子，尾島喜代美，中野博子．乳がん経験者が心身ともによりよく生きるプロセスに関する研究：Antonovsky の健康生成論の視点から．心身健康科学．2013, 9(2), 103-111.

17) 高山智子，浅野祐子，山崎喜比古，吉井清子，長阪由利子，深田順，古澤有峰，高橋幸枝，関由紀子．ストレスフルな生活出来事が首尾一貫感覚(sense of coherence：SOC)と精神健康に及ぼす影響．日本公衆衛生雑誌．1999, 46(11), 965-976.

18) 山崎喜比古．“ストレスの進行と防止の過程徹底分析”．日本人のストレス実態調査委員会編．データブック NHK 現代日本人のストレス．日本放送出版協会，2003, 178-200.

19) Ohta, M., Higuchi, Y., Yamato, H., Kumashiro, M., & Sugimura, H.. Sense of coherence modifies the effect of overtime work on mental health. Journal of Occupational Health. 2015, 57(3), 297-301. doi：10.1539/joh.14-0164-BR.

20) Togari, T., Yamazaki, Y., Takayama, T. S., Yamaki, C. K., & Nakayama, K. Follow-up study on the effects of sense of coherence on well-being after two years in Japanese university undergraduate students. Personality and Individual Differences. 2008, 44(6), 1335-1347. doi：10.1016/j.paid.2007.12.002.

21) 小林道．青年期男性の SOC(sense of coherence)が自衛隊入職後の抑うつ症状に及ぼす影響．日本公衆衛生雑誌．2017, 64(3), 150-155.

22) Sekizuka-Kagami, N., Shimada, K., Tabuchi, N., & Nakamura, H.. 13-item version scale score of pregnant pregnancy and threatened premature birth. Environmental Health and Preventive Medicine. 2015, 20(2), 90-96.

23) 水野泰行，福永幹彦．慢性疼痛患者におけるコヒアレンス感の意味．慢性疼痛．2015, 34(1), 77-82.

24) 有働幸紘，柴田純平，久米健，新居憲，河田耕太郎，西田修．慢性腰痛患者における痛みの破局思考を予測する因子についての検討．日本ペインクリニック学会誌．2017, 24(1), 12-16.

25) Nakamura, H., Ogawa, Y., Nagase, H., NAGASE, H., NAKAJIMA, M., KODAMA, N., OGINO, K., & OOSHITA, Y. Natural killer cell activity and its related psychological factor, sense of coherence in male smokers. Journal of Occupational Health. 2001, 43(4), 191-198. doi：10.1539/joh.43.191.

26) Nasermoaddeli, A., Sekine, M., & Kagamimori, S. Gender differences in associations of C-reactive protein with atherosclerotic risk factors and psychosocial characteristics in Japanese civil servants. Psychosomatic Medicine. 2006, 68(1), 58-63. doi：10.1097/01.psy.0000195882.00407.05.

27) 中林美奈子，鈴木麻紀，柴田佳奈子，水橋隆志，寺村一孝，山口昌樹，成瀬優知，篠原寛明．唾液アミラーゼと首尾一貫感覚(SOC)との関連．日本生理人類学会誌．2009, 14, 109-116. doi：10.20718/jjpa.14.3_109.

28) 高島尚美，大江真琴，五木田和枝，渡部節子．成人看護学臨地実習における看護学生のストレスの縦断的変化：心理的ストレス指標と生理的ストレス指標から．日本看護研究学会雑誌．2010, 33, 115-121.

29) 戸ヶ里泰典．高校生における SOC の変動とその要因．思春期学．2015, 33(1), 21-28.

30) 米田政葉．保健医療福祉系学生におけるひきこもり親和性とライフスタイル，CES-D, SOC に関する性別での検討．北海道医療大学看護福祉学部学会誌．2016, 12(1), 49-52.

31) 若山修一，高田祐，久保田智洋，中村茂美，藤田好彦，巻直樹，長谷川大悟，柳久子．地域高齢者における閉じこもりと心理・社会環境的要因に関する研究：SOC(首尾一貫感覚)に注目して．日本プライマリ・ケア連合学会誌．2016, 39(2), 98-105.

32) Takahashi, K., Kato, A., Igari, T., Sase, E., Shibanuma, A., Kikuchi, K., Nanishi, K., Jimba, M., Yasuoka, J. Sense of coherence as a key to improve homebound status among older

adults with urinary incontinence. Geriatrics & Gerontology International. 2015, 15(7), 910-917. doi：10.1111/ggi.12353.

33) 宮坂啓子, 藤田君支, 田淵康子. 認知症高齢者を介護する家族の介護肯定感に関する研究. 老年看護学. 2014, 18(2), 58-66.

34) 戸ヶ里泰典. "思春期のSOCは形成途上にある：高校3年間のSOCの変化". 山崎喜比古, 戸ヶ里泰典編. 思春期のストレス対処力SOC. 有信堂高文社, 2011, 39-57.

35) 木村知香子, 山崎喜比古, 石川ひろの, 遠藤雄一郎. 大学生のSense of Coherence(首尾一貫感覚, SOC)とその関連要因の検討. 日本健康教育学会誌. 2001, 9(1・2), 37-48. doi：10.11260/kenkokyoiku1993.9.37.

36) 戸ヶ里泰典, 小手森麗華, 山崎喜比古, 佐藤みほ, 米倉祐貴, 熊田奈緒子, 榊原(関)圭子. 高校生におけるSense of Coherence(SOC)の関連要因の検討：小・中・高の学校生活各側面の回顧的評価とSOCの10ヵ月間の変化パターンとの関連性. 日本健康教育学会誌. 2009, 17(2), 71-86. doi：10.11260/kenkokyoiku.17.71.

37) 戸ヶ里泰典. "小・中学生時の経験は高校生のSOCに関係するのか". 山崎喜比古, 戸ヶ里泰典編. 思春期のストレス対処力SOC. 有信堂高文社, 2011, 109-123.

38) Togari, T. Do social factors in adolescence and adulthood foster a sense of coherence?：A 2-year follow-up study of Japanese men and women. Journal of Open University of Japan. 2015, 33, 27-43.

39) Komatsu, S., Itoh, H., Urakawa, K., & Yokoyama, K. Determinants of Sense of Coherence in Male Japanese Workers：a Cross-Sectional Study. Juntendo Medical Journal. 2016, 62(4), 318-322. doi：10.14789/jmj.62.318.

40) Togari, T., Yamazaki, Y. A causal relationship between sense of coherence and psycho-social work environment：From one-year follow-up data among Japanese young adult workers. Global Health Promotion. 2012, 19(1), 32-42. doi：10.1177/1757975911429870.

41) 戸ヶ里泰典. 一般成人男性における心理社会的職場特性と精神健康との関係におけるsense of coherenceの媒介効果：JLPS調査データによる3時点cross-lagged modelを用いた検討. 理論と方法(Sociological Theory and Method). 2012, 27(1), 41-61.

42) 高阪悠二, 戸ヶ里泰典, 山崎喜比古. 中高年期におけるストレス対処能力(SOC)と健康関連習慣の関連. 社会医学研究. 2010, 27, 1-10.

43) 出分菜々衣, 吉田明弘, 濱嵜朋子, 粟野秀慈, 部仁浩, 安細敏弘. 通所利用在宅高齢者における前向き姿勢Sense of Coherenceと栄養状態および口腔状態との関連性について. 口腔衛生会誌. 2014, 64, 278-283.

44) 小手森麗華. "高校生の生活習慣とSOC". 山崎喜比古, 戸ヶ里泰典編. 思春期のストレス対処力SOC. 有信堂高文社, 2011, 79-91.

45) 小林道, 志渡晃一. 新規採用陸上自衛官における首尾一貫感覚(SOC)とその関連要因. 社会医学研究. 2014, 31(1), 81-86.

46) 松下年子, 佐藤亜希. 精神科急性期病棟入院患者のSOC(sense of coherence)と嗜癖. 日本看護科学会誌. 2010, 30, 72-79.

47) Ohi, Y., Tomotsune, Y., Yoshino S, Sasahara, S., Haoka, T., Usami, K., Sho, N., Seki, A., Kobayashi, N., Kaneko, H., Matsuzaki, I. The Relationship between Health Practices and Sense of Coherence in Tsukuba Science City Workers. Journal of Physical Fitness, Nutrition and Immunology. 2011, 21(3), 168-175.

48) 園部豊, 續木智彦, 西條修光. 大学入学時における過去の運動・スポーツ経験が首尾一貫感覚(SOC)および健康度に及ぼす影響. 学校保健研究. 2012, 53, 527-532.

49) Monma, T., Takeda, F., Tsunoda, K., Kitano, N., Hotoge, S., Asanuma, T., & Okura, T. Age and gender differences in relationships between physical activity and sense of coherence in community-dwelling older adults. Japanese journal of health and human ecology. 2015, 81(5), 159-169.

50) 中村裕之, 相良多喜子, 荻野景規, 長瀬博文, 大下喜子, 松崎一葉, 友常祐介, 吉野聡, 立川秀樹, 烏帽子田彰. 高齢労働者における精神的健康度の向上のためのSOCを用いた健康プログラムの開発. 産業医学ジャーナル. 2006, 4, 93-98.

51) Kobayashi, N., Haoka, T., Usami K, et al. Long-term variability in the sense of coherence among participants of return-to-work program. Journal of Physical Fitness, Nutrition and Immunology. 2013, 23(2), 56-63.

52) 山本明弘, 岩隈美穂, 大下大圓. 2日間の瞑想講習会が瞑想初級者の気分および首尾一貫感覚へ及ぼす影響：Temporary Mood ScaleおよびSense of Coherence Scaleを用いた検討. 日本保

健医療行動科学会雑誌．2016，31(2)，61-69．

53) 吉田えり，山田和子，森岡郁晴．看護師のストレス反応に対する「いいね!」シール導入の効果．産業衛生学雑誌．2016，58(1)，1-10．doi：10.1539/sangyoeisei.B15002．

54) Tedeschi, R. G., Calhoun, L. G. The posttraumatic growth inventory：Measuring the positive legacy of trauma. Journal of Traumatic Stress. 1996, 9(3), 455-471. doi：10.1007/BF02103658.

55) Taku, K., Cann, A., Calhoun, L. G., & Tedeschi, R. G. The Factor Structure of the Posttraumatic Growth Inventory：A Comparison of Five Models Using Confirmatory Factor Analysis. Journal of Traumatic Stress. 2008, 21(1), 75-82. doi：10.1002/jts.

56) Hirooka, K., Fukahori, H., Taku, K., Togari, T., & Ogawa, A. Quality of death, rumination, and posttraumatic growth among bereaved family members of cancer patients in home palliative care. Psychooncology. 2017, 26(12), 2168-2174. doi：10.1002/pon.4446.

57) Nishi, D., Kawashima, Y., Noguchi, H., Usuki, M., Yamashita, A., Koido, Y., & Matsuoka, Y. J. Resilience, post-traumatic growth, and work engagement among health care professionals after the Great East Japan Earthquake：A4-year prospective follow-up study. Journal of Occupational Health. 2016, 58, 347-353.

58) Park, C. L., Cohen, L. H., & Murch, R. L. Assessment and Prediction of Stress-Related Growth. Journal of Personality. 1996, 64(1), 71-105. doi：10.1111/j.1467-6494.1996.tb00815.x.

59) 千葉理恵．"ベネフィット・ファインディング：精神疾患をもつ人々を対象とした研究をもとに"．宅香菜子編．PTGの可能性と課題．金子書房，2016，101-114．

60) Chiba, R., Kawakami, N., & Miyamoto, Y. Quantitative relationship between recovery and benefit-finding among persons with chronic mental. Nursing & Health Sciences. 2011, 13(2), 126-132. doi：10.1111/j.1442-2018.2011.00589.x/full.

61) 山根孝宏．Benefit findingが発達障害児・者の母親の心理的ストレス反応に与える効果．心理学研究．2014，85(4)，335-344．

62) 煙山千尋，尼崎光洋．スポーツ選手用ストレス関連成長尺度の開発．ストレス科学研究．2015，30，145-149．

63) 溝田友里．"薬害HIV感染からいままでに得たもの"．井上洋士，伊藤美樹子，山崎喜比古編．健康被害を生きる：薬害HIVサバイバーとその家族の20年．勁草書房，2010，135-150．

64) 宅香菜子．"PTG：その可能性と今後の課題"．宅香菜子編．PTGの可能性と課題．金子書房，2016，196-212．

B. ヘルスコミュニケーション

1) 山崎喜比古．健康の社会学の現段階．社会学評論．1998，49(3)，407-425．

2) 進藤雄三．医療の社会学．世界思想社，1990．

3) Ishikawa, H., Hashimoto, H., Kiuchi, T. The evolving concept of "patient-centeredness"in patient-physician communication research. Social Science & Medicine. 2013, 96, 147-153.

4) Ende, J., Kazis, L., Ash, A., & Moskowitz, M. A. Measuring patients' desire for autonomy：decision making and information-seeking preferences among medical patients. Journal of General Internal Medicine. 1989, 4(1), 23-30.

5) Ohki, M., Fukuhara, S. Development and Validation of the Autonomy Preference Index for Japanese Subjects. Japan Health Psychology. 1995, 3, 11-24.

6) Nomura, K., Ohno, M., Fujinuma, Y., Ishikawa, H. Patient autonomy preferences among hypertensive outpatients in a primary care setting in Japan. Internal Medicine. 2007, 46(17), 1403-1408.

7) Ishikawa, H., Eto, M., Kitamura, K., & Kiuchi, T. Resident physicians' attitudes and confidence in communicating with patients：a pilot study at a Japanese university hospital. Patient Education and Counseling. 2014, 96(3), 361-366.

8) Krupat, E., Hiam, C. M., Fleming, M. Z., & Freeman, P. Patient-centeredness and its correlates among first year medical students. International Journal of Psychiatry in Medicine. 1999, 29(3), 347-356.

9) Krupat, E., Rosenkranz, S. L., Yeager, C. M., Barnard, K., Putnam, S. M, & Inui, T. S. The practice orientations of physicians and patients：the effect of doctor-patient congruence on satisfaction. Patient Education and Counseling. 2000, 39(1), 49-59.

10) 医療コミュニケーション研究会編，藤崎和彦，橋本英樹著．医療コミュニケーション：実証研究への多面的アプローチ．篠原出版新社，2009．

11) Roter, D. L., Hall, J. A. 著，石川ひろの，武田裕子監訳．患者と医師のコミュニケーション：より良い関係づくりの科学的根拠．篠原出版新社，2007．

12) Ohtaki, S., Ohtaki, T., & Fetters, M. D. Doctor-patient communication：a comparison of the USA and Japan. Family Practice. 2003, 20(3), 276-282.

13) Roter, D., Larson, S. The Roter interaction analysis system(RIAS)：utility and flexibility for analysis of medical interactions. Patient Education and Counseling. 2002, 46(4), 243-251.

14) 野呂幾久子，阿部恵子，石川ひろの．医療コミュニケーション分析の方法．第2版，三恵社，2011．

15) Ishikawa, H., Takayama, T., Yamazaki, Y., Seki, Y., & Katsumata, N. Physician-patient communication and patient satisfaction in Japanese cancer consultations. Social Science & Medicine. 2002, 55(2), 301-311.

16) Ishikawa, H., Roter, D. L., Yamazaki, Y., & Takayama, T. Physician-elderly patient-companion communication and roles of companions in Japanese geriatric encounters. Social Science & Medicine. 2005, 60(10), 2307-2320.

17) Takayama, T., Yamazaki, Y., & Katsumata, N. Relationship between outpatients' perceptions of physicians' communication styles and patients' anxiety levels in a Japanese oncology setting. Social Science & Medicine. 2001, 53(10), 1335-1350.

18) Stewart, M., Brown, J. B., Weston, W. W., McWhinney, I. R., McWilliam, C. L., & Freeman, T. R. Patient-centered Medicine：Transforming the Clinical Method. 2nd ed., Oxford, Radcliffe Medical Press, 2003.

19) Ishikawa, H., Hashimoto, H., Roter, D. L., Yamazaki, Y., Takayama, T., & Yano, E. Patient contribution to the medical dialogue and perceived patient-centeredness：An observational study in Japanese geriatric consultations. Journal of General Internal Medicine. 2005, 20(10), 906-910.

20) O'Connor, A. M. Validation of a decisional conflict scale. Medical Decision Making. 1995, 15(1), 25-30.

21) Kawaguchi, T., Azuma, K., Yamaguchi, T., Soeda, H., Sekine, Y., Koinuma, M., Takeuchi, H., Akashi, T., & Unezaki, S. Development and validation of the Japanese version of the Decisional Conflict Scale to investigate the value of pharmacists' information：a before and after study. BMC Medical Informatics and Decision Making. 2013, 13, 50.

22) 川島理恵．救急医療における意思決定過程の会話分析：インフォームド・コンセント運用の1例として．社会学評論．2013, 64(4), 663-678.

23) 野呂幾久子，阿部恵子，松島雅人，福島統，木村直史．医学生のジェンダー差とコミュニケーション・スタイルの関係：RIASによるOSCE医療面接のパイロット研究．医学教育．2008, 39(1), 13-18.

24) Sekimoto, M., Asai, A., Ohnishi, M., Nishigaki, E., Fukui, T., Shimbo, T., & Imanaka, Y. Patients' preferences for involvement in treatment decision making in Japan. BMC Family Practice. 2004, 5(1), 1.

25) Ishikawa, H., Hashimoto, H., & Yano, E. Patients' preferences for decision making and the feeling of being understood in the medical encounter among patients with rheumatoid arthritis. Arthritis and Rheumatism. 2006, 55(6), 878-883.

26) Inoue, M., Takahashi, M., & Kai, I. Impact of communicative and critical health literacy on understanding of diabetes care and self-efficacy in diabetes management：a cross-sectional study of primary care in Japan. BMC Family Practice. 2013, 14, 40.

27) Ishikawa, H., Yano, E., Fujimori, S., Kinoshita, M., Yamanouchi, T., Yoshikawa, M., Yamazaki, Y., & Teramoto, T. Patient health literacy and patient-physician information exchange during a visit. Family Practice. 2009, 26(6), 517-523.

28) Ishikawa, H., Yano, E. The relationship of patient participation and diabetes outcomes for patients with high vs. low health literacy. Patient Education and Counseling. 2011, 84(3), 393-397.

29) Hamasaki, T., Takehara, T., & Hagihara, A. Physicians' communication skills with patients and legal liability in decided medical malpractice litigation cases in Japan. BMC Family Practice. 2008, 9, 43.

30) Mukohara, K., Kitamura, K., Wakabayashi, H., Abe, K., Sato, J., & Ban, N. Evaluation of a communication skills seminar for students in a Japanese medical school : a non-randomized controlled study. BMC Medical Education. 2004, 4, 24.

31) Aomatsu, M., Abe, H., Abe, K., Yasui, H., Suzuki, T., Sato, J., Ban, N., & Mercer, S. W. Validity and reliability of the Japanese version of the CARE measure in a general medicine outpatient setting. Family Practice. 2014, 31(1), 118-126.

32) Fujimori, M., Shirai, Y., Asai, M., Kubota, K., Katsumata, N., & Uchitomi, Y. Effect of communication skills training program for oncologists based on patient preferences for communication when receiving bad news : a randomized controlled trial. Journal of Clinical Oncology. 2014, 32(20), 2166-2172.

33) Hanya, M., Kanno, Y., Akasaki, J., Abe, K., Fujisaki, K., & Kamei, H. Effects of communication skill training(CST)based on SPIKES for insurance-covered pharmacy pharmacists to interact with simulated cancer patients. Journal of Pharmaceutical Health Care and Sciences. 2017, 3, 11.

34) Yukawa, K., Yamazaki, Y., Yonekura, Y., Togari, T., Abbott, F. K., Homma, M., Park, M., & Kagawa, Y. Effectiveness of Chronic Disease Self-management Program in Japan : preliminary report of a longitudinal study. Nursing & Health Sciences. 2010, 12(4), 456-463.

35) Park, M. J., Green, J., Ishikawa, H., Yamazaki, Y., Kitagawa, A., Ono, M., Yasukata, F., & Kiuchi, T. Decay of impact after self-management education for people with chronic illnesses : changes in anxiety and depression over one year. PLoS One. 2013, 8(6), e65316.

36) Ishikawa, H., Yamazaki, Y. How applicable are Western models of patient-physician relationship in Asia? : Changing patient-physician relationship in contemporary Japan. International Journal of Japanese Sociology. 2005, 14(1), 84-93.

第7章

集団レベル

コミュニティ組織とコミュニティビルディング

コミュニティにおける住民参加は，保健活動推進のカギである[1]。WHOのプライマリヘルスケア(primary health care)に関するアルマ・アタ宣言においても，住民参加はコミュニティ活動推進に不可欠な要素とされている[2]。また，ヘルスプロモーション(health promotion)に関するオタワ憲章[3]やバンコク憲章[4]においても，「地域活動の強化(strengthen community action)」は主要な活動として採用されている。このように世界各地で，住民参加は地域保健活動や健康教育推進のために重要な要素になっている。

日本でも，住民参加はコミュニティにおける保健活動推進のために大きな役割を果たしてきた。保健推進員や食生活改善推進員など，健康にかかわるコミュニティ組織の歴史には長いものがある[5,6]。感染症が主要な健康問題であった時代から，生活習慣病を中心に健康課題が多様化してきた時代においては，長い歴史をもつ組織に新たなメンバーを加えて再組織化する動きもある[7]。多文化を含むコミュニティにおいて健康教育を進めるためには，既存のコミュニティ組織が，従来の行政的な硬直した活動形態から離れる必要がある。そして，健康のための実践共同体の意識化を促進し，個々の実践共同体がもつ固有の歴史的・政治的・社会的特性を軸としたコミュニティビルディングの取り組みが不可欠である。あわせて，外部の専門家は地域住民による主体的・能動的な取り組みを支援していくべきである[8]。

1 コミュニティビルディングの概念

コミュニティビルディング(community building)は，パトナム(Putnam, R. D.)らによるソーシャルキャピタル研究の影響を受けて登場した考え方である[*1]。国内では「地域づくり」や「地域活性化」のような意味で使用されている。保健の領域では，「地域づくり」や「共同体づくり」を意味して使用している場合が多い。

本章ではコミュニティビルディングを，健康づくりを目的とした住民やステークホルダー(地域関係者)による「共同体づくり」「組織づくり」「地域づくり」を意味する用語として用いる。この概念の提唱者であるウォルター(Walter, C. L.)は，コミュニティビルディングのおもな次元として，次の5つをあげている[10]。
(1) コミュニティ開発(community development)
(2) コミュニティ計画(community planning)
(3) コミュニティ行動(community action)
(4) コミュニティ意識(community consciousness)

＊1 現代アメリカのコミュニティ問題が発端となったコミュニティビルディングの考え方については，仁科の文献[9]が参考となる。

(5) 共同体(commons)

本章ではまず，日本におけるコミュニティ組織や健康関連のコミュニティ組織を概説する。ついで，コミュニティ組織を中心としたコミュニティビルディングの研究方法としてのアクションリサーチについて紹介する。同時に，コミュニティビルディングの事例を紹介する。

2 | 日本における健康に関連するコミュニティ組織の発展

日本のコミュニティには，さまざまなコミュニティ組織が存在する。その例として，町内会や自治会などの地区組織，高齢者組織としての老人会や敬老会，女性組織としての婦人会や若妻会，その他，自主組織や自助組織，各種 NPO やサークルがあげられる。ここでは，直接健康と関連したコミュニティ組織の歴史をまず概観する。

健康に関連するコミュニティ組織の歴史は，明治時代前半までさかのぼることができる。当時はコレラが流行しており，それを契機に，地区衛生に関する住民の衛生自治組織ができたことがコミュニティ組織の端緒であった[11]。以降，長い間，地区衛生を主とした住民活動が，コミュニティ組織の主たる役割であった。

1）母子保健推進員

昭和初期，昭和天皇の恩賜により，乳児死亡率などが高く劣悪であった母子保健水準の向上を目ざして**母子愛育会**が設立された。愛育会を基幹組織として，はじめは関東・上信越地方を中心に，やがて全国規模で愛育班活動が展開された。**愛育班**は，コミュニティ組織として，現在も各地域に存在している。母子保健に限らず，生活習慣病対策や健康づくりに関する活動など，さまざまな活動にもかかわっている[12]。

母子保健関連組織の全国的な取り組みとしては，1968(昭和43)年に厚生省(現：厚生労働省)から設置が求められた**母子保健推進員制度**がある。多くの市町村でその設置および組織化が進められ，重要な保健組織としての役割を果たしてきた。母子保健水準が改善されてからは，**保健推進員**と改名され，生活習慣病予防のための健診普及など，保健全般の活動をする組織へと変化してきたものもある。現在は，「健やか親子21」を推進する地域組織としても期待されている[5]。

2）食生活改善推進員

栄養や食にかかわるコミュニティ組織としては，**食生活改善推進員制度**がある。昭和20年代の食に関する主婦らの学習グループにはじまり，1959(昭和34)年，厚生省からの通達(「栄養及び食生活改善実施地区組織の育成について」)により，全国化した組織である。1983(昭和58)年には70世帯に1人，全国で48万人を目標として，食生活改善推進員の養成がすすめられた。のちには，国の補助事業ともなり，保健所を中心として養成事業が進められた。1997(平成9)年以降は，「地域保健法」の施行に

より，この養成は市町村に委譲され，実施されている。2005(平成17)年の「食育基本法」の制定以降は，食育アドバイザーを併名し，子どもから高齢者までを対象に，食事バランスガイドの普及や，地産地消，郷土料理・行事食・食文化の継承などの健康づくり活動を進めている。現在，市町村によっては，食生活改善推進員をヘルスメイトという名称に変更し，食や栄養に限らない健康全般にかかわる活動組織となっているところもある[6]。

3) 運動普及推進員

1988(昭和63)年の第2次国民健康づくり対策(アクティブ80ヘルスプラン)以降は，運動の普及推進が制度化され，各市町村で**運動普及推進員**が養成・組織化されている。ウォーキングや軽運動など，おもに中高年を対象とした運動普及を担っている。市町村によっては，健康づくり推進員やヘルスボランティアと名称を変更して，運動に限らず健康づくり全般の担い手として組織化されているところもある[13]。

4) その他の組織

これらの代表的な組織のほかに，昭和30年代からの歴史と伝統をもち，健康長寿長野県の礎ともなっている**保健補導員**という組織もある[14]。また歯科保健の領域では，8020運動の推進にあたり，静岡県をはじまりとして**8020推進員**の養成が始まり，ほかのいくつかの地域でも養成が試みられている[15]。

これらの健康にまつわるコミュニティ組織の養成は市町村で独自にできており，それぞれの市町村の方針に基づいて，「○○サポーター」や「○○ボランティア」，「○○リーダー」，「○○応援隊」などといった個別の名称にて組織化している例も多い。

3 | 健康に関連するコミュニティ組織の役割

前項で述べたコミュニティ組織の概要をまとめたものが**表7-1**である。地域の人材が不足するなか，多分野化する組織の役割を一体化して，前述したように，ヘルスメイトのような総称的な名称を付け，多機能な組織として存続させる例も見受けられる。

行政や関係団体が養成・支持するコミュニティ組織のほかにも，健康に関する住民の主体的な組織は多く存在する。食や運動に関する市民のサークルや団体や，NPOなどである。民間のスポーツクラブや，食品流通・販売業界，飲食店組合，学校保健関連組織なども，拡大解釈すれば健康にかかわるコミュニティ組織である。このような組織との連合(coalition)やパートナーシップは，健康にかかわるコミュニティビルディングを可能とする。

コミュニティには，患者会や家族会などに代表される自助や共助を目的として主体的活動をする組織もある[16]。いわゆるセルフヘルプグループやミューチュアルヘルプグループとよばれるものである。ただしこれらの組織は，コミュニティビルディング

表7-1　健康にかかわる代表的なコミュニティ組織と概要

代表的な名称	概要	代表的な名称	概要
母子保健推進員	・母子保健にかかわる伝統的な住民組織である。 ・多くが町内会や自治会などの地区ごとに選出される。 ・交通費程度だが有償の場合もある。 ・保健センター事業のサポート役が多い。 ・子育てなどの支援組織として期待されている。 ・組織の高齢化が進み世代交代が課題となっている。 ・主婦専業層の減少により人材不足状況である。 ・保健推進員に改名して保健全般の活動組織となっている例もある。 ・組織活動の主体化が課題である。	運動普及推進員	・介護予防など中高年の運動普及に期待されている。 ・講習会など市町村独自の養成形態をもっている。 ・無償（ボランティア）活動が基本である。 ・男性も多く比較的人材は充足している。 ・活動する場や機会の設定が課題である。 ・ほかのスポーツ・運動関係の組織との関係調整やすみ分けが課題である。 ・介護予防リーダーとしての活躍も期待されている。 ・組織活動の主体化が課題である。
食生活改善推進員	・食や栄養にかかわる伝統的な住民組織である。 ・講習会など市町村独自の養成形態をもっている。 ・無償（ボランティア）活動が基本である。 ・食育の推進組織として期待されている。 ・組織の高齢化が進み世代交代が課題となっている。 ・主婦専業層の減少により人材不足である（近年は男性会員も募っている）。 ・ヘルスメイトなどへの改名により健康全般の活動組織となっている。 ・組織活動の主体化が課題である。 ・地域全体への波及効果として乏しい面もある。	8020推進員	・8020を推進する組織として期待されている。 ・地域歯科医師会の主催などによる講習会で養成されている。 ・養成内容の全国的な統一がない。 ・無償（ボランティア）活動が基本である。 ・認定のみで具体的な活動に結びついていない例が多い。 ・活動の内容や場所が限定的である。 ・食や栄養とからめた活動内容が期待されている。

（とくに健康づくりに関連して）と直接結びつく資源になる可能性が比較的低いため，ここでは詳細は述べない。

　冒頭でも紹介した地域の自治会や町内会，また老人会や婦人会などといった伝統的な地区組織は，健康教室などの学習や，子どもの食育に関する機会，老人会などによ

る健康体操や介護予防の教室などを開催している。

4 コミュニティ組織のかかえる課題とコミュニティビルディングの可能性

　高齢社会の進展とともに，伝統的な地区組織である町内会や自治会自体も高齢化し，その機能低下が課題とされている[17]。地区からの選出方式を基本とする保健推進員などのコミュニティ組織も弱体化が懸念され，その支援方法やエンパワメントが課題となっている[18,19]。食生活推進員のような歴史のあるコミュニティ組織も，女性の社会進出により主婦専業層が減少したため担い手が不足し，推進員の高齢化に伴い，その養成や組織自体の維持が課題となっている[20,21]。

　健康づくりを中心としたコミュニティビルディングを目ざす際には，必要なステークホルダーを，従来の健康関連のコミュニティ組織だけに求めることはできない。健康づくりの活動内容や目的に応じて，さまざまな健康関連以外のステークホルダーをパートナーとして組織化し，エンパワメントを試みる必要性がある。

　パートナーとして巻き込める可能性のあるステークホルダーを，健康との関連および行政・民間への近さに基づいて整理し，**図7-1** に示した。従来の組織化の対象は，図の右側にある行政に近い部分の関係者が多かった。今後は，左側にあるステークホルダーを意識することが必要であり，健康づくりのための協働や組織化の対象として

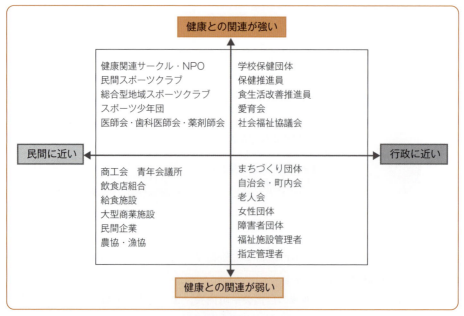

図7-1　健康づくりのためのコミュニティ組織とステークホルダー

巻き込むことが重要である。

5 アクションリサーチ(実践型研究)によるコミュニティビルディング

これまでの介入型や実証的研究に加え，**アクションリサーチ**(実践型研究)や**コミュニティ参加型研究**(community-based participatory research；**CBPR**)の必要性が注目されている。目的はコミュニティエンパワメントやソーシャルキャピタルの醸成，住民の主体的な活動の創出や継続である。これらの研究を通じたコミュニティビルディングは大いに期待できる。いずれも，ポジティブな変革を実現させることを目的として，循環的なプロセスのなかで変化をおこすアプローチの1つである。また，コミュニティにおける特定の出来事に焦点をあて，そこにひそむ課題に向けた解決策を現場の人とともに探り，状況が変化することを目ざす研究デザインでもある[22]。

冷水らによれば，アクションリサーチは4つの研究プロセスに分けることができる(▶図7-2)。スパイラルな循環による研究プロセスの積み重ねは，アクションリサーチの特徴でもある。芳賀は，スパイラルな循環的取り組みより得られた膨大な質的なデータを，第三者にも理解できるような結果として記録して分析することが，アクションリサーチを研究としてなりたたせる条件であることを示している[24]。具体的には，①コミュニティとのきっかけづくり，②ステークホルダーやキーパーソンの発見，③関係構築のための具体的なプロセス，④問題の共有方法やエンパワメントのプロセ

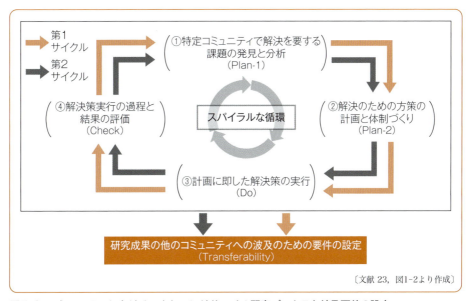

〔文献23，図1-2より作成〕

図7-2 コミュニティにおけるアクションリサーチの研究プロセスと波及要件の設定

ス，⑤組織化の方法やプロセスなどがそれにあたる。芳賀によれば，アクションリサーチによって得られた知見は，単なるケース研究の結果ということではなく，ほかのコミュニティでも応用可能な結果でもある。そして，ほかのコミュニティへの適応が期待できるものである。

　従来的なコミュニティ組織だけでなく，多種多様なステークホルダーを巻き込んだアクションリサーチは，コミュニティの課題解決や住民の主体的活動，ひいては健康づくりを目的としたコミュニティビルディングへと結びつく可能性を秘めている。従来的なコミュニティ組織自体も，新たなステークホルダーを含めたアクションリサーチによってエンパワメントされ，活性化する可能性が期待できる。

　武田は，公衆衛生分野における過去のアクションリサーチ研究の定義を引用しながら，アクションリサーチにおける住民，行政(専門家)，研究者の協働やパートナーシップ関係が必要であるとしている[25]。研究者や行政も含めた新たな連合が，健康づくりを目ざすコミュニティビルディングとなる。

6 ｜ コミュニティビルディングの実践例

1）健康増進計画策定とコミュニティビルディング

　市町村の健康増進計画は，一般的に半年や1年といった短期間で策定できる。計画策定においては通常，健康に関連するコミュニティ組織や医師会，町内会などの関係者により策定会議を組織し，行政の主導により策定を実行していく場合が多い。数回の策定会議のなかで，ステークホルダーの有機的な関係や協働的組織に発展することは少なく，健康づくりを通じた新たなコミュニティビルディングへとつながりにくいことがほとんどである。

　北海道天塩町における成功事例を紹介する。天塩町では，まず計画策定段階で多様なステークホルダーを巻き込み，計画策定のプロセスを通じたステークホルダー間の関係づくりを行った。ついで，健康づくりを目的とした協働組織づくりに重点をおき，行政としては異例の，2年間の長期にわたり策定を実施した[26]。

　計画策定の組織の中心は，健康関連の住民組織である保健推進員である。加えて，役場職員や商工会，老人クラブ，青年団体，農業組合などといった，産業や世代を代表する関係者が参加した。さらに一般公募による住民も含め，組織全体としては30名程度で構成されていた。計画策定のプロセス全体を管理するために，アドバイザーとして学識経験者(研究者)もおかれた。

　計画策定にあたっては，4つのライフステージ(親と子，思春期，成人，高齢者)で，**図7-3**に示すプロセスにより，2年間で12回の策定会議を開催している。策定会議は，毎回グループディスカッションなどのワークショップ方式で進行し，1人の研究者がファシリテーターの役割を担当している。得られた意見は項目ごとにまとめられ，次の策定会議で共有するとともに，「健康づくり計画だより」を通じて町民とも策

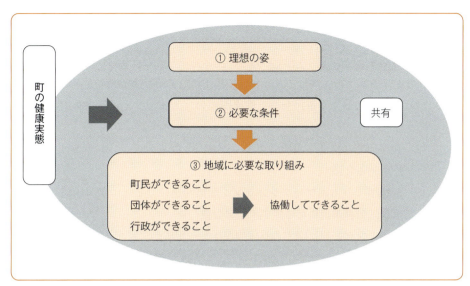
図7-3 天塩町の策定会議における協議プロセス

定プロセスの共有を試みるなど、さまざまな工夫が実践されている。

　天塩町の計画は、長期間の計画策定プロセスを通じて、計画策定の参加者や住民が地域の健康課題を共有し、コミュニティ組織や関係団体が協働する活動内容を多く想起させようとしたところに特徴がある。さらに、策定のプロセスのなかで、参加者間の親和的な関係が形成され、参加したコミュニティ組織や関係団体による「ウォーキング講座」「食育事業」「乳幼児交流事業」などの主体的活動や事業が計画策定前に立ち上がり、行政との協働が実現している。このことの意義は大きい。

　「健康なまちづくり」など、健康を意識したコミュニティビルディングを健康増進計画の表題として使用している地方自治体は多いが、実際には内容が伴わないものが多い。それに対して、計画策定のプロセスに焦点をあて、策定メンバーや健康にかかわるステークホルダーの関係づくりや協働に努力した天塩町の例は、健康づくりのためのコミュニティビルディングへとつながる先例として参考になる。

2) 健康づくり活動の焦点化とコミュニティビルディング

　「健康なまちづくり」といっても、「あれもこれも」と総花的な健康づくり活動をするのはよくない。ステークホルダーが複雑になり、目的とする健康づくりの協働活動が十分に展開されないことがあるからである[27]。健康日本21の推進にあたっても、地域特有の健康問題を特定し、優先順位を設定して取り組むことが必要である[28]。新たなコミュニティビルディングは、このような取り組みによって可能となる。

　埼玉県飯能市の例をみてみよう。飯能市では、2008(平成20)年以降、行政の健康づくり事業の中心としてウォーキングを位置づけている。市長の「ウォーキング人口

3万人」宣言を旗印に，自然にあふれる地域資源をいかし，毎年1万人をこえる参加者でにぎわう「飯能ツーデーマーチ」が開催されるなど，ウォーキングを中心とした健康づくり活動が展開されている[29]。

ウォーキングの振興にあたっては，以下の3つの組織が機能している。

(1) 健康体力づくり市民会議：健康関連のコミュニティ組織や関係団体の代表者会議
(2) 健康づくり推進庁内検討会議：行政内の各セクションが健康づくりの取り組みを考える会議
(3) 健康づくり市民ワークショップ：健康関連のコミュニティ組織や関係団体の構成員，公募市民によるアイディア会議

ウォーキング振興に関する具体的な活動や事業のアイディアの募集は，(3)健康づくり市民ワークショップが行っている。ついで，健康づくり推進室職員がステークホルダーと調整や連携をはかり，その優先順位や効果性を検討する。そののち，(1)健康体力づくり市民会議や(2)健康づくり推進庁内検討会議を通じて，活動や事業を具体化する。とくに(3)健康づくり市民ワークショップは重要な役割を果たしており，ウォーキングに関するアイディアを出すだけではなく，ウォーキング事業に結びつく参加者間の関係づくりや，行政との協働事業創出にも機能している。これらの会議を通じて具体化したウォーキング事業を**表7-2**に示した。

このように，健康にかかわる活動をウォーキングに焦点化し，焦点化した課題に対して，上記(1)〜(3)という会議体構成が機能している。とくに(3)健康づくり市民ワークショップに，健康関連の住民組織に加え，商工会や観光などの関係団体が加わっていることの意味は大きく，ウォーキングを通じた新たなコミュニティビルディングの可能性を感じさせるものである。これらの活動により，飯能市ではこれらのウォーキング推進事業が行われた前後数年(2007〜2011年)の間で，ウォーキング人口が増加している(▶**図7-4**)。

表7-2　飯能市で実施されているウォーキング推進事業

- ・公民館単位でのウォーキングコースマップの作成(1公民館あたり3〜8コースで市内全域58コース)
- ・記録手帳の作成(スゴ足手帳)
- ・市内各地区の特性をいかしたウォーキングイベント(スゴ足イベント：年間20回以上)の開催
- ・ウォーキング実施者へのインセンティブ提供
- ・初心者ウォーキング教室やエクササイズウォーキング教室の開催
- ・観光・商業振興とウォーキングとの連携事業(ザクロ祭りなど)の実施
- ・エコツーリズムとウォーキングの連携事業(里山お散歩ツアー)の実施
- ・健康づくり活動の市民への公表(健康のまちづくりフォーラム)

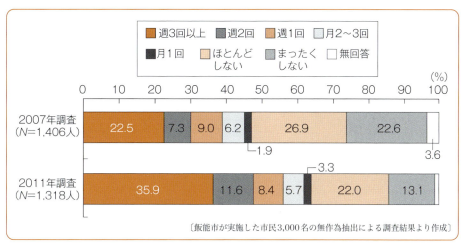

図7-4 ウォーキングに関する市民アンケートの結果

3）自治会の活性化とコミュニティビルディング

　　高齢化が進み活動継続があやぶまれている町内会や自治会を活性化し，再組織することは重要な課題である。とくに地方都市や過疎化の進む農山村地域の自治会では，コミュニティビルディングの可能性を模索する必要がある。そのためには，メンバーの入れかえや，研究者を加えて新たな活動を立ち上げ，固定化した活動内容のために停滞した自治会活動を活性化させる必要がある。

　　北海道今金町の大和地区(自治会)では，住民が主体となった学習活動を通じて健康づくり活動を継続してきた。この活動は，**図7-5**に示したプロセスにより，活動の企画や組織化，そして継続に結びついた[29]。

　　自治会の具体的な活動を模索している段階では，行政と研究者により，地域の現状について住民の理解を促し，ワークショップ形式の座談会の構成員として多くのステークホルダーを巻き込んだ。研究者は，このワークショップの外的なファシリテーターを担当した。このプロセスのなかで，住民と行政，研究者が地域課題を理解し，活動内容を決定できるようになった。最後に，行政や研究者の支援のもと，活動の実行が可能となった[30]。

　　この自治会では，2006（平成18）年以降，10年以上も学習活動が継続している。その後，行政や研究者の手を離れ，自治会と内外のステークホルダーによる実行組織が継続しており，かかわった研究者により効果の評価が実施されている[31,32]。

4）実践例に共通する事項

　　以上3つのコミュニティビルディングに関連した取り組みには，3つの共通事項がある。

　　第1に外部の専門家としての研究者のかかわりである。コミュニティビルディング

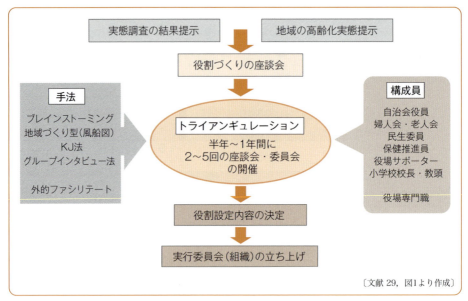

図7-5 住民による活動に関する組織化のプロセス

を目ざす際には、プロセス全体を管理し、住民と行政の間で中立的な立場から発言する研究者のかかわりが効果的である。ワークショップの運営や、ファシリテーターとしての専門的なテクニックの活用、質的データ分析法などの助言が期待される。研究者は、コミュニティを単に研究や介入の対象としてとらえるべきではなく、コミュニティの課題解決や住民のエンパワメント、ソーシャルキャピタルの醸成などに関心をもち、住民や行政とコミュニティビルディングの目的を共有しながら、積極的にかかわっていくべきである。

　第2は、多種多様なステークホルダーの巻き込みである。従来的なコミュニティ組織のメンバーに加えて、コミュニティの課題解決や活動促進に必要となる多種多様なステークホルダーをどれだけ多く巻き込み、エンパワメントできるかが重要である。

　第3は、リーダーシップを発揮できるキーパーソンの存在と、強いコミュニティ意識である。健康づくりを目的としたコミュニティビルディングには必ずといってよいほどリーダーシップを発揮するキーパーソンの存在がある。それは町内会や自治会の役員、老人会や婦人会の関係者など、既存のコミュニティ組織の代表者や関係者であることが多い。ときにはそれ以外のステークホルダーである場合もある。行政職員や研究者は、リーダーシップを発揮できるキーパーソンの発見や選出に努力し、彼らとの連携やコミュニティ意識の醸成に配慮することが必要である。一方、キーパーソンが市長や議員、行政管理職である場合、研究者はこのようなキーパーソンに対し積極的にはたらきかける必要がある。行政計画の策定や事業実施においては、ロビイスト(lobbyist)としてのはたらきかけが、コミュニティビルディングへとつながる足がか

りとなる場合もある。

7 │ コミュニティビルディングを目ざして

多様化し複雑化する健康問題や課題を解決するためには，コミュニティ全体をダイナミックに巻き込んで活動していくことが求められる。コミュニティの基本となる地区組織はもちろんのこと，各種ステークホルダーを加えて地域の健康問題や健康づくりに取り組むことが，新たなコミュニティビルディングへとつながる。最後に，このコミュニティビルディングを長期にわたって続けていくためには，行政や研究者とのパートナーシップもまた必要である。

8 │ 今後の研究に向けて

本節では，コミュニティビルディングの実践例として，北海道天塩町と今金町，埼玉県飯能市の事例を紹介した。このような事例は日本各地でみることができるものの，その活動を研究成果として論文にするのは容易なことではない。

この領域の著名な事例としては，佐久病院や岩手県沢内村の地域保健活動が語り継がれてきている。ところが実践主導で成功をおさめてきたこれらの活動は，学術論文としては，国内にも世界にも強いエビデンスとして，十分発信できていない。

この分野の研究におけるエビデンスの弱さについては，比較的研究熱心な米国でも頭をかかえている。日本以上に，エビデンスの弱さが研究資金確保の障害となるからである。そこで，コミュニティビルディング関連研究の文献レビューがなされた。キーワードは，**コミュニティ基盤型プライマリヘルスケア**(community-based PHC；CBPHC)とされ，米国で専門家パネルが立ち上がり，レビューが始まった[33]。

その結果，一定の成果が得られた。CBPHC は，①保健システム強化のための優先活動であること，②ユニバーサルヘルスカバレッジの推進に効果があること，③妊婦と子どもの予防可能な死を減らすことができること，などである。

しかしながら，次のような研究の限界が同時に見えてきた。
(1) 介入期間がせいぜい 2〜3 年と短いこと。
(2) 研究の場が実験室であるかのような管理下におかれていること。
(3) 研究対象人口が少ないこと。
(4) 失敗事例の報告が少ないこと。
(5) なにが介入の障害になっているかの分析が弱いこと。
(6) なぜ CBPHC の強化やスケールアップがうまくいっていないのか，その点が注目されていないこと。

CBPHC 研究レビューから得られたこれらのメッセージは，日本の研究にもあてはまることであり，学ぶべき教訓は多い。

216 | 第2部 健康行動理論の研究と実践

しかし希望がないわけではない。研究手法として，本節にも触れられているアクションリサーチがある。さらにはアクションリサーチを含む実践研究[34,35]などが近年注目を集めている。これらの手法を用いつつ，日本のコミュニティビルディングの成果を，今後は国内で，さらには世界に向けて発信していくべきである。

Ⓑ ソーシャルマーケティング

近年，ソーシャルマーケティングの活用への期待が高まっている。国レベルでも，厚生労働省の健康日本21などで，ソーシャルマーケティングの有用性が記載されるようになってきている。ソーシャルマーケティングの総論は第4章で述べられているため，本節ではソーシャルマーケティングの実践例を紹介する。

1 | ソーシャルマーケティングの基本的な概念

実践例に入る前に，4点の基本的な事項を押さえておきたい。

第1に，数あるソーシャルマーケティングの定義に共通する基本的な特徴として，次の(1)～(4)を押さえてほしい。

(1) ソーシャルマーケティングは考えの変化にとどまらず，行動を変化させること。

(2) システマティックに計画されたプロセスを用い，そのプロセスに商業マーケティングの概念や技法を適用すること。

(3) 対象者をセグメントに分け，優先順位の高いセグメントを1つまたは複数選んで焦点をあてること。

(4) 対象となる人々と社会に利益をもたらすものであること[1]。

第2に，商業マーケティングと比較してソーシャルマーケティングは，個人や社会全体の利益となるように，対象者の行動を自発的に変化させ，維持させることを目的としている。

第3に，ソーシャルマーケティングでは，さまざまな理論を統合して用いることが有用とされている[2,3]。よく用いられる行動科学理論として，トランスセオレティカルモデル(Transtheoretical Model)[4]，ヘルスビリーフモデル(Health Belief Model)[5]，計画的行動理論(Theory of Planned Behavior)[6]，社会的認知理論(Social Cognitive Theory)[7]，セルフエフィカシー(self-efficacy)[7]，ローカスオブコントロール(locus of control)[8]，ソーシャルサポート(social support)[9,10]，イノベーション普及理論(Diffusion of Innovations)[11]などがあげられる[12]。

このように，ほかの概念の知識や技術などを統合して活用していくことが推奨されており，ソーシャルマーケティングそれ自体が独立した理論であるというわけではない。むしろ，人々の行動に影響を与える方法を導き出すために，心理学や社会学，人

類学，コミュニケーション理論などのさまざまな知識やアプローチを活用するための枠組みである[13]といえる。

　第4に，ソーシャルマーケティングを用いて介入方法を検討していく際には，いくつかのステップをふんでいく。ステップの分け方はさまざまあるが，全体の流れとして，「事前の情報収集と分析」「戦略の決定」「プログラムの開発（プレテストを含む）」「実行」「評価とフィードバック」の流れのなかで立案し，実施・評価していくことになる。

2 | ソーシャルマーケティングの活用事例

　ヘルスプロモーション分野におけるソーシャルマーケティングの活用は，1970年代から盛んになりはじめ，低・中所得国での家族計画・感染症予防・母子保健，および高所得国での生活習慣予防や健康キャンペーンなどに活用されてきた[14-21]。日本においては，1990年代後半より，老人保健福祉計画の認知度の向上や，健康診断やがん検診・検査などの受診勧奨，生活習慣病予防，健康教育などに取り入れられてきた[22-26]。

1）東京都の老人福祉計画の認知度向上の事例

　田村らは，東京都の老人福祉計画に対する都民の認知度の向上策の検討において，ソーシャルマーケティングの手法を取り入れた。東京都の40歳以上の地域住民を対象に質問票による調査を実施し，同計画の認知度とそれに影響を及ぼす心理社会的要因を明らかにするとともに，認知度向上につながる可能性のある9つのメッセージ案について感想をたずね，関連要因の分析を行った。

　これらの分析から，「主なターゲット」の設定や「主なターゲット」に応じた「メッセージ」の選択などについて論じ，調査に基づくソーシャルマーケティングの活用方法の具体例を示した[27]。

2）島根県雲南市の身体活動量増加の事例

　鎌田らは，島根県雲南市において，身体活動量増加のため，ソーシャルマーケティングを活用したクラスター・ランダム化によるコミュニティワイドキャンペーンを実施した。市内32地区から介入群9地区と対照群3地区をランダムに抽出・割付し，介入群をさらに①有酸素運動（歩行）普及，②柔軟・筋力増強運動（体操）普及，③全種目普及の各3地区に分け，情報提供（チラシ・ポスターなど），教育機会（地域行事などでの声かけ，短い運動指導），サポート環境（ボランティアによる声かけ，口コミ）の3要素からなる地域介入を実施した。評価は身体活動量，抑うつ気分，主観的健康観で行った。

　身体活動量については，介入後1年，3年では介入群と対照群との間で差がみられ

なかったが，5年後で有意な差がみられた（運動実施率：介入群2.5％増，対照群2.1％減）。種目別には，歩行普及と体操普及で効果がみとめられたが，全種目普及では効果がみとめられなかった。抑うつ気分および主観的健康観については，5年後においても差がみられなかった。

これらの結果から得られる示唆として，①運動を習慣づけるには長期間の介入が必要であること，②普及する身体活動は種目をしぼる必要があること，③精神健康の向上にはさらに長期にわたる介入が必要であることがあげられている[28-30]。

3) 佐賀県の肝炎ウイルス検査勧奨の事例

江口らは，佐賀県において，肝臓がん予防のための肝炎ウイルス検査の受検勧奨を目的に，「地域における社会規範」としての「検査受検」を醸成するためのソーシャルマーケティングを活用したメディアミックスキャンペーンを実施した。「自分ごと化」をテーマに，地元出身タレントや地元農業・漁業従事者，地元企業就業者などが出演し，方言を用いた親近感のある内容のテレビコマーシャル6種類（1日約10回，約6か月間，累計130日放送），県内5,000か所のポスター掲示，イベントなどでの講演による啓発を実施した。キャンペーンの結果，その年のウイルス肝炎無料検査受検者数が前年に比べて約3倍となり，単発の行動である肝炎ウイルス検査受検には短期集中キャンペーンが有効であることを示した[31]。

3 | 防煙・禁煙キャンペーンでのソーシャルマーケティングの実践例

ここでは，著者らが取り組んできたソーシャルマーケティングを活用した実践例として，「がん」の分野での取り組みのなかから「防煙・禁煙キャンペーン」を中心に紹介する。

すでに示したように，ソーシャルマーケティングは商業マーケティングに加え，心理学・社会学・人類学・コミュニケーション理論などのさまざまな知識やアプローチを活用するための枠組みである[13]。そのため，著者ら国立がん研究センターの研究者を中心に，社会学・統計学・心理学などを専門とする研究者や，マーケティングやPR（public relations）などの専門家，テレビ局の記者やディレクターなどのメディア実務者，自治体のがん対策担当者などでチームをつくり，研究に取り組んできた。研究の枠組みを**図7-6**に示す。

この研究では，ソーシャルマーケティングを活用した行動変容方法の開発と評価の研究のみにとどまらず，プログラム終了後も，その方法や成果を発信し，全国規模での普及として継続していくことを目的とした。そのため，メディアなども戦略的に活用し，より広い普及と社会規範としての醸成を目ざした。同時に，各地域におけるがん対策の後方支援を目的に，普及方法やツールを行政・自治体や学校などに提供し，

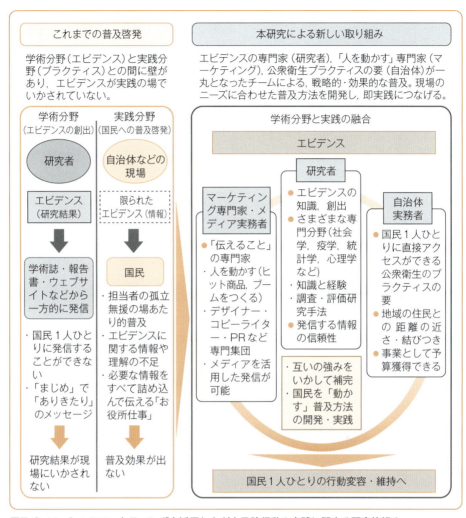

図7-6 ソーシャルマーケティングを活用したがん予防行動の実践に関する研究枠組み

現場での普及を効率化・活性化することで、メディア戦略と現場との相乗効果による普及を目ざしてきた。

図7-7に、ソーシャルマーケティング手法を活用した普及プログラムの流れを示した。流れの作成には、代表的なソーシャルマーケティングのステップを参考にした[1,2,32,33]。

1）実践例①：大学生の防煙・禁煙キャンペーン[34,35]

以下、大学生の防煙・禁煙キャンペーンの取り組みを、**図7-7**に示した「分析」「戦略開発」「プログラムとコミュニケーションのデザイン、プレテスト」「プログラム実行」「評価とフィードバック」の流れにそって紹介する。

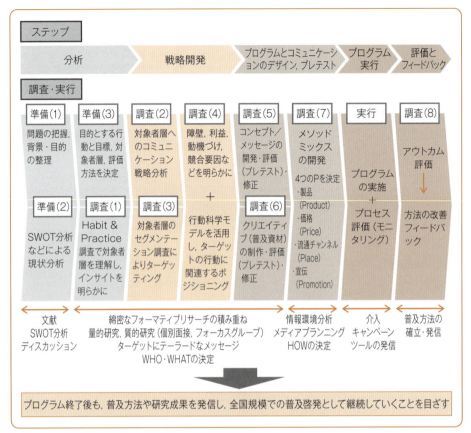

図7-7 ソーシャルマーケティング手法による普及プログラムの流れ

●分析

　準備(1)～(3)では，現状分析と，介入の目的とする行動と目標，対象者層などの決定を行った。この研究では以下を根拠に18～22歳を対象年齢とすることとした。

- 成人男性の3割が18～22歳の間に喫煙を開始するという全国規模の喫煙率の調査結果
- 喫煙年数からその多くが禁煙治療の保険適用外であること（計画策定当時）
- 成人および中高生に比べ，防煙・禁煙対策があまり行われていないこと
- 18～22歳の間に喫煙を開始する男性の25％が防煙できたとすると，年間31,800人の全死亡，14,900人の全がん死亡を回避できると試算できたこと
- 喫煙開始を大学卒業後に遅らせると，将来的に年間1,200人のがん死亡を回避できると試算できたこと

　これらに加え，介入対象となる集団の大きさや，研究における効果測定の実施可能性などから総合的な検討を行い，18～22歳のうち大学生を介入対象とした。

　また調査(1)では，喫煙行動に関連する要因を特定するためのHabit & Practice調

査として，首都圏の大学生を対象に面接調査とフォーカスグループインタビューを行った。対象は，喫煙状況や，大学の偏差値などの多様性を考慮して選んだ男女24人であった。インタビュアーおよびフォーカスグループインタビューの司会者は，質的研究を行う研究者とマーケティング調査を行うマーケティング実務者が担当した。

分析の結果，以下のことが示された。

・喫煙者において，喫煙行動には友人，サークルなどといった所属する集団の影響が大きく，コミュニケーションツールになっているケースが少なからず見られた。
・喫煙は「ストレス解消」手段であること，喫煙は「自己責任」であり，「いつでもやめられる」と感じていること
・喫煙者，非喫煙者とも喫煙のリスクに関する知識はあるものの，同席する際には煙などに配慮しているため，互いに気にならないと答えていたこと。
・たばこ会社に対しては，喫煙者，非喫煙者ともイメージや意識は乏しく，「喫煙マナーを広げようとしている会社」「攻撃されてかわいそう」という意見が聞かれた。
・ほとんどの回答者が，現在最も関心のあることとして就職をあげた。

●**戦略開発**

調査(2)では，対象者層に喫煙やたばこがどのようなイメージで伝えられているのかを特定するためのコミュニケーション戦略分析を行った。具体的には，18〜22歳の大学生に支持されている雑誌や漫画などを中心に，喫煙シーンがどのように描かれているか，どのようなたばこ広告が掲載されているかなどを調べた。結果として，青年向け漫画などではとくに多くの喫煙シーンがあり，たばこ広告も少なからず掲載されていること，喫煙は「不良」が行うものではなく，日常的な行為として自然に描かれていることなどを特定できた。

調査(3)では，まずは対象の大学生を，価値観などの特性からいくつかのパターンに分けるセグメンテーション調査を行った。次に，喫煙行動・禁煙行動に関連する要因を特定し，ターゲットの行動に関する行動モデルを作成し，ポジショニングを検討するための調査(後述)を，オムニバス調査として行った。

このオムニバス調査はウェブ調査で行い，首都圏および関西大都市の大学生85,757人に調査協力を依頼し，18,558人から同意が得られた。そのうち，性別および喫煙状況(喫煙者，禁煙者，非喫煙者で喫煙意図あり，非喫煙者で喫煙意図なし)をもとに抽出した2,000人の男女を対象として調査を実施し，回答を得た。

主たる介入対象者である男性1,000人の回答をもとに，価値観などをたずねる項目について因子分析を行った結果，大学生を特徴づける4つの軸が浮かび上がってきた。そこで，次に続くセグメンテーションにおいて，セグメントの特性をイメージしやすいよう，4つの軸の因子名を「自己中心的」「社交性」「情報感度」「無気力」とした。

これらの因子をもとに回答者のクラスター分析を行った結果，「流されやすいセグメント」，「情報感度が高いセグメント」，いずれの因子においても平均的な「特徴がないセグメント」の３つに分類することができた。各セグメントの特徴および分布，喫煙者割合などを検討し，ある程度の割合で存在し，かつイノベーションの普及理論を参考に，その他の層への影響が期待できること，情報伝達がしやすいことなどから[11]，ターゲットを「情報感度が高いセグメント」とした。

調査(4)としてあげたターゲットのセグメントの喫煙行動に関する行動科学モデルの構築については，ヘルスビリーフモデル[5]，計画的行動理論[6]，Prototype/Willingness model[36]などをもとに，調査(3)と同時に行ったウェブ調査のデータを用いてモデルを作成した。その結果，大学生の喫煙には，受容(流されやすさ)や喫煙の不利益の自覚，リスクイメージ，主観的規範，命令的規範，統制感などが関連していることが示され，それらを考慮したポジショニングを検討した。

●プログラムとコミュニケーションのデザイン，プレテスト

調査(5)では，調査(1)～(4)の分析結果にもとづき，それぞれのセグメントに対する介入戦略づくりのためのコンセプト(概念)/メッセージの作成を行った。実際に商品の広告やCMの作成などで用いられている方法をもとに，ターゲットのインサイト(Inshigt；対象者の深い理解，深層心理)に基づき，便益(ターゲットにとっての利益)，ACB(Accepted Consumer Belief；便益の重要度を上げるような情報や刺激)，RTB(Reason to Believe；便益が実現されると信じる理由)が含まれるように，13個のコンセプトを作成した。

続いて，作成したコンセプトを用い，介入の対象となる大学生(男性/女性，喫煙/非喫煙者)14人を対象にフォーカスグループインタビューを行い，それぞれのコンセプトに対して防煙・禁煙意図の変化を測定し，評価を行った。コンセプトの理解度(comprehension)，目新しさ(distinctiveness)，自分への関連性(relevancy)，防煙・禁煙意志の有無などを指標に評価した。結果として，先述の調査(1)でも最も関心が高かった「就職」がキーワードとなり，「就職のためにたばこを吸わない」というコンセプトが非常に強い影響をもつことが示された。

調査(6)では，コンセプトに合わせたクリエイティブ(普及資材)の原案を13個作成し，そこから討議を重ね，最終的に２案にしぼった(▶図7-8)。次に，介入対象となる大学生の喫煙者・喫煙関心者8人を対象に，個別面接によるクリエイティブの評価を行った。両案とも評価が高く，受け入れられていたが，『TRUE FALSE　就活のデマホント』のほうがやや好まれる傾向にあった。両案についてそれぞれ長所，改善点などが示された。

調査の結果を受けて，クリエイティブとして『TRUE FALSE　就活のデマホント』を採用した。判断基準は，内容の信頼性や目を引きやすさ，話題になりやすさ，キャンペーンの継続可能性，普及資材としての提供のしやすさ(利用者が利用目的・対象

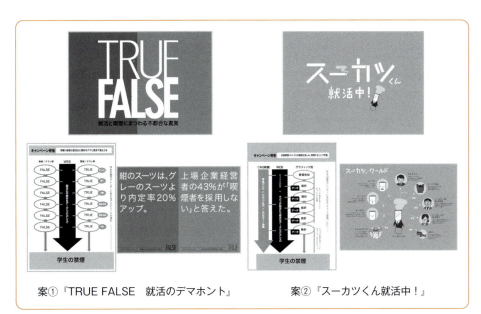

図7-8 大学生の防煙・禁煙のためのキャンペーンクリエイティブ案

に合わせて内容の改編が行える)などである。

コンセプトを具体化していく際には,「たばこを吸うと就職できない」といった,喫煙者を否定するような恐怖アピール(fear appeal)とはしなかった[37]。効果的なアピール(appeal)にするための「罹患性」「重大性」「有益性」「自己効力感」の4要素を含み[38],「就職活動を機に,自分の人生や社会に出ることを考えるのと同様に,たばこを吸うことについても考えてみよう」というメッセージとした。

調査(7)として,キャンペーンの次の4つのP[33]を設定した。

- 製品(Product):たばこを吸わない(非喫煙者),禁煙(喫煙者)
- 価格(Price):喫煙者どうしのコミュニケーション,気晴らしなど
- 流通チャンネル(Place):テレビ,新聞,インターネットニュース,大学生の口コミ,就職情報サイト,メーリングリスト,SNS,ブログ,ツイッター(twitter)
- 宣伝(Promotion):「就職を機にたばこをやめる(吸わない)」,雇用側が就職応募者の喫煙についてどのように考えているのか,エビデンス(調査データ)や人事担当者の生の声によって示す。

以下にその詳細を示す。

キャンペーンテーマの決定:クリエイティブの開発・評価の結果から,最終的には「TRUE FALSE—就活と喫煙にまつわる不都合な真実—」を禁煙・防煙プロジェクトのテーマとした。ソーシャルマーケティングのトレンドであるedutainment(娯楽と教育を兼ねる)の要素も取り入れた[39]。就職活動に関する「TRUE FALSE(ウソホント)」としては,就職に関して学生の間でまことしやかに言われているような都市伝説

をFALSEとし，喫煙と就職に関する調査データなどをTRUEとして，さまざまな「TRUE FALSE」を作成した。

追加調査（「喫煙と就職」のエビデンスの構築）[40]：非喫煙者であることを採用条件とする企業がいくつか存在していることは新聞などでも報道されていた。一方，非喫煙者を採用条件としている企業の分布や採用担当者の認識などは明らかになっていなかった。そこで，普及に用いる「喫煙と就職」に関するエビデンスの構築を進めた。具体的には，企業の人事担当者を対象に，喫煙と採用に関する3つの調査（個別面接，郵送調査，ウェブ調査）を実施した。調査の結果，以下の3点が特定できた。

・非喫煙者を採用基準とする企業が少なからず存在すること。
・その傾向は今後強まっていく可能性が高いこと。
・人事担当者の約半数が新社会人や大学生が喫煙することに対して好感がもてないと感じていること。

コンテンツの作成：作成した「TRUE FALSE」をもとに，キャンペーンのウェブサイトを立ち上げた。ウェブサイトでは，「TRUE FALSE」だけでなく，上記の喫煙と就職に関する調査結果の詳細やたばこによる健康被害，禁煙方法，禁煙に関するリンク集なども掲載し，情報提供を行うこととした。また，「TRUE FALSE」を中心に，音楽やロゴなどを組み合わせたムービーも作成した。

情報環境分析とメディアプランニング：「就活」にかかわる大学生の情報環境分析を目的に，ターゲットである「情報感度が高いセグメント」から，就職活動中の大学3年生と就職活動後の4年生の男性喫煙者各4人の計8人を対象に，個別面接を実施した。面接の結果は以下の通りであった。

・本人やタイプの似た周囲の友人には，マスコミ業界や広告代理店などの人気が高いこと。
・就職活動の際の具体的な情報源として，就職情報サイト，掲示板，ブログ，ツイッター，新聞などを用いていること。
・エントリーシートの受付などをウェブサイト上で行う企業が多いため，インターネットが就職活動の中心的なツールとなっていること。

続いて，情報環境分析の結果を検討し，PR実務者を中心にメディアプランニングを行った。キャンペーン用のウェブサイトやフェイスブック（Facebook）に加え，テレビ，新聞，インターネットニュースなどを活用した。就職情報関連については，ターゲットのセグメントに人気の高いマスコミ業界や代理店などの志願者が多く利用しているものを中心に，就職情報サイト，掲示板，ブログ，メーリングリスト，ツイッター，ユーチューブ（YouTube）などを活用した。

●プログラムの実行とプロセス評価

ウェブサイト：キャンペーンのウェブサイト（http://prev.ncc.go.jp/truefalse/index.html）やフェイスブックで，さまざまなコンテンツを公開した。就職活動中，

および就職活動終了後の大学生にウェブサイトの理解度や感想などについてたずね，修正やコンテンツの追加を行った。

「喫煙と就職」に関する調査結果の公表：キャンペーンの話題性を高めるため，エビデンス構築のために実施した，企業の人事担当者を対象とする喫煙と採用に関する3つの調査(個別面接，郵送調査，インターネット調査)の結果[40]を，シンポジウムとタイミングを合わせてメディアなどへリリースした。

シンポジウムの開催：2011年1月に，『大学生の就職活動と喫煙の関係を考えるシンポジウム「就活と喫煙にまつわる不都合な真実」』と題して，大学生を対象にシンポジウムを開催した。シンポジウムは，第1部では喫煙と就職に関する調査結果の報告を，第2部では「就職企業人気ランキング」上位企業の人事担当責任者などによる就職と喫煙に関するパネルディスカッションを，第3部では「大学生の就職活動のバイブル」といわれる漫画『銀のアンカー』の作者(三田紀房氏)による講演を行った。

シンポジウムの終了後にはシンポジスト・講演者・学生との懇親会を設け，50人の参加を得た。メインターゲットの「情報感度が高いセグメント」において志望が多かったマスコミ業界や広告代理店の志望者向けのサイトやSNSを通じて告知したため，メディア関連や代理店などを志望する学生が多く参加した。プロセス評価としてシンポジウム参加者にアンケートを行い，理解度，意図の変化，感想などの確認を行った。

メディアの活用：テレビ，新聞，インターネットを中心に戦略的なPRを行った。まず，企画の段階よりNHKの取材を受けながら進めたことにより，喫煙と就職に関する調査結果やシンポジウムが番組で取り上げられ，また共同通信社のサービスを用いてプレスリリースを行った。あわせて大手就職活動サイトやそのメーリングリスト，ブログ，ツイッターなどを使って告知を行った。シンポジウムの様子は当日のNHKのニュースで7分20秒間放送され，調査結果はNHKのニュース2番組で各1分30秒間放送された。その他，新聞6紙に掲載され，時事通信社からも発信され，インターネット上の多くのポータルサイトからも発信された。

●評価とフィードバック

ソーシャルマーケティング手法の行動変容プログラムへの応用の評価に関しては，現段階では確立した評価手順が存在せず，開発途上にある。そのため，調査(8)として，PR効果の評価やマーケティングにおける評価手法を参考にして今回の評価を行った。

普及にあたっては，企業における商品をPRする際の基本である，「広告投下量を多くすると，認知度が上がる」×「認知度が上がると，買おうとする気持ちが強くなる」という関係に習った。そして「「たばこを吸うと就職に不利」のコンセプトをメディアにのせて認知度を上げる」×「コンセプトを知ると，たばこを吸わない(防煙・禁煙)という気持ちが強くなる」という2つの柱を普及のための目標として，「禁煙・防煙」

キャンペーンを実施した。

評価についても，2つの柱のそれぞれについて，情報流通経路やメディア露出の調査，広告換算，シンポジウムの参加者へのアンケートなどによって効果の測定を行った。

「「たばこと就活」のコンセプトをメディアに載せて認知度を上げる」に関しては，シンポジウムなどといった本研究の取り組みや調査結果が，NHKで3回，新聞6紙，30以上のポータルサイト，4,000以上のブログなどで紹介された。

「コンセプトを知ると，たばこを吸わない(禁煙・防煙)という気持ちが強くなる」に関しては，シンポジウム参加者に対する会場アンケートによる評価を用いた。シンポジウム前後による比較では，「喫煙で就職が不利になる可能性」があると思っていたのはシンポジウム前では25.6％だった。それがシンポジウム後では82.1％に増加した。「今後，喫煙と就職の関係は強くなっていくと思う」と回答したのは76.9％，「喫煙で就職が不利になる可能性について周囲の人に教えてあげたい」と答えたのは84.6％と高く，コンセプトは信頼されており，口コミ効果も期待できることが示された。

研究班による取り組みであるため，単純な評価はできないながらも，テレビ，新聞，ポータルサイトによる報道を広告換算してみると，少なくとも8421万円以上の広告効果があり，テレビと新聞の報道に触れた人数の推計では，2400万人以上の人の目に触れたものと想定される。

喫煙率の変化や社会全体の認識の変化などの長期的な評価やインパクト評価は行っていない。しかしながら，がん予防に関する新しい規範を形成し，メディアなどを戦略的に活用できた。それによって，より広い普及と社会規範としての醸成を目ざすという目標が達成され，「喫煙と就職」というコンセプトによるこのソーシャルマーケティング・プログラムは，十分な成果が得られたと言える。

2）実践例②：がん検診受診勧奨資材の開発と提供[41]

●分析

がん検診受診の行動変容には，個別通知によるコール・リコール(勧奨・再勧奨)が有効であることが示されている[42]。しかしながら，日本における検診受診率は高所得国のなかでも低い。現時点では，住民への直接の受診勧奨は，自治体などの各実施主体に一任されている。ところが現場では，十分な資金的・専門的・人員的サポートが得られず，担当者の意欲や能力，環境に依存した場あたり的な対応がとられている。

そこで著者らは，ソーシャルマーケティングを活用したがん検診受診行動に有効な，個別受診勧奨用資材の開発と評価研究を行った。さらに，効果の検証された資材を自治体などの実施主体に提供した。

第 7 章 集団レベル | 227

表7-3 がん検診未受診者のインサイトと受診行動に効果的なメッセージ

がん種	未受診者のセグメント	インサイト	効果のあるメッセージ
乳がん[1] 大腸がん[2] 子宮頸がん[3] 胃がん[3]	無関心者（受診意図が低く，がんへの不安が弱い層）	私は絶対に大丈夫	「がんは今や誰しもが心配すべき問題です」
	関心者（受診意図が低く，がんへの不安が強い層）	がんが見つかるのがこわい	「早く見つけてしまえばがんは治ります」
	意図者（受診意図が高い層）	どうやって受ければいいの？	動作指示（わかりやすく具体的ながん検診受診の方法）
肺がん[3]	喫煙者	「たばこ＝肺がん」は聞きあきた たばこがわるいのはわかってるけど責められたくない	「たばこ」には触れずに検診の有効性を伝える
	非喫煙者	「肺がん＝たばこ」でしょ 非喫煙者には関係ない	「非喫煙者でも肺がんになります」

〔1）文献 43 より作成。2）文献 44 より作成。3）個別面接，フォーカスグループにより作成。〕

●戦略開発

　厚生労働省の指針により推奨される 5 つのがん検診（乳・大腸・子宮頸・胃・肺）に関して，がん検診未受診者への調査などによって示された，未受診者のセグメントとインサイト，効果のあるメッセージを**表7-3**に示す。乳・大腸・子宮頸・胃がん検診に関しては，計画的行動理論[6]とがんへの不安（cancer worry）[46]の組み合わせから，未受診者を 3 つのセグメントに分けた[43-45]。肺がん検診に関しては，喫煙者と非喫煙者の 2 つのセグメントに分けた。

　各セグメントのインサイトに基づき，リーフレットなどの受診勧奨資材を送り分けするのが最も有効ではある[43-45]。ところが，セグメントごとの送り分けを行うには，事前に対象者集団をセグメントに分ける調査，セグメントごとの資材の印刷，送り分けの作業とそれに伴う費用が必要になる。さらに，送り分けにより受診勧奨を行うには，事前調査への回答が必須となり，事前調査の回収率が低ければ受診勧奨を行う対象がごく限られた人数になってしまう。

　健康に関する普及啓発においては，現実世界（real world）において実施することができるか，すなわち有用性（effectiveness）がなければ，広く行きわたる普及啓発を行うことはできない[47,48]。そこで，リーフレットの改訂版として，セグメントごとに送り分けるために作成したメッセージをもとに，各セグメントにテーラーメイドなメッ

228 | 第2部 健康行動理論の研究と実践

表7-4 ヘルスビリーフモデルに基づくインサイトとメッセージ（がん種共通）

受診行動に影響を与える概念（ヘルスビリーフモデル[5]より）	面接調査から明らかになったインサイト	伝えるべきメッセージ
がんとがん検診に関する認知 ・罹患性の認知 ・重大性の認知 ・有益性の認知	・自分はがんにかからない ・まだ先のこと ・自覚症状が出てから ・一度がん検診を受けたからだいじょうぶ	・罹患，死亡についてのデータ（○歳代に多い，○人に1人，第○位など） ・がんは自覚症状がない ・年に1度はがん検診（がん種により2年に1度）
がん検診受診の障壁	・がんが見つかるのが怖い ・検査の方法が不安 ・自治体の検診は質が低いのではないか ・女性医師に診てもらえるのか不安（乳がん，子宮頸がん）	・早期発見による効果（進行度別生存率のデータ，手術の負担の違い） ・検査の具体的な方法 ・本当は高額な検診が安価で受けられる（対象者が実際に支払う金額ではなく，助成金額と検査費用） ・予約の際に女性医師による検診の提供の有無を確認できる
がん検診受診のきっかけ	・なんとなく受けていない ・受けないつもりはないけれどきっかけがない ・受け方がよくわからない	動作指示（わかりやすく具体的ながん検診受診の方法）

セージを含んだ1種類の普及版のリーフレットを作成することとした。

●プログラムとコミュニケーションのデザイン，プレテスト

それぞれのセグメントに対する個別面接やフォーカスグループインタビューを繰り返し，それぞれインサイトに基づく行動変容のために伝えるべきメッセージを検討した（▶表7-3）。さらに，リーフレットは，ヘルスビリーフモデル[5]に基づき，表7-4で示すように「認知の変化」「障壁を取り除く」「きっかけを与える」の3つの要素にも対応する内容とした。

資材作成の過程の面接調査からは，「女性医師に診てもらえるか不安」という声が少なからずみられた。そこで，予約の際に女性医師についての問い合わせ可能という記載も追加した。また，自治体が安価で提供する検診の質への不安もみられた。そこで，「『無料』や『500円』で受けられる」と受診の際に実際に対象者が支払う金額を強調するのではなく，「検診費用は○○○円で，市町村から△△△円の補助が出ます」と記載した。それによって，「本当は高額な検診が補助によりお得に受けられる」ということを強調し，「安かろう，わるかろう」ではないことを伝える工夫を行った。

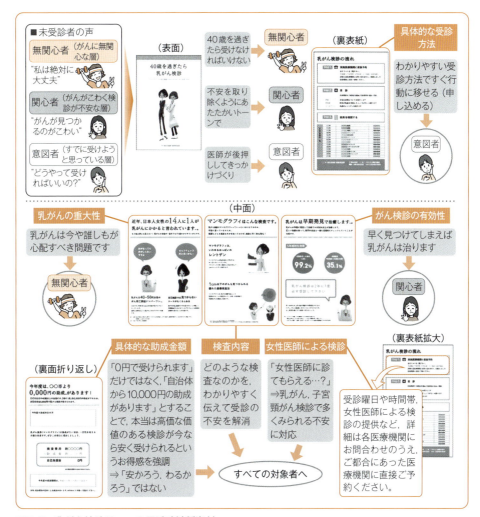

図7-9 乳がん検診リコール用受診勧奨資材

　同様の方法で，がん検診受診勧奨用資材として，コール用リーフレット，リコール用リーフレットと圧着はがき（胃・肺・大腸・子宮頸・乳の5つのがん種それぞれ），リーフレット送付用封筒，セット受診チラシの合計13種類の資材を作成した．例として，**図7-9**に乳がん検診リーフレットを，**図7-10**に肺がん検診リーフレットを示す．

　続いて，メソッドミックスの検討を行い，4つのPを以下とした．

- **製品（Product）**：がん検診を受ける．罹患していた場合は早期発見が可能．
- **価格（Price）**：受診のための時間，移動，費用（自治体により無料の場合も），不安．
- **流通チャンネル（Place）**：自治体からの個別受診勧奨通知．ただし，当プログラムでは，リーフレットなどの資材の電子ファイルのみを提供し，自治体の予算で

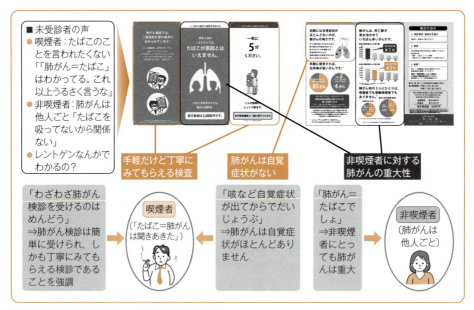

図7-10 肺がん検診リコール用受診勧奨資材

印刷し，個別に郵送する。
- **宣伝（Promotion）**：がんは誰が罹患してもおかしくない病気。がん検診で早期発見すれば治癒が可能。

プログラムの評価に協力が可能で，自治体内の予算で印刷・郵送が可能な自治体を募り，資材のファイルを提供することとした。各自治体で，自治体提供の地域限定のテレビ放送やラジオ放送を行う場合や，がんや健康に関するイベントを行う場合などは，そのタイミングに合わせて個別通知を送付するよう依頼した。

●実行

2014（平成26）年度は，17都道府県28市区町村からプログラム評価に協力可能との申し込みがあった。そこで，当プログラムで作成したいずれかのがん検診受診勧奨資材を用い，受診勧奨を行った。

プロセス評価として，各自治体が送付した資材セットを一部サンプルとして提供してもらい，こちらの指定通りに資材印刷が行えているかの確認を行った。アウトカム評価は年度末の受診率をもって行った。加えて，各モデル事業参加自治体において中間報告会を実施し，年度の途中での受診者数や申し込み状況などの確認も行った。

●評価とフィードバック

個別の資材の有効性（efficacy）の評価については，まずは理想的な状況でランダム化比較試験（randomized controlled trial；RCT）といった厳密な科学的評価を行い，

表7-5　効果検証結果のまとめと受診勧奨時のポイント

効果検証結果のまとめ
・当プロジェクトで開発した資材を用いたコール・リコールにより，数〜5倍程度の受診率の上昇がみられた。 ・コール・リコールが推奨されているが，コール用リーフレットによるコール単独でも効果がみとめられた。

受診勧奨時のポイント（成功・失敗の要因の検討から）
・紙の大きさ，紙質（厚さ）など資材の仕様をかえずにそのまま使う。 ・送付時はなるべくがん検診受診勧奨資材のみを送付する（異なる案内などを複数同封すると目にとまらない）。 ・コール・リコールに合わせ，集団検診や個別検診の受け皿を十分に確保しておくことが必要である（断ることがないように，日程・人数など確保する）。 ・検診の案内を受け取ったらすぐに申し込める体制が必要である（日を空けないで受付。テレビの通販番組の「いますぐお申込みください」のように，対象者の気がかわらないうちにすぐ行動につなげることが重要）。 ・まったく音沙汰のない「無関心者」よりも，「関心者」や「意図者」のほうが受診率を上げやすい。 　⇒音沙汰のない人のなかには職域などで受診している人が含まれる可能性もある。 　　予算が限られる場合は，まったく音沙汰のない人よりも，一度申し込んだものの受診していない人や過去受診歴のある人などを優先したほうが効果が出やすい。 ・一度の通知の効果は3か月程度である。 　⇒一年に何度も受診の山をつくると効果的（コール，リコール，年度の締切間際など）である。

それを検証することが重要である。しかしながら，実際の適用場面は理想的な状況でないことが多く，また理想的な状況下での RCT の結果がそのままあてはめられるとは限らない。したがって，資材を普及するためには，実際の適用場面での効果，すなわち有用性（effectiveness）も確認する必要がある。そこでは，科学的な厳密性は劣るものの，むしろ実際に運用した結果をもとに効果検証を行うほうが適切な場合が多い[47,48]。

そこで，当プロジェクトでは，今回開発した資材を用いた年度の受診率と，用いていない前年度の受診率を比較し，アウトカム評価として有用性の検証を行った。その結果，リコール（再勧奨）用資材については，各がん種ともほとんどの市区町村で受診率が有意に上昇していた。コール・リコールの両方を行うことが推奨されているが，両年度ともにコールのみしか行えなかった市区町村については，コール単独での年間受診率の比較を行った。その結果，いずれのがん種においても受診率が上昇していた。月ごとの受診率の推移を検討した結果，受診勧奨資材の送付後2〜3か月間は受診者数が大幅に増加しており，その後は例年並みに戻る傾向がみられた[41]。

しかしながら，単に資材を送付することだけで受診率が上がるわけではない。ターゲットのニーズに即した資材を用いることは，コール・リコールの効果を増幅させることにつながるかもしれない。さらに受診率を向上させるためには，検診体制を整え

ることも必須である。そこで今後の改善点を特定するため，効果検証の際に資材を利用した自治体の担当者へのヒアリングもあわせて行い，受診率が大幅に上昇した要因や変化がみられなかった(あるいは低下した)要因についての検討を行った(▶表7-5)。ここからもわかるように，最大限の効果を発揮するためには，コール・リコールの際，体制の見直しなどをあわせて行うことが望まれる。

●全国規模の普及の継続に向けて

　がん検診受診勧奨支援は 2019 年現在も継続しており，すべての資材について無償で電子ファイルの提供を行っている。また，自治体だけでなく，職域などへの提供も行っており(国立がん研究センター希望の虹プロジェクトのホームページ〔http://prev.ncc.go.jp/kenshin/〕)，2016〜2018 年に 44 都道府県の約 400 市区町村で資材が活用され，毎年 100 万人をこえる市民に郵送されている。

　研究成果をさらに広い範囲で活用していくため，「今すぐできる受診率向上施策ハンドブック」[49]の作成や，国や都道府県からのがん検診受診勧奨に関する補助金の要綱に参考として紹介するなど，施策への組み込みも進められている。

◆文　献

A．コミュニティ組織とコミュニティビルディング

1)　園田恭一．"地域保健への住民参加の背景"．宮坂忠雄編著．地域保健と住民参加．第一出版，1983，31-45．
2)　WHO. Alma-Ata 1978, Primary Health Care, Report of the International Conference on Primary Health Care, Alma-Ata, U.S.S.R., 1978.
3)　WHO. Ottawa charter for health promotion. 1986.(島内憲夫訳．ヘルスプロモーション：WHO：オタワ憲章．垣内出版，1990．
4)　WHO. The Bangkok charter for health promotion in globalized world. 2005.(島内憲夫，鈴木美奈子訳．ヘルスプロモーション：WHO：バンコク憲章．垣内出版，2012．
5)　公益社団法人母子保健推進会議．http://bosui.or.jp/history(参照 2018-11-30)
6)　一般社団法人日本食生活協会．http://www.shokuseikatsu.or.jp/kyougikai/index.php.(参照 2018-11-30)
7)　齊藤恭平．今こそコミュニティのヘルスプロモーションを進める．ヘルスプロモーション・リサーチ．2015，8(1)，2-3．
8)　川村尚也．健康教育のためのコミュニティ組織とコミュニティビルディング：多文化社会における知識創造のための多文化組織へのアプローチ 2．大阪市立大学経済研究．2003，53(4)，151-165．
9)　仁科伸子．包括的コミュニティ開発：現代アメリカにおけるコミュニティ・アプローチ．御茶の水書房，2013．
10)　Walter, C. L."Community Building Practice : A Conceptual Framework". Minkler, M. eds. Community Organization & Community Building for Health. New Brunswick, Rutgers University Press, 68-83, 1997.
11)　橋本正巳．地域保健活動：公衆衛生と行政学の立場から．医学書院，1968，75-77．
12)　社会福祉法人恩師財団母子愛育会．http://www.boshiaiikukai.jp(参照 2018-11-30)
13)　地域保健対策におけるソーシャル・キャピタルの活用のあり方に関する研究班．住民組織育成・支援・協働にかかる指針・手引き集：平成 26 年 3 月．日本公衆衛生協会，2014．
14)　張勇．須坂市の保健補導員制度について：その組織と活動．長野県短期大学紀要．2003，58，75-87

15) 静岡県8020推進住民会議発案8020推進員活動支援事業．8020推進財団平成24年度歯科保健活動事業報告書．8020推進財団．

16) アラン・ガートナー，フランク・リースマン著，久保紘章監訳．セルフ・ヘルプ・グループの理論と実際．川島書店，1985，192-197．

17) 中田実．町内会・自治会の特質と現代的課題．住民と自治．2016，1，16-19．

18) 檀原三七子，守田孝恵．保健師による保健推進員活動の支援に関する研究．日本健康教育学会誌．2010，18(2)，81-91．

19) 松井理恵，佐藤由美，石丸美奈，宮崎美砂子．地域の健康づくりにかかわる保健推進員のエンパワメントの様相．千葉看護学会誌．2018，23(2)，11-20．

20) 鈴木秀子．食生活改善推進員会に対する市町村の支援のあり方について：食生活改善推進員養成講座が及ぼす影響からの検討．会津大学短期大学部研究紀要．2012，69，153-170．

21) 岡村絹代，若林良和，嶋田さおり，千葉しのぶ，小木曽真司．過疎・高齢化地域における高齢者食生活改善推進員の活動状況とバーンアウトに関する研究．日本食育学会誌．2015，9(2)，187-196．

22) James, E. A., Slater, T., & Bucknam, A. Action research for business, nonprofits, and public administration：A tool for complex time. Thousand Oaks, Sage, 2012.

23) 冷水豊，岡本憲之．"コミュニティでのアクションリサーチの研究プロセスと研究方法"．JST社会技術研究開発センター，秋山弘子編著．高齢者のアクションリサーチ．東京大学出版会，2015，32-37．

24) 芳賀博．地域におけるアクションリサーチへの期待．老年社会学．2016，38(3)，357-363．

25) 武田丈．参加型アクションリサーチ(CBPR)の理論と実際：社会変革のための研究方法論．世界思想社，2015，6-7．

26) 柿崎美穂，齊藤恭平．"徹底した共有と協働にもとづく健康づくり計画の策定と実施"．健康社会学研究会編著．事例分析でわかるヘルスプロモーションの5つの活動：Health Promotion Action Means．ライフ出版社，2016，27-38．

27) 齊藤恭平．ヘルスプロモーションの考え方に基づく地域保健活動の巻き込みプロセス．函館短期大学健康生活科学研究所紀要．2003，29，23-28．

28) 厚生労働省．健康日本21(総論)．https://www.mhlw.go.jp/www1/topics/kenko21_11/s0.html(参照 2018-11-30)

29) 遠藤延人，齊藤恭平．"市民・地域・関係団体・行政の連携によるウォーキングのプロモーション：ウォーキングを中心とした健康のまちづくり"．健康社会学研究会編著．事例分析でわかるヘルスプロモーションの5つの活動：Health Promotion Action Means．ライフ出版社．2016，64-75．

30) 齊藤恭平，佐藤美由紀．"地域住民による高齢者のヘルスプロモーション活動"．健康社会学研究会編著．事例分析でわかるヘルスプロモーションの5つの活動：Health Promotion Action Means．ライフ出版社．2016，76-85．

31) 齊藤恭平，佐藤美由紀，芳賀博．地域在宅高齢者に対する参加型学習活動の設定と健康度やQOLへの効果．東洋大学ライフデザイン研究．2011，7，213-222．

32) 佐藤美由紀，齊藤恭平，芳賀博．アクションリサーチにより創出された住民主体の交流事業の10年後の評価．応用老年学．2017，11(1)，49-60．

33) Black, R. E., Taylor, C. E. et al. Comprehensive review of the evidence regarding the effectiveness of community-based primary health care in improving maternal, neonatal and child health：8. summary and recommendations of the Expert Panel. Journal of Global Health. 2017, 7(1), 010908.

34) Peters, D., Nhan, T., & Taghreed, A. Implementation Research in Health：A Practical Guide. World Health Organization, 2013. http://www.who.int/alliance-hpsr/alliancehpsr_irpguide.pdf(参照 2019-4-1)

35) Peters, D. H. et al. Implementation research：what it is and how to do it. BMJ. 2013, 347, f6753.

B．ソーシャルマーケティング

1) Lee, N. R., Kotler P. Social Marketing：changing behaviors for good. 5th ed., SAGE, 2016.

2) The NSMC. Big pocket guide to social marketing. 2011. http://www.thensmc.com/sites/default/files/Big_pocket_guide_2011.pdf(参照 2018-11-30)

3) Chichirez, C. M., Purcărea, V. L. Health marketing and behavioral change：a review of the literature. Journal of medicine and life. 2018, 11(1), 15-19.

4) Prochaska, J. O., DiClemente, C. C., & Norcross, J. C. In search of how people change. Applications to addictive behaviors. American Psychologist. 1992, 47(9), 1102-1114.

5) Rosenstock, I. M. Historical origins of the Health Belief Model. Health Education Monographs. 1974, 2(4), 328-335.

6) Ajzen, I. "From intention to actions：A theory of planned behavior". Kuhl, J., Beckmann, J. eds. Action-control：From cognition to behavior. Heidelberg, Springer, 1985, 2-39.

7) Bandura, A. Social foundations of thought and action：A social cognitive theory. New Jersey, Prentice-Hall, 1986.

8) Rotter, J. B. Generalized expectation for internal versus external control of reinforcement. Psychological Monograph. 1996, 80(1), 1-28.

9) Cohen, S., Wills, T. A. Stress, social support, and the buffering hypothesis. Psychological Bulletin. 1985, 98(2), 310-357.

10) Lerman, C., Glanz, K. "Stress, coping, and health behavior". Glanz, K., Lewis, F. M., & Rimer, B. K. eds. Health behavior and health education：theory, research, and practice. 2nd ed., San Francisco, Jossey-Bass, 1996, 113-138.

11) Rogers, E. M. Diffusion of Innovation. 5th ed., New York, Free Press, 2003.（三藤利雄訳．イノベーションの普及．翔泳社，2007.）

12) Luca, N. R., Suggs, L. S. Theory and model use in social marketing health interventions. Journal of Health Communication. 2013, 18(1), 20-40.

13) Gordon, R., McDermott, L., Stead, M., & Angus, K. The effectiveness of social marketing interventions for health improvement：what's the evidence? Public Health. 2006, 120(12), 1133-1139.

14) Ling, J. C., Franklin, B. A., Lindsteadt, J. F., & Gearon, S. A. Social marketing：its place in public health. Annual Review of Public Health. 1992, 13, 341-362.

15) Grier, S., Bryant, C. A. Social marketing in public health. Annual Review of Public Health. 2005, 26, 319-339.

16) Stead, M., Gordon, R., Angus, K., & McDermott, L. A systematic review of social marketing effectiveness. Health Education. 2007, 107(2), 126-191.

17) Evans, W. D. Social marketing campaigns and children's media use. Future of Children. 2008, 18(1), 181-203.

18) Janssen, M. M., Mathijssen, J. J., van Bon-Martens, M. J., van Oers, H. A., & Garretsen, H. F. Effectiveness of alcohol prevention interventions based on the principles of social marketing：a systematic review. Substance Abuse Treatment, Prevention, and Policy. 2013, 8, 18.

19) Carins, J. E., Rundle-Thiele, S. R. Eating for the better：a social marketing review (2000-2012). Public Health Nutrition. 2014, 17(7), 1628-1639.

20) Xia, Y., Deshpande, S., & Bonates, T. Effectiveness of Social Marketing Interventions to Promote Physical Activity Among Adults：A Systematic Review. Journal of physical activity & health. 2016, 13(11), 1263-1274.

21) Firestone, R., Rowe, C. J., Modi, S. N., & Sievers, D. The effectiveness of social marketing in global health：a systematic review. Health Policy and Planning. 2017, 32(1), 110-124.

22) 松本千明．保健スタッフのためのソーシャル・マーケティングの基礎．医歯薬出版，2004.

23) 武見ゆかり．今，求められている食育とは：ソーシャルマーケティングの視点からみた食育：コープ店舗における子育て世代への「食育」における活用事例．母子保健情報．2007, 56, 103-108

24) 西方佳子，柴田愛，中村好男，岡浩一朗．ソーシャル・マーケティングを活用した介護予防の普及活動：行動変容関連指標および費用に対する効果．応用老年学．2009, 3(1), 26-35.

25) 厚生労働省．コミュニケーションの手引き：生活習慣の改善をうながすために．2010. https://www.e-healthnet.mhlw.go.jp/information/communication_manual/（参照 2018-11-30）

26) 山本精一郎，溝田友里．"がんと生きる"をサポート：がん教育を推進：ソーシャルマーケティングを応用した小学生のがん教育．日本癌治療学会誌．2015, 50(3), 2127.

27) 田村誠，片山千栄，安部美恵子，阿部吉樹，小出昭太郎，柴山大賀，高橋志乃，田口敦子，竹本亜弥，當山紀子，永田文子，藤城愉紀，松浦正子，丸山孝典．老人保健福祉計画の認知度とその向上策の検討：ソーシャル・マーケティングの手法を参考に．日本公衆衛生雑誌．1996, 43(11), 954-964.

28) Kamada, M., Kitayuguchi, J., Abe, T., Taguri, M., Inoue, S., Ishikawa, Y., Harada, K., Lee, I. M., Bauman, A., & Miyachi, M. Community-wide promotion of physical activity in middle-aged and older Japanese：a 3-year evaluation of a cluster randomized trial. International Journal of Behavioral Nutrition and Physical Activity. 2015, 12, 82.

29) 鎌田真光. 大規模地域介入による運動の促進は, 地域全体の精神的健康の維持・増進につながるか？ クラスター・ランダム化比較試験. 若手研究のための健康科学研究助成成果報告書. 2017, 32, 14-22.

30) Kamada, M., Kitayuguchi, J., Abe, T., Taguri, M., Inoue, S., Ishikawa, Y., Bauman A., Lee, I. M., Miyachi, M., & Kawachi, I. Community-wide intervention and population-level physical activity：a 5-year cluster randomized trial. International Journal of Epidemiology. 2018, 47(2), 642-653.

31) 江口有一郎(分担研究報告). 厚生労働科学研究費補助金(肝炎等克服制作研究事業)「効率的な肝炎ウイルス検査陽性者フォローアップシステム構築のための研究」平成28年度報告書(研究代表者 是永匡紹). 2017.

32) Mckenzie, J. F., Smeltzer, J. L. Planning, implementing, and evaluating health promotion programs. 3rd Ed,. Massachusetts, Allyn & Bacon, 2000.

33) Weinreich, N. K. Hands-On Social Marketing：A Step-by-Step Guide to Designing Change for Good. Thousand Oaks, Sage, 1999.

34) 溝田友里, 山本精一郎. ソーシャルマーケティングを活用したがん予防行動の「普及」の試み. 公衆衛生情報. 2011, 40(12), 26-29.

35) 溝田友里, 山本精一郎. がん予防のためのソーシャルマーケティング手法. 体育の科学. 2012, 62(2), 109-118.

36) Gibbons, F. X., Gerrard, M., Blanton, H., & Russell, D. W. Reasoned action and social reaction：Willingness and intention as independent predictors of health risk. Journal of Personality and Social Psychology. 1998, 74, 1164-1180.

37) Witte, K., Meyer, G., & Martell, D. Effective health risk messages：a step-by-step guide. Thousand Oaks, Sage, 2001.

38) Hale, J. L., Dillard, J. P."Fear appeals in health promotion campaigns：too much, too little, or Just right?" Maibach, E., Parrott, R. L. eds. Designing health messages：approaches from communication theory and public health practice. Thousand Oaks, Sage, 1995.

39) Cheng, H., Kotler, P., & Lee, N. R. Social marketing for public health：Global Trends and success stories. Sudbury, Jones & Bartlett Learning, 2009.

40) 溝田友里, 山本精一郎. 人事担当者における就職応募者の喫煙に関する認識. 日本衛生学雑誌. 2012, 67(1), 84-89.

41) 溝田友里, 山本精一郎. がん検診の効果的な個別受診勧奨：受診勧奨資材の開発と提供による自治体のがん検診受診率向上対策支援. 保健師ジャーナル. 2017, 73(12), 991-999.

42) CPSTF(U.S Community Preventive Services Task Force). The community guide. 2010. http://www.thecommunityguide.org/cancer/screening/client-oriented/index.html(参照 2018-11-30)

43) Harada, K., Hirai, K., Arai, H., Ishikawa, Y., Fukuyoshi, J., Hamashima, C., Saito, H., & Shibuya, D. Worry and intention among Japanese women：implications for an audience segmentation strategy to promote mammography adoption. Health Communication. 2013, 28(7), 709-717.

44) Ishikawa, Y., Hirai, K., Saito, H., Fukuyoshi, J., Yonekura, A., Harada, K., Seki, A., Shibuya, D., & Nakamura, Y. Cost-effectiveness of a tailored intervention designed to increase breast cancer screening among a non-adherent population：a randomized controlled trial. BMC Public Health. 2012, 12, 760.

45) Hirai, K., Ishikawa, Y., Fukuyoshi, J., Yonekura, A., Harada, K., Shibuya, D., Yamamoto, S., Mizota, Y., Hamashima, C., & Saito, H. Tailored message interventions versus typical messages for increasing participation in colorectal cancer screening among a non-adherent population：A randomized controlled trial. BMC Public Health. 2016, 16, 431.

46) Hay, J. L., Buckley, T. R., & Ostroff, J. S. The role of cancer worry in cancer screening：a theoretical and empirical review of the literature. Psychooncology. 2005, 14(7), 517-534.

47) Brownson, R. C., Colditz, G. A., & Proctor, E. K. Dissemination and Implementation Research in Health：Translating Science to Practice. 2nd ed., New York, Oxford Univer-

sity Press, 2017.

48) Neta, G., Brownson, R. C., & Chambers, D. A. Opportunities for Epidemiologists in Implementation Science : A Primer. American Journal of Epidemiology. 2018, 187(5), 899-910.

49) 厚生労働省. 今すぐできる受診率向上施策ハンドブック. 2016. https://www.mhlw.go.jp/file/06-Seisakujouhou-10900000-Kenkoukyoku/handbook_tanP_180113.pdf(参照 2018-11-30)

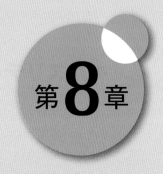

第8章

多様な介入レベル

238 | 第 2 部　健康行動理論の研究と実践

Ⓐ ヘルスリテラシー

　ヘルスリテラシーは，その定義が日々変遷し，深化している概念である。ヘルスリ
テラシー研究を支える諸概念の発達は，研究が盛んになる 1990 年代以前の研究に負
うところが大きい。ここではヘルスリテラシーと関係が深い公衆衛生と臨床分野にお
ける歴史的背景を示し，日本における研究成果を紹介する。

1 ┃ ヘルスリテラシーの歴史

1）公衆衛生分野における健康の社会格差の認識

　教育レベル，収入，職業などの社会経済的地位は，不健康につながる行動や生活習
慣に関連し，社会的不平等(格差)を生じる原因の 1 つとして知られている。ヘルスリ
テラシー研究のよりどころは，①公衆衛生分野における健康の社会格差の概念と，②
臨床分野における患者とのコミュニケーションの必要性にある。

　公衆衛生分野においては，古くから教育レベルや収入，社会的地位などが低く，社
会経済的に不利な人は，有病率が高く，寿命が短いことが知られてきた[1]。このよう
な「健康の社会格差」が認識されるにつれ，「個人に対するヘルスケアのみでは限界が
ある」ことがわかってきた。

　1970 年代から 80 年代にかけて，「人々は，自分の健康をコントロールする力を高
めるべきである」という理念と，「社会のしくみは，人々の健康増進のために協働する
べきである」という理念があらわれ，現在のヘルスリテラシーの概念に大きく影響を
与えるようになった。これらの理念は，1974 年の「ラロンドレポート」，1978 年の
プライマリヘルスケアの重要性を示した「アルマ・アタ宣言」，1986 年のヘルスプロ
モーションのための「オタワ憲章」により，世界規模で推進されることになった。

2）臨床現場におけるコミュニケーションの問題

　一方，米国における臨床の場では，服薬や生活習慣の改善などの指示をまもれず，
治療を断念してしまう患者が多いことが問題となっていた。原因の 1 つは，患者指導
のための教材が患者に理解されていないということであった[2]。さらに，患者側にも，
読み書き能力が低いのは恥ずかしいという羞恥心などがあり，また医療従事者側から
も，どの患者が困難をかかえているのかがわかりにくいこともわかってきた[3]。

　このような現場の必要性(ニーズ)から，患者の読み書き能力を調べよう，そのため
の評価尺度をつくろう，という機運が高まった。こうして開発された臨床向けのリテ
ラシー評価尺度が，**REALM**(Rapid Estimate of Adult Literacy in Medicine)[4]であ
る。

　この尺度は，開発当初にはヘルスリテラシーという概念をうたったものではなかっ
た。しかしその後の研究において，ヘルスリテラシーをはかるゴールデンスタンダー

ドの１つとして中心的役割を果たすことになった。

3）ヘルスリテラシー研究の幕開け

　　ヘルスリテラシー研究の誕生においてもう１つ重要な考え方は，教育分野における**基本的(機能的)ヘルスリテラシー**の概念である。基本的(機能的)ヘルスリテラシーとは，社会の一員として機能するために必要不可欠な読み書き能力をさす[5]。リテラシーは元来，識字，つまり初歩的な読み書き計算能力のことをさし，社会参加に必要な教育指標とされていた。しかし，初歩的なリテラシーだけでは，社会のなかで生活するには不十分であることが明らかになり，基本的(機能的)ヘルスリテラシーという概念が提唱されるようになった。

　　その流れを受けて，1992年，米国で国民成人リテラシー調査がなされ，２年後に「機能的ヘルスリテラシー」を掲げた評価尺度，**TOFHLA**(Test of Functional Health Literacy in Adults)が開発された[6]。先に紹介したREALMとともに，以後のヘルスリテラシー研究で重用される尺度の誕生である。1997年には，米国医師会科学協議会の専門委員会が組織され，同委員会は「ヘルスリテラシー」という用語を定義した。そして，ヘルスケアにかかわる読解や数値理解を調べた過去の知見を，ヘルスリテラシーというくくりでレビューした[7]。このようにして，ヘルスリテラシーをキーワードとした研究分野が幕を開けた。

　　公衆衛生分野においても，健康の社会格差の緩和に取り組む切り口として，ヘルスリテラシーという概念に期待が高まり，1997年，WHOにより採択された「ジャカルタ宣言」では，ヘルスリテラシーという用語をWHOとしてはじめて定義づけた。この宣言は，21世紀における健康づくりにおいて，健康の社会的決定要因に取り組むべきであることを強調している。そして，その取り組みを成功させるためには，人々の参画が必要であること，人々の参画にはヘルスリテラシーが不可欠であることが述べられている[8]。

4）ヘルスリテラシー研究の発展

　　2000年代に入ると，健康と教育に関するプロジェクトを，ヘルスリテラシーという概念で集約し，促進しようとする動きが加速した。とくに米国は，2000年から10年間の健康政策の指針を示した「Healthy People 2010」において，ヘルスリテラシーの向上を目標に掲げ，国家予算を投じてヘルスリテラシー研究を助成した。

　　やがて，ヘルスリテラシー研究が，患者の読み書き能力の評価に偏重していることが指摘され，視野を広げた学際的な取り組みが必要であるとの提案がなされた。その結果，ヘルスリテラシー研究の目的や対象範囲が広がってきた。臨床分野では，治療にかかわる意思決定に患者が参加する，共有意思決定(Shared Decision Making；SDM，意思決定の共有)が定着し，より高度な情報の理解力と，それに基づいて自主的に意思決定する能力も視野に入れる必要が生じてきた。

その流れのなかで発展した概念の1つが，**ヘルスニューメラシー**(health numeracy)である。ヘルスニューメラシーとは，医療や健康の文脈において「数量」情報を理解し，意味づけ，利用する能力をさす[9]。ヘルスニューメラシーは，ヘルスリテラシーの1つの要素としてとらえられており，先に紹介したTOFHLAの評価項目にも含まれている。

しかし，TOFHLAで評価されているヘルスニューメラシーは，薬の量や，予約票の日時など，初歩的な内容に限られていた。一方，治療の選択においては，副作用が生じる確率など，より高度な数量情報を理解する必要がある。しかも，数量情報は，提供される情報の最重要点であることが多い。もし患者が数量情報を十分理解できなければ，患者の真の意思を反映した選択は得られないだろう。

折しも，心理学や行動経済学の分野において，人は一般に数値に基づくリスクの評価を苦手とすることや，直感的に認識されるリスクの大きさは必ずしも数量的なリスクの大きさと対応しないこと，が指摘されるようになっていた。

そこで，確率の概念を含めたニューメラシーの評価尺度が開発され，患者のニューメラシーと，医療情報に対する理解や意思決定がどのように関係しているのかを明らかにする研究が始まった。その結果，以下のことが示された。

(1) ニューメラシーは患者の意思決定に影響を及ぼしている。
(2) ニューメラシーの低い患者は，数量情報に対する判断が一貫せず，言葉づかいやフォーマット(数値の示し方)の影響を受けて異なる判断を下す傾向がある。
(3) ニューメラシーは数値情報に対する信頼感や満足感にも影響する。
(4) 学歴や読解力を調整してもニューメラシーの効果が残る。
(5) 文字の理解と数値の理解には異なる能力がかかわる。

この結果を受け，ヘルスリテラシーの1つの要素としてだけではなく，ヘルスニューメラシーを専門とする研究分野も発展していった。

5) リスクモデルとアセットモデル

公衆衛生分野においても，ヘルスリテラシーの概念は拡張された。この分野におけるヘルスリテラシー研究の目的には，人々が自分の健康に影響する要因を制御する力を高めること，つまり個人の**エンパワメント**が含まれる。ここでいう「影響要因」とは，生活習慣のような個人的な要因だけではなく，政策や職場環境などの社会的要因も含まれる。つまり，個人は，自身の生活習慣をかえるだけでなく，これらの社会的要因にはたらきかける力をもつことも期待されている。その力をもたらすヘルスリテラシーは，臨床分野における患者と医療従事者の間のコミュニケーションを対象としたものとは，質的に異なる可能性がある。

公衆衛生学者のナットビーン(Nutbeam, D.)はこの点を整理し，ヘルスリテラシーの3つのレベルを提案した[10]。第2章でも紹介した「機能的(基本的)ヘルスリテラシー」「相互作用的(伝達的)ヘルスリテラシー」「批判的(分別的)ヘルスリテラシー」

である。

　機能的(基本的)ヘルスリテラシーは，従来からREALMやTOFHLAなどの尺度で評価されてきた読解力とニューメラシーに相当する。一方，相互作用的(伝達的)および批判的(分別的)ヘルスリテラシーは，社会的なスキルも含む，より幅の広い能力である。さまざまな様式のコミュニケーションのなかで，情報を批判的に吟味し，その意味を抽出し，自身の状況をコントロールするために活用する能力をさしている。

　ただし，ナットビーンによるヘルスリテラシーの概念に対しては，健康教育分野におけるエンパワメントの概念を，ヘルスリテラシーという言葉にすりかえただけであり，混乱をもたらしているのではないかという批判もあった。しかし，しだいにナットビーンの提案が受け入れられるようになり，さらに拡張する議論が生じてきた。その後の公衆衛生分野の研究では，ヘルスリテラシーの要素として，市民リテラシー，科学リテラシー，文化リテラシー，メディアリテラシー，公衆衛生学的知識なども導入することが提案されている[11]。

　この流れを受けて，臨床分野においてもヘルスリテラシーに含まれる諸要素が拡張されてきた。おもだったものとして，読み書きとヘルスニューメラシー(機能的ヘルスリテラシーに相当)のほか，病気やセルフケアの知識，治療の順守，情報に基づく意思決定の能力，聞き取りや発話能力，記憶容量などがあげられている[12]。

　公衆衛生と健康教育というこの2つの分野において，重複しつつも異なるヘルスリテラシーの概念が成長していくなか，ナットビーンは，それらをシンプルに整理した2つのモデルを発表した[13]。ヘルスリテラシーを，「リスク(risk)」ととらえるモデルと，「アセット(asset)」ととらえるモデルである(▶表8-1)。

　リスクモデルは，おもに臨床分野の考え方を反映しており，ヘルスリテラシーが低いことを，治療の障害となるリスクファクターととらえる。そこで，患者のヘルスリテラシーを評価し，患者のリテラシーレベルに配慮した情報提供をしたり，医療システムをよりわかりやすくしたりして，リスクを下げようとする。このような対策により，医療上のアウトカムの向上をはかる。

　一方，**アセットモデル**は，おもに公衆衛生分野の考え方を反映しており，ヘルスリテラシーを健康教育の成果とみなす。獲得したヘルスリテラシーは，その人にとってアセットであり，ヘルスリテラシーが高まれば，より健康的な行動をとったり，健康のための社会的活動や健康によい社会環境をつくるための活動に参加したりする。これらの行動を通じて，よりよい健康に恵まれる可能性が高まる。

　ナットビーンは，ヘルスリテラシー研究にとってどちらのモデルも重要であり，研究が進められるべきであると提案した。

6) 国際的な広がりと包括的ヘルスリテラシー

　ヘルスリテラシー研究は，発祥の経緯もあり，おもに米国で進められてきた。しかし，ヘルスリテラシーの概念が，臨床分野と公衆衛生分野の両輪で発展していくに

表8-1 ヘルスリテラシー概念の変遷

	リスクモデル	アセットモデル
定義	健康に関する適切な意思決定をして，治療の指示に従うために，必要な基本的な健康情報とサービスを獲得，処理，理解できる能力である。(IOM, 2004)	認知および社会生活上のスキルを意味し，良好な健康の増進または維持に必要な情報にアクセスし，理解し，そして利用していくための個人の意欲や能力である。さらに，個人の生活習慣と生活環境を変容させることで，個人および地域社会の健康度を改善するよう行動をおこす知識，個人的能力，自信の達成度である。(WHO, 1998)
国	米国	英国，オーストラリア，カナダ
関連するキーワード	相互作用(インタラクティブ)，コンプライアンス，組織的実践	エンパワメント，自己効力感，健康教育，アドボカシー
視点	臨床医療	公衆衛生，健康増進
出典	Baker. 2006, Paasche-Orlow & Wolf. 2007.	Nutbeam. 2000, Coulter & Ellins. 2007.

〔文献13より作成，著者訳〕

伴って，国際的な関心が高まっていく。このようななか，2007年，EUは，政策白書にヘルスリテラシーを盛り込んだ。この白書では，EUが持続可能な保健医療システムのためのヘルスプロモーションに取り組むことと，その一環としてあらゆる世代のヘルスリテラシーの向上を促進することが述べられている。

この政策を受けて，EUにおけるヘルスリテラシー研究が本格化した。まず，EU諸国のヘルスリテラシーレベルを評価するプロジェクトが発足した(European Health Literacy Survey；HLS-EU)。プロジェクトの進行役を務めたのは，オランダの公衆衛生学者ソーレンセン(Sørensen, K.)である。

ソーレンセンらは，このプロジェクトに慎重に取り組み，最初の2年間をヘルスリテラシーのフレームワーク構築と，それに基づく新しいヘルスリテラシー評価尺度の開発にあてた。ソーレンセンらは，過去の研究をくまなく調査することにより，包括的なヘルスリテラシー概念の構築を目ざした。

システマティックレビューに基づき，まずは包括的なヘルスリテラシーの枠組みが提案された。この枠組みにおいて，ヘルスリテラシーは，健康情報の入手(access)，理解(understand)，評価(appraise)，活用(apply)という4つの能力としてまとめられた(▶図8-1)。それらの能力を発揮する場としては，ヘルスケア，疾病予防，ヘルスプロモーションの3つの領域があげられた。過去に開発されたヘルスリテラシー評価尺度のレビューも行い，そのうえで新しいフレームワークに基づくヘルスリテラシー評価尺度(European Health Literacy Survey Questionnaire；**HLS-EU-Q**)[14]を

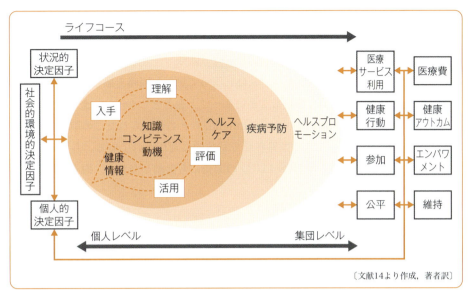

図8-1　包括的なヘルスリテラシーの枠組み

開発した。

　ついで、アジアにおけるヘルスリテラシー調査の拠点も発足し、HLS-EU-Qのアジア版を用いた調査が開始されつつある。2013年には、ソーレンセンらの支援を受けながら、当時、台北医科大学にいたチャン(Chang, P.)が中心となって、HLS-EUのアジア版となるHLS-Asiaプロジェクトが立ち上げられた。台湾におけるパイロット調査実施と、アジア各国の研究者に参加のよびかけがなされ、活発な活動が続けられている。参加国は、台湾のほか、日本、韓国、シンガポール、ベトナム、カンボジア、インドネシア、カザフスタン、ラオス、マレーシア、モンゴル、ミャンマーなどである。

　ソーレンセンらのチームと時を同じくして、オーストラリアのオズボーン(Osborne, R. H.)らの研究チームも、ヘルスリテラシー概念の整理と、包括的なヘルスリテラシー評価尺度の開発に取り組んでいた。オズボーンらの取り組みの特色は、ワークショップやインタビューで患者の声を集め、患者の立場から必要なヘルスリテラシーの要素を概念化したことである。

　オズボーンらは、インタビューの回答に対してグラウンデッド・セオリーに基づく系統だった分析を行い、ヘルスリテラシーの要素を9つの領域にしぼり込んだ。このなかには、「医療従事者の指示を理解できる」などの機能的ヘルスリテラシーに相当する項目のほか、「受診の際、付き添ってくれる人がいる」などといった社会的サポートに関する項目も含まれている。この9つの領域を基礎として、心理統計学的手法により、ヘルスリテラシーの評価尺度「Health Literacy Questionnaire(HLQ)」が開発さ

れた[15]。

　オズボーンらの取り組みのもう 1 つの特色は，HLQ を患者に対する評価というより，むしろ医療や保健のシステムに対する診断ツールとみなし，介入プログラムにつなげている点である。つまり，HLQ によって患者が困難を感じている領域を特定したうえで，システム側をかえることによって，患者をサポートしようというのである。「OPtimising HEalth LIterAcy(Ophelia)」と名付けられたこの取り組みは，すでにオーストラリアをこえて世界各地で試験的に運用されている。ちなみにオズボーンは，ソーレンセンらの HLS-EU-Q の開発にも参画しており，両者の取り組みは協力的なものである。

7）ヘルスリテラシー研究の課題

　このように，包括的かつ国際的に開花したヘルスリテラシー研究ではあるが，課題も多く残されている。最大の課題は，ヘルスリテラシー評価尺度の整備である。ヘルスリテラシーの概念が拡大するに伴って，評価尺度の内容とヘルスリテラシーの概念との不一致が指摘されるようになっている。ソーレンセンらやオズボーンらの取り組みは，この問題に対して 1 つの解法を示した。

　しかし，彼らの提唱したヘルスリテラシーの概念モデルはまだ新しい。多様なヘルスリテラシーをカバーしきれるのか，今後の評価を待つところである。また，HLS-EU-Q と HLQ は，いずれも回答者の自己判断にゆだねる主観的な評価である。主観的評価は，自信や羞恥心などの影響を受け，テストの成績のような客観的指標とは必ずしも結果が一致しない可能性が指摘されている[3]。後述する NVS や Lipkus のような客観的な評価との併用により，さらなる検討が必要であろう。

2 ｜ 日本におけるヘルスリテラシー研究

　国際的な流れのなかで，日本では，2000 年前後より，欧米のヘルスリテラシー研究の紹介がされはじめた[16,17]。2011 年には，日本学術会議の基礎医学委員会・健康・生活科学委員会合同パブリックヘルス科学分科会においても，「提言 わが国の健康の社会格差の現状理解とその改善に向けて」(2011〔平成 23〕年 9 月 27 日付)が出された。そして，「その 2―健康の社会格差の現状(5)医療アクセスの社会格差」の項で「医療への自発的受診や，質の高い医療を受けるための医療者等との良好なコミュニケーションのためには，保健医療に関する知識・理解(ヘルスリテラシー)が重要である。社会経済状態が低い立場にある者では，ヘルスリテラシーが十分でないために医療へのアクセスや受けられる医療の質に問題が生じる可能性がある」ことが指摘され，広く学術的にもヘルスリテラシーの認識が普及した。

　ヘルスリテラシーの概念やモデルの多くは，歴史的に人種的および言語的多様性のある欧米で先行して研究され，発展してきた。したがって，その評価尺度は，欧米の

言語的特性や文化的・制度的な背景のもとで開発されたものが多く，評価尺度を他言語に翻訳して利用する際には，その解釈に特段の考慮が必要である。そのまま他言語にも援用できると考えるのは不適切であり，言語や文化・制度の多様性に留意した解釈が必要である。

　欧米で開発されてきた尺度を日本で用いる場合には，日本語特性，文化的・制度的違いを配慮して，ヘルスリテラシー評価の解釈や国際的な比較を行っていくべきである。文化的・言語的に制約があり，しかも識字率の高い日本で，適切なヘルスリテラシー評価尺度を開発すること，さらにその妥当なカットオフ値を設定することは容易ではない。しかしながら，近年，多くの制約を克服して，信頼性や妥当性が確立した尺度が開発され，さまざまな関連因子との検討がなされてきている。

　ヘルスリテラシー評価尺度は，包括的尺度と疾患・状況特異的尺度に大別され，さらに客観的評価ツールと主観的(自己報告式)評価ツールに分かれる。以下，その分類にそって，近年，日本で用いられている評価ツールを，その論文とともに紹介する。

1) 包括的ヘルスリテラシー評価ツール

　包括的尺度のうち，客観的評価ツールの代表的なものとして，「Newest Vital Sign 日本語版(NVS-J)」[18]，「Lipkus らのヘルスニューメラシー尺度日本語版(Lipkus-J)」[19]，「日本人用 Functional Health Literacy テスト (JFHLT)」[20]などがある。

　①NVS-J　小暮や住谷らによる NVS-J は，アイスクリームの箱の栄養成分表を理解してカロリー計算や摂取の適否を答えさせるものである。子どもをもつ親から高齢者までの幅広い年齢層を対象とし，簡便(6問)で短時間(3分間)で評価できる。看護師(または経験を積んだ医療スタッフ)が，体温・血圧・脈拍数などのバイタルサインの測定と同時に，患者待合室などで実施することが好ましいとされ，その名称「最新のバイタルサイン(Newest Vital Sign)」の由来となっている。

　②Lipkus-J　岡本らの Lipkus-J は，サイコロを振ったときの偶数の目が出る回数などの基本的計算力，いわゆるニューメラシーなどを問う内容である。しかし，ニューメラシーの定義は「成人の生活において，さまざまな状況下における数学的必要性にかかわり，対処していくために，数学的な情報や概念にアクセスし，利用し，解釈し，伝達する能力」であり，単なる基本的計算力(数字的な記号などの理解)にとどまらないものである。

　一方，主観的(自己報告式)評価ツールの代表的なものとしては，「Communicative and critical health literacy(CCHL)尺度」[21]，「The 14-item health literacy scale for Japanese adults(HLS-14)」[22]，「HLS-EU-Q47 日本語版」[23]などがある。

　③CCHL　石川らによる CCHL は，一般向けの伝達的・批判的リテラシーの自記式ツールである。「もし必要になったら，病気や健康に関連した情報を自分自身で利用したり探したりできると思うか」という設問に対して，5つの項目を5段階(「全く思わない」～「強く思う」)で回答させ，その平均得点を評価する。次項で述べる慢性疾患を

対象とする FCCHL 同様，日本のヘルスリテラシー研究の端緒となったマイルストーン的研究である。

④**HLS-14**　須賀らの HLS-14 は，FCCHL をベースに一般成人向けに開発されたツールである。糖尿病患者だけでなく，一般健常成人にも適用できるように開発された。

⑤**HLS-EU-Q47 日本語版**　欧州で開発され，4 つの情報に関する能力（入手，理解，評価，活用）を，3 つの領域（ヘルスケア，疾病予防，ヘルスプロモーション）にわたって 12 次元で測定するツールである。欧州では面接調査だが，日本語版は自記式であり，「わからない/あてはまらない」という選択肢が追加されている。

2) 疾患・状況特異的ヘルスリテラシー評価ツール

多様な集団に対して普遍的に適用可能なヘルスリテラシー評価方法を開発することは，そのカットオフ値の妥当性も含め，困難をきわめる。そのようななかで疾患特異的なヘルスリテラシーが開発されてきている。ヘルスリテラシーは，文脈（コンテキスト）によって求められる能力が異なり，疾患・状況特異的な性質をもつ[24]。そのため，包括的なツールのみでニーズを満たすのは難しく，疾患・状況特異的な評価尺度の重要性も高い。

現在，日本で開発されている疾患・状況特異的な評価尺度としては，糖尿病などの慢性疾患をもつ患者に対して「Functional, communicative, and critical health literacy（FCCHL）」[25]，成人の e ヘルスリテラシーに対して「eHealth Literacy Scale（eHEALS）日本語版」[26]，健康的な食生活リテラシー尺度として「Healthy Eating Literacy（HEL）」[27]などがある。メンタルヘルスリテラシー（MHL）も多くの報告がなされている。妊孕性リテラシー尺度として，日本語版（CFKS-J）[28]も開発されている。

今後，さまざまな疾患・状況特異的評価尺度をどのように整理し，ヘルスリテラシーの知見を蓄積していくのかも，大きな課題である。

①**FCCHL**　石川らによる FCCHL は，2 型糖尿病患者に対する自記式の 14 問からなる主観的ヘルスリテラシー評価ツールで，ナットビーンの 3 つのレベル（機能的，相互作用的，批判的ヘルスリテラシー）を評価する。

②**eHEALS 日本語版**　インターネット上の健康情報を適切に検索し，評価し，活用していく能力を評価するツールである。

日本語版の具体的な項目内容については，ほかの成書[29]を参考にされたい。

3) 子どものヘルスリテラシー

PubMed でヘルスリテラシーに関する検索を行うと，近年，学校における教育現場を対象とした報告が増えてきている。小児期と思春期は，基本的な認知（fundamental cognitive）と，身体と情動の発達過程がまさにおきており，健康関連行動やさまざまなライフスキルが発達する時期である。さらに，ヘルスリテラシーは，生涯を通じて

学修し，築かれるものであり，小児期早期に始まっている[11]。いわば，「三つ子の魂百まで」である。

したがって，小児期と思春期のライフステージは，公衆衛生的な視点からみると，健康的な発育，および成人期を通した個人の健康や幸福に，きわめて重要なターゲットであるといえる。このターゲット（小児期と思春期）に介入することは，健康行動を促進すると考えられる。

今日，学校における健康課題は大きく変化し，生活習慣病予防などの新しい問題が噴出している。たとえば，近年増えている糖尿病患児は，身体活動や，適正体重，摂食などに関する健康行動に大きな問題をかかえており，自尊心や身体満足度が低く，抑うつ症状や体型に起因するいじめを高頻度に経験することが報告されている。機能的ヘルスリテラシーとニューメラシーを適切に身につけて，学校教育現場でヘルスリテラシーを強化することで，子どもの教育と健康の両者のアウトカムを著しく改善させることが可能である[30]。

2017年，文部科学省より学習指導要領の改訂の指針として『新しい学習指導要領の考え方：中央教育審議会における議論から改訂そして実施へ』[31]が公表された。次期指導要領では，アクティブラーニングの視点からの学習過程の改善や，生涯にわたって能動的に学びつづけることがうたわれており，あわせて「育成すべき資質・能力の三つの柱」として図8-2が示されている。

この「三つの柱」は，ヘルスリテラシーに関するナットビーンの3つのレベルのイメージと重なると考えられ，図8-2にそれをあわせて示した。学校におけるヘルスリテラシー教育は「優良な投資（good investment）」ともいえ[32]，日本の教育のなかで

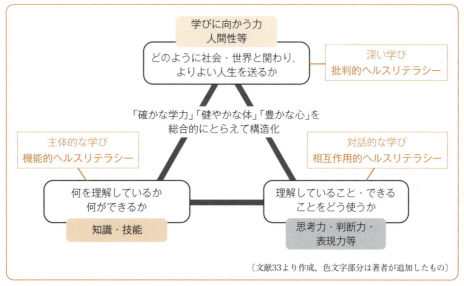

〔文献33より作成，色文字部分は著者が追加したもの〕

図8-2 育成すべき資質・能力の三つの柱とヘルスリテラシー

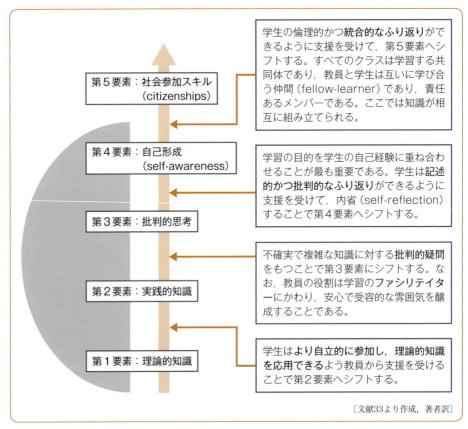

図8-3 学校におけるヘルスリテラシーの核となる5つの要素

も、徐々にではあるが、子どもたちに対するヘルスリテラシーの考え方が包含されはじめている。学校におけるヘルスリテラシーとしては、5つの核となる要素が知られている（▶図8-3）。

日本の子どもを対象とした介入調査では、内藤らの報告[34]が興味深い。この報告では、11～12歳の学生を対象に、歯科医による歯周病予防に関するワークショッププログラムを実施したところ、歯周病に関するヘルスリテラシー教育の効果が得られたことが述べられている。

4）日本におけるヘルスリテラシーの課題

日本人の識字率が高いことから、ヘルスリテラシーの課題は日本では少ないというのがこれまでのとらえかたであった。しかしながら、高齢化をはじめ、医療制度の改変、教育格差の拡大、外国人居住者の増加、情報技術の高度化など、ヘルスリテラシーに影響する課題も多く、楽観はできない。実際、最近の調査[35]では予想と異なる報告もなされており、ヘルスリテラシーとその周辺課題について、さらなる検討を進めて

第8章 多様な介入レベル | 249

いく必要がある。

　ヘルスリテラシーの適用範囲は縦横に広がり，今後さらに拡大すると予想される。しかし，ヘルスリテラシーの統一的な定義はいまだに定められておらず，また評価尺度の開発も，研究者の関心に応じてさまざまなフレームを用いて行われているのが実情である。今後，概念モデルを明示し，比較可能な評価尺度を確立することが重要な課題である。

　日本のヘルスリテラシー研究はいまだ「揺籃期」といってよい。評価ツールの開発と，その得点との関連因子を観察的に探る断面的調査が多い。今後，質の高い縦断的な介入研究などの知見が複眼的に蓄積されることが期待される。

謝辞　本節の執筆にあたって，岡本雅子特任准教授(東京大学大学院農学生命科学研究科)，須賀万智教授(東京慈恵会医科大学医学部)，大久保陽子氏(マイライフ徳丸管理栄養士)にご尽力いただいた。ここに感謝する。

Ⓑ 行動経済学

1 | 行動変容は重要，しかし……

　喫煙，身体不活動，過剰な塩分やアルコールの摂取，不飽和脂肪酸の低摂取という，個人の行動と関連するこれらの項目は，日本における非感染性疾患(non-communicable diseases；NCD)の危険因子のうち上位 10 位以内に入るものである[1]。

　イギリスの WhitehallⅡ研究も，同様の結果を示している。社会的地位の下位職の死亡率は，上位職の 1.6 倍であり，その死亡率の差は，約 70％が健康行動により説明できるという結果であった[2]。

　これらのことからわかるように，今もなお増加傾向にある NCD 予防のためには，個人の行動変容への介入が重要である。

　ところが，自分自身の健康行動関連リスクについて正しく理解しているとしても，行動をかえることは難しい。健康教育やヘルスプロモーションの実践者の多くは，行動変容の難しさを実感している。そして，その実感の確かさは，先行研究でも示されている。メディア，健康診断，健康相談や環境改善などを組み合わせた 36 の地域介入研究を総括したレビューによれば，介入プログラムの前後比較において循環器疾患のリスクの減少はわずか 0.65％にすぎず，死亡率の変化を示した研究はみあたらなかった[3]。

　そこで，従来の健康行動科学に行動経済学の要素を加味した行動変容対策が期待されている[4-6]。ここでは，行動経済学の概念と健康行動プログラムへの具体的応用例を解説する。

2 | 行動経済学とは

行動経済学(behavioral economics)は，経済学の一分野であり，人の行動を，心理学や社会学など，多分野の視点から分析する学問領域である。核となる概念は**限定合理性**(bounded rationality)である。限定合理性とは，すべてのことを人間は知りえず，限定的な情報のなかで正しいと信じることを合理的に判断しているということである。つまり，人間の意思決定には限界があるということである。

それまでの伝統的な経済学では，人間を合理的人間(ホモエコノミクス)と仮定していた。すなわち，人間とは「自己の利益を最大限に追求するように合理的に行動する」ものであると想定していた。しかし，現実において私たちの行動は不確実である。とりわけ，みずからの感情を完全に制御することはできない。このやっかいな行動を理解するうえで，中心となる考え方が**ヒューリスティック**(heuristic)である[7,8]。

ヒューリスティックとは，アルキメデスがお風呂に入っているときに浮力の法則を発見し，そのときに叫んだ言葉にちなんでできた言葉である。ギリシア語の"Heurika"(ユーレカ)という言葉は「見つけた！」という意味であり，「学習者の発見をたすける」とか「発見的な」という意味をもつ。行動経済学においては，人間が意思決定を行う際，暗黙のうちに簡便な解法や経験則による法則に基づいて行い，また直観的な判断や決定に基づいて行動することをいう。

ヒューリスティックには，いくつかのタイプがある。第一に，最初に与えられたデータや情報が，その後の人間の選択や判断に影響を及ぼすアンカリング，次に，損失による満足感の減少が，利得による満足感の増加よりも大きいと感じる損失回避，さらに，全般的に現在の状況に固執する現状維持バイアスなどである[4,6]。

現実社会において，人間はヒューリスティックにより意思決定してしまう特徴がある。そのなかで，行動を変容させるためには，いくつもの工夫が必要である。その工夫として，ナッジ，デフォルトオプション，インセンティブ，コミットメント，異時点間選択がある[4,6]。

以下，ヒューリスティックのタイプと，行動変容の具体的な方法について述べていく。

3 | 二重過程理論

二重過程理論(Dual Processing Theory)は，ノーベル経済学賞を受賞したカーネマン(Kahneman, D.)によって提唱された理論である。この理論は，人間の意思決定・判断・選択などの思考は，「システム1」と「システム2」とよばれる2種類のシステムにより行われて左右されているとするものである[8,9]。

システム1の思考処理過程は，直観的で，素早く，自動的で，しばしば感情に左右される。一方，システム2は，理性的で，思慮深く，ゆっくりと時間がかかり，努力

が必要で，慎重でもある。そして，カーネマンによれば，私たちが物事に対して判断するときは，システム2よりもシステム1のような直観に左右されることが多い。

たとえば，買い物をしたあとに「なぜ，この商品を買ってしまったのだろうか」と後悔することがある。食事をしたあとに「なんで，こんなに食べてしまったのか」と後悔することもあるであろう。非合理と思える選択をしてしまうことは，誰にでもおこりうる。

では，なぜ非合理な選択をしてしまうのか？　それは直観的に判断してしまうシステム1由来の思考をしてしまうからである。企業がこのシステム1を使っている例もある。

タバコ会社は，タバコとは無縁のなんともさわやかな写真などを使ったパッケージやCMにより自社のタバコを宣伝している。システム1を刺激して(かつ，リスクを低く見積もらせる戦略でもある)，直観的に自社タバコのよさを判断させようとしているのである。

一方，公衆衛生の専門家は，真面目に正直に，システム1ではなくシステム2を延々と刺激しつづけ，結果的には失敗を繰り返している。行動変容を促す場合，喫煙は肺がんのリスクであるといくら訴えても，そのやり方はシステム2を刺激するやり方である。そうではなく，システム1にも訴えかける努力が重要である。健康的な食品を売る際も同様である。「ビタミンが豊富です」などと健康面のよさだけを訴えても，それだけではシステム2にしか訴えることができない。それでは圧倒的多数には届かない。むしろ「これはおいしい，楽しい」と，システム1に訴えることのほうが効果的である。

4 ヒューリスティックの具体例

1）アンカリング

アンカリング(anchoring)とは認知バイアスの一種であり，先行するなんらかの刺激(**アンカー**)によって，あとの判断がゆがめられるということである[10]。

たとえば，事前に示した数値に，あとの答えの数値が影響を受けることがある。「国連加盟国のうちアフリカの国の割合はいくらか」という質問をしたとしよう。質問の前に「65％よりも大きいか小さいか」とたずねた場合は，中央値が45％であった。それに対して「10％よりも大きいか小さいか」とたずねた場合は，中央値が25％であったという研究がある[10]。

また，私たちの食べる量は，アンカーによっていることが多い。たとえば，食事で消費される食品の量は，皿の大きさなどの外部の要素(＝アンカー)によって強く決定されている[11]。その例として，「ポップコーン実験」とよばれる有名な実験があげられる。これは，映画館に来場した人に，大・中の2種類のサイズのポップコーンを提供したところ，大サイズをもらった人は，中サイズをもらった人よりも55％(177 kcal

相当)も余計にポップコーンを食べた[12]というものである。この実験で配布したポップコーンは，無料であり，しかもおいしくないもの(5日前につくった，まるで「発泡スチロールみたいな味」のもの)であった。それにもかかわらず，大サイズをもらった人は，つい多く食べてしまっていたのである。

アンカリングの概念は，2型糖尿病を有する肥満患者の体重減少，および血糖コントロールにうまく適用されている。130人の糖尿病患者を，市販の「食事サイズコントロールプレート群」(介入群)と，通常の食事アドバイス群(対照群)に無作為にふり分けた研究がある[13]。6か月後，対照群と比較したところ，介入群では有意な体重減少がみとめられた(1.8%対0.1%)。それに加えて，介入群の患者の多くは，治療薬の減量にも成功していた(26.2%対10.8%)。プレート(皿)のサイズがアンカーとしてはたらいたのである。

2) 損失回避

損失回避(loss aversion)とは「なにかを得ることよりも，それを失うことに対する心理的な拒否感が強い」ということである。「損失による満足感の低下は，利得による満足感の増加よりも大きい」と表現することも可能である。

たとえば，「あたったら1万円をもらえる」が，「外れたら1万円を払わなければならない」というくじ引きがあり，その確率が半々であったとしよう。その場合，多くの人はそのくじを選ぶのを拒否する。1万円という金額は同じである。しかし，それを得る場合と失う場合とでは，失うことのほうがはるかに重く感じられるからである。

また，一定の料金を払うと料理が食べ放題のバイキング方式では食べすぎる傾向があるのも，損失回避が原因といわれている。バイキング方式で料金のもとをとらないのは「損失」だと判断して，損失回避性が強くはたらき，必要以上に食べてしまうからである。

効果的に健康的な食事を促進するために，損失回避の概念を用いる方法として，健康的でない食事の価格を課税などによって高くすることがあげられる。この方法は，健康的な食事になんらかのメリットを与えるよりも効果的である可能性が高い。健康的でない食事に，高くなった金額を支払うことを「損失」だと判断し，損失回避のために，健康的でない食事を買わなくなるからである(結果的に健康的な食事を買うようになる)[14]。

3) 現状維持バイアスとデフォルトオプション

コンピュータ用語などでは，デフォルトとは初期設定のことを意味する。これと同様に，**デフォルトオプション**(default option；初期値設定)とは，初期設定で選ばれている選択肢のことをさす。

現状維持バイアス(status quo bias)とは，「未知なもの，未体験のものを受け入れたくないと感じ，現状のままで維持したい」と感じる心理作用のことである。現状維

持バイアスに対する介入は，テイラー(Thaler, R. H.)とサステイン(Sustatein, C. R.)によって提唱されたデフォルトオプションを利用することによって行う[15]。

デフォルトオプションは，すでに公衆衛生や医療の場面で使用されている。たとえば，臓器提供の意思表示について，日本ではデフォルト(初期設定)は「意思なし」となっている。そうするとこれを選ぶ人が多くなる。一方，デフォルトが「意思あり」の国もある。それにより臓器提供の「意思あり」が選ばれやすくなる。前者を**オプトイン**(選択して参加)，後者を**オプトアウト**(選択して不参加)ともよぶ。

ジェネリック薬品(後発医薬品)の選択についてはどうであろうか。日本では使用を増加させるために，処方箋での書き方を変更している。デフォルトはジェネリックとなっており，「ジェネリック不可」が選択によって選ばれる。「ジェネリック不可」を選びにくいようなしかけにすることで，ジェネリック薬品の使用が増えるようなしくみになっている。

ヘルスプロモーションにおいても，さまざまなデフォルトオプションの適用が可能である。レストランのメニューの前面に，より健康的な料理を表示することで食事中のカロリー摂取量が低下する可能性がある。健康診断やその後の保健指導を，デフォルトで受けることにするのも効果的である。実際，オプトイン(デフォルトは受けない)と，オプトアウト(デフォルトは受ける)で健診の受診率を比較すると，オプトアウトが有意に高いことが示されている[16]。

4) フレーミング

フレーミング(framing)とは，本来同じ意味の選択肢であるにもかかわらず，その表現方法をかえることによって，逆の選択をしてしまう現象のことをいう。より詳細に定義するなら，「物事のどの部分を基準とするのか，また数字データなどをどのように見せるかによって，その物事に対する印象や判断を大きくかえてしまうという現象」のことである。

たとえば，病院で手術をするかどうかの判断を求める場合，「100人中10人が失敗をする手術です」よりも，「成功確率90%の手術です」と言ったほうが，手術の同意は得られやすい。表現方法をかえるだけで受け手の印象をかえる効果をもたらすのが**フレーミング効果**である。

公衆衛生分野での具体的な応用例としては，乳がん検診があげられる[17]。40歳以上の136人の女性を無作為に割りあて，マンモグラフィーの利益を強調するメッセージ(早期発見による利益)を伝えた群と，損失を強調するメッセージ(検査を行わないことによる人生の損失をイメージさせるような説明)を伝えた群とを比較した。その結果，損失を強調したメッセージを受けた女性のほうが，介入後12か月以内にマンモグラフィーによる検診を受けた人が多かった(66.2%対51.5%)。メッセージの種類，つまりフレーミングの仕方によって，予防行動に与える影響が異なることを示唆している事例である。

5) 異時点間選択と時間選好性

私たちがなにかの決断をする際は，長期的な利益と短期的な利益を天秤にかけて**異時点間選択**を行うことが多い。将来の重いリスクと現在の小さな快楽(たとえば30年後の肺がんと今の喫煙)，そのどちらをとるか？　あるいは，将来の大きな報酬と今すぐもらえる小さな報酬(たとえば1週間後の1,500円と今の1,000円)との間で選択が求められることもある。その際，多くの場合，私たちは今の小さな利益を選んでしまう。選択すべき利益(または損失)の時間が異なることが，理性的な選択を狂わせてしまうのである。

上のような選択をしてしまうのは，**時間選好性**の影響を受けやすいからである[4]。時間選好性とは，「"すぐに"もらえる報酬ほど，その価値を大きく感じ，もらえる時間が遅くなると，徐々に価値が減少していくと感じる性質が人間にはある」ということである。先の喫煙の例のように，将来大きな健康リスクがあるとわかっていても，禁煙するのは難しい。明日からダイエットしよう，運動しようと思っても，明日はずっと「明日」でありつづけ，実行できない。

時間選好性には，社会経済的状況も関係するとされている。つまり，一般的に，社会経済的状況が低い人は，将来よりも今を重視する傾向がある(時間選好性が高い)。これは，社会経済的状況が低い人が不健康な生活習慣をもちやすいことの理由の1つでもある。

このように「今」を重視しすぎて，目先の小さな利益を選択してしまうことを**現在バイアス**(present bias)とよぶ。社会経済的状況が低い人は，元来時間選好性が高い傾向にある。しかし「現在バイアス」をもって生まれてきたというわけではない。低所得などの不利な状況に陥れば，誰もがこの傾向をもちやすくなる。将来に希望がもてず，先が見えない場合，たとえ小さくても，将来に大きな不利益の可能性があっても，今の楽しみを重要視するのは理にかなった選択ともいえる。このような状況を無視して，健康的な選択をしいることは，いわゆる**犠牲者非難**(victim blaming)ともなりうる。

6) コミットメントとインセンティブ

コミットメントとは，日本語では「責任をもってかかわること」をさす。行動経済学においては，「将来の自分が行う行動や選択を縛る契約や宣言をすること」を意味する。コミットメントにより，無意識的に目標が達成しやすくなるという効果が私たちに生まれる。現在の自分が，将来の自分の選択を制限するというコミットメントをすることによって，よりよい選択を実現できることがある。

たとえば，1年以内に禁煙したいとしよう。1年以内に禁煙することを妻や同僚あるいはSNS上に宣言する。それによって，達成する可能性は高くなる。同様に，ダイエットに失敗したら罰金を科すことを宣言するということもまた，コミットメントの1つである。

神話の例を出そう。船乗りたちは美しいセイレーン（下半身は鳥だといわれている）の歌声を聞くと，それに魅惑され，船は難破してしまう。どうしてもその歌声を聴きたいと思ったオデュッセウスは，自らを帆柱に縛りつけた。

セイレーンの魅惑的な歌声は，私たちの生活のいたるところに存在する。喫煙，脂と砂糖がたっぷり入った食べ物，お酒，エアコンのよくきいた部屋で横たわれるカウチなどは，私たちにつかのまのよい気分をもたらすものたちである。オデュッセウスのように，自分の行動を縛ることが，コミットメントをするということである。

インセンティブは，「励ます」を意味するラテン語"incentīvus"を語源としている。語源の通り，私たちを励まし，やる気をおこさせてくれるのがインセンティブである。インセンティブは，禁煙対策のほか，薬物依存，身体活動，検診受診，予防接種対策などにおいて利用され，システマティックレビューでもその有効性が明らかにされている[18]。

実証研究として，身体活動を高めるためにインセンティブが有効であった米国の研究[19]を紹介する。この研究の参加者は，3つのインセンティブ群と1つの対照群に分けられた。インセンティブは次の3種類である。

(1) 通常インセンティブ群：目標歩数に達したら，1日1.4ドル提供

(2) くじ引き群：目標を達成したら，くじ引きで1日5ドル（当選確率18％）または50ドル（当選確率1％）提供

(3) デポジット群：事前に月42ドル預けておき，目標達成できない場合，1日1.4ドル没収

このように，3つの群はいずれも，目標が達成できれば1日1.4ドルが手に入ることになるが，結果としてはデポジット群の身体活動量が最も多かった。ただし，インセンティブの大きさなどは，対象となる行動や集団などによって異なるものであり，事例の違いに応じてインセンティブのタイプは検討する必要がある。

7）ナッジ

ナッジ（nudge）とは「ひじで軽くつつく」という意味の英語である。行動経済学では「人々を強制することなく，望ましい行動に誘導するようなシグナル，しくみまたは戦略」を意味する。デフォルトオプションやヒューリスティックなどといった行動経済学の手法を応用することはナッジの効果をもたらし，「知らず知らずのうちに」健康的な行動を促すしくみや環境をつくりだすことができる。

ナッジの手法は，すでにさまざまな場合で使われており，とくに食に関連した具体的活用例が多くある。

①入れる袋の大きさによって食べる量は異なるか？　100gのクラッカー4袋と，400gのクラッカー1袋とで，食べる量やカロリーを比較した研究がある。その結果，100gのクラッカー4袋のほうが，400gのクラッカー1袋よりも25％（75 kcal）食べる量が少なかった[20]。

②食べ物の提供の違いにより食べる量は異なるか？　米国の学校の食堂で，スライスしたリンゴを提供した場合(介入群)と，丸々一個のリンゴを提供した場合(対照群)とで，食べる量が異なるかどうかを比較した。その結果，対照群の学校と比較して，介入群の学校におけるリンゴの1日平均販売量が71%増加した[21]。

日本においてもいくつかの事例がある。

③ビュッフェにおいて，料理の順番は選択に影響するか？　ビュッフェ方式の食事において，料理の並ぶ順番が食の選択や摂取量に影響を与えるかどうかを検証するために，野菜を先行して並べる野菜先行群と，肉や主食を先行して並べる肉先行群とで，摂取品目数と摂取数を比較した。その結果，野菜先行群のほうが，野菜料理をより多く選んでいた(3.5個対3.0個であり，統計学的に有意であった)[22]。

④ベジ・ファーストで野菜摂取量は増加するか？　東京都足立区では，野菜の摂取量が1日あたり平均254gと，国の目標である350gより大幅に少ないことが問題とされた。そこで，ある飲食店で，野菜を多く使ったメニューの提供(野菜たっぷりメニュー)や，最初に出てくる料理を野菜に変更(ベジ・ファーストメニュー)するといった協力を依頼した。介入の結果，1日あたりの野菜摂取量が，介入前と比較して13g増加した[23]。

⑤感性に訴えることで健診受診率はアップするか？　ショッピングモールやパチンコ店などといった人の集まる場所に，ナースキャップをかぶってワンピース型の白衣を着た女性を配置し，セルフ健康チェックサービスの呼びかけを行った。その結果，通常の場合に比べて，受診率が15〜36%増加した(とくに無職の者と国民健康保険加入者)。「感性」に訴えることで，いわゆる健康無関心層にも健康サービスを活用するきっかけをつくれる可能性が示された[24]。

8) ゲーミフィケーション

健康づくりにゲームを取り入れる**ゲーミフィケーション**により，健康無関心層への効果が高まることが期待されている[25]。ゲームと身体活動との関係を調べた研究として，次のようなものがある。

米国の研究グループは，スマートフォンのゲーム『Pokémon GO』(ポケモン GO)の使用と，歩行数の変化の関係をみる調査を行った[26]。18〜35歳のスマートフォン利用者，約1,200人を対象にオンライン調査を実施した。その結果，ゲームを始めて1週間目のプレーヤーは，ゲームを行っていない人と比較して，1日あたり約1,000歩の増加がみられた(ただし，その効果は長くは続かなかった)。

日本においてもいくつかの事例がある。たとえば『パ・リーグウォーク』は，スマートフォンの歩数計アプリを活用したゲーミフィケーションの事例である[25]。利用者は，自分が応援するパ・リーグの球団を選択する。野球の試合がない日には，「本日の歩数はダイヤモンド何周分です」という表示が出る。すると，応援する球団の選手が，画像で「今日はたくさん歩いたね！」などと呼びかけてくれる。試合日には，応援す

る球団ごとにファンの合計歩数を競い，合計歩数の順位が表示されることになる。それによってその日の歩数の増加が期待できる，というしくみである。

9）政策レベルでの応用

国や自治体レベルでも，行動経済学を応用した取り組みがなされている。最も積極的なのは英国である。英国政府は "Behavioral Insights Team"（通称，ナッジユニット）を発足させ，公衆衛生分野だけでなく，さまざまな分野で行動経済学やナッジの考え方を政策に応用しようとしている[27]。

米国では，補助的栄養支援プログラム（SNAP，いわゆるフードスタンプ）の例がある。SNAP では，購入する方法や食品の質が問題となる。そこで，行動経済学を応用している。具体的には，①支給する回数を頻回にする，②健康的な食品に対してより多くの補助をする，③食料品店に健康的な食品の在庫を要求する，④事前に注文を受けて宅配にする，⑤購入できる食品を制限する，などの対応をとっている[28]。

インセンティブの例としては，医療保険でのインセンティブの拡大がある。オバマケアとして知られる，2010 年に成立・導入された「患者保護並びに医療費負担適正化法」（Patient Protection and Affordable Care Act；PPACA〔通称 Affordable Care Act；ACA〕）では，保険料に対するインセンティブが拡大されることとなった[4]。

インセンティブに関連して，日本でも，医療保険者や自治体において，「ポイント制」のプログラムが盛んに取り入れられている。たとえば，6 つの自治体を対象にした「健幸ポイント制」では，活動量の増加に加えて，医療費の削減や，地域レベルでの経済効果が示されている[29]。同様な事業が，多くの自治体や医療保険者によって実施されている。

医療保険者による個人へのインセンティブ（ポイント制）は，データヘルス計画や，保険者インセンティブ制度において，柱の事業の 1 つにもなっている。今後の進展が期待できるとともに，その効果や適切なあり方についての議論が求められる。

政策への応用については，批判も少なくない。たとえ，ナッジを用いるにしても，政策によって人々の行動を統制・制限すべきではない，という立場はありうる。ナッジなどを用いた行動経済学に基づく政策は，ゆるやかな介入主義（libertarian paternalism）ともよばれ，賛否両論ある[4]。

5 ┃ 健康行動の変容に対する行動経済学への期待

行動経済学の方法を利用した健康行動の変容プログラムには大きな期待がある。現時点で，不健康な（そして不条理な）行動の多くをうまく説明することはできている。しかしながら，健康な行動への変容を促すことはまだ十分にできていない。行動経済学は，従来からの行動変容の理論に相反するものではなく，これらを補完するものとしてみなすのがよいであろう。

健康格差が問題視されるなか，従来型の健康行動理論だけでは行動の変容が難しい健康無関心層に対して，行動経済学は多くの示唆を提供してくれる。ナッジやデフォルトオプションに代表される社会環境の整備は，健康的な行動を促し，結果的に集団全体の健康度を向上させてくれる。さらに，健康格差を縮小させることにも寄与してくれることであろう。

◆文献

A. ヘルスリテラシー

1) Antonovsky, A. Social class, life expectancy and overall mortality. Milbank Memorial Fund Quarterly, Health and Society. 1967, 45(2), 31-73.
2) Simonds, S. Health Education as Social Policy. Health Education Monograph. 1974, 1-25.
3) Parikh, N. S., Parker, R. M., Nurss, J. R., Baker, D. W., & Williams, M. V. Shame and health literacy：the unspoken connection. Patient Education and Counseling. 1996, 27(1), 33-39.
4) Davis, T. C., Crouch, M. A., Long, S. W., Jackson, R. H., Bates, P., George, R. B., & Bairnsfather, L. E. Rapid assessment of literacy levels of adult primary care patients. Journal of General and Family Medicine. 1991, 23(6), 433-435.
5) William, S. G., The teaching of reading and writing：an international survey. Paris, UNESCO, 1956.
6) Parker, R. M., Baker, D. W., Williams, M. V., & Nurss, J. R. The test of functional health literacy in adults：a new instrument for measuring patients' literacy skills. Journal of General Internal Medicine. 1995, 10(10), 537-541.
7) Nutbeam, D. Health Promotion Glossary. Health Promotion International. 1998, 13, 349-364.
8) WHO. Jakarta Declaration on Leading Health Promotion into the 21st Century. Geneva, W. H. Organization, Editor, 1997.
9) Reyna, V. F., Nelson, W. L., Han, P. K. & Dieckmann, N. F. How numeracy influences risk comprehension and medical decision making. Psychological Bulletin. 2009, 135(6), 943-973.
10) Nutbeam, D. Health literacy as a public health goal：a challenge for contemporary health education and communication strategies into the 21st century. Health Promotion International. 2000, 15(3), 259-267.
11) Zarcadoolas, C., Pleasant, A. F., & Greer, D. S. Advancing Health Literacy：A Framework for Understanding and Action. San Francisco, Jossey-Bass, 2006.
12) Paasche-Orlow, M. K., McCaffery, K. & Wolf, M. S. Bridging the international divide for health literacy research. Patient Education and Counseling. 2009, 75(3), 293-294.
13) Nutbeam, D. The evolving concept of health literacy. Social science & medicine. 2008, 67(12), 2072-2078.
14) Sorensen, K., Van den Broucke, S., Pelikan, J. M., Fullam, J., Doyle, G., Slonska, Z., Kondilis, B., Stoffels, V., Osborne, R. H., & Brand, H. Measuring health literacy in populations：illuminating the design and development process of the European Health Literacy Survey Questionnaire(HLS-EU-Q). BMC Public Health. 2013, 13, 948.
15) Osborne, R. H., Batterham, R. W., Elsworth, G. R., Hawkins, M., & Buchbinder, R. The grounded psychometric development and initial validation of the Health Literacy Questionnaire(HLQ). BMC Public Health. 2013, 13(1), 658.
16) 杉森裕樹，中山健夫編．［特集 1］IT 時代のヘルスリテラシー．からだの科学．2006, 250．
17) 杉森裕樹．"教育の不平等と健康"．川上憲人，小林廉毅，橋本英樹編．社会格差と健康：社会疫学からのアプローチ．東京大学出版会，2006, 105-126．
18) Kogure, T., Sumitani, M., Suka, M., Ishikawa, H., Odajima, T., Igarashi, A., Kusama, M., Okamoto, M., Sugimori, H., & Kawahara, H. Validity and reliability of the Japanese ver-

sion of the Newest Vital Sign：a preliminary study. PLoS One. 2014, 9(4), e94582.

19) Okamoto, M,. Kyutoku, Y., Sawada, M., Clowney, L., Watanabe, E., Dan, I., & Kawamoto, K. Health numeracy in Japan：measures of basic numeracy account for framing bias in a highly numerate population. BMC Medical Informatics and Decision Making. 2012, 12, 104.

20) Nakagami, K., Yamauchi, T., Noguchi, H., Maeda, T., & Nakagami, T. Development and validation of a new instrument for testing functional health literacy in Japanese adults. Nursing & Health Sciences. 2014, 16(2), 201-208.

21) Ishikawa, H., Nomura, K., Sato, M., & Yano, E. Developing a measure of communicative and critical health literacy：a pilot study of Japanese office workers. Health Promotion International. 2008, 23(3), 269-274.

22) Suka, M., Odajima, T., Kasai, M., Igarashi, A., Ishikawa, H., Kusama, M., Nakayama, T., Sumitani,. M, & Sugimori, H. The 14-item health literacy scale for Japanese adults(HLS-14). Environmental health and preventive medicine. 2013, 18(5), 407-415.

23) Nakayama, K., Osaka, W., Togari, T., Ishikawa, H., Yonekura, Y., Sekido, A., & Matsumoto, M. Comprehensive health literacy in Japan is lower than in Europe：a validated Japanese-language assessment of health literacy. BMC Public Health. 2015, 15, 505.

24) Nutbeam, D. The evolving concept of health literacy. Social science & medicine. 2008, 67 (12), 2072-2078.

25) Ishikawa, H., Takeuchi, H., & Yano, E., Measuring functional, communicative, and critical health literacy among diabetic patients. Diabetes Care. 2008, 31(5), 874-879.

26) 光武誠吾，柴田愛，石井香織，岡崎勘造，岡浩一朗．eHealth Literacy Scale(eHEALS)日本語版の開発．日本公衆衛生雑誌．2011，58(5)，361-371．

27) 高泉佳苗，原田和弘，柴田愛，中村好男．健康的な食生活リテラシー尺度の信頼性および妥当性．日本健康教育学会誌．2012，201，30-40．

28) Maeda, E., Sugimori, H., Nakamura, F., Kobayashi, Y., Green, J., Suka, M., Okamoto, M., Boivin, J., & Saito, H. A cross sectional study on fertility knowledge in Japan, measured with the Japanese version of Cardiff Fertility Knowledge Scale(CFKS-J). Reproductive Health. 2015, 12, 10.

29) 福田洋，江口泰正編著．ヘルスリテラシー：健康教育のキーワード．大修館書店，2016．

30) Wharf Higgins, J., Begoray, D., & MacDonald, M. A social ecological conceptual framework for understanding adolescent health literacy in the health education classroom. American Journal of Community Psychology. 2009, 44(3-4), 350-362.

31) 文部科学省．新しい学習指導要領の考え方：中央教育審議会における議論から改訂そして実施へ．2017．http://www.mext.go.jp/a_menu/shotou/new-cs/__icsFiles/afieldfile/2017/09/28/1396716_1.pdf(参照 2018-09-10)

32) Nutbeam, D. Defining and measuring health literacy：what can we learn from literacy studies? International Journal of Public Health. 2009, 54(5), 303-305. doi：10.1007/s00038-009-0050-x.

33) Paakkari, O., Paakkari, L."Future Directions：How to Organaize Classroom Practices to Support the Development of Hlistic Health Literacy". Ray, M. ed. Health Literacy and School-Based Health Education. Bingley, emerald group publishing, 2012.

34) Naito, M., Nakayama, T., & Hamajima, N. Health literacy education for children：acceptability of a school-based program in oral health. Journal of Oral Science. 2007, 49(1), 53-59.

35) Nakayama, K., Osaka, W., Togari, T., Ishikawa, H., Yonekura, Y., Sekido, A., & Matsumoto, M. Comprehensive health literacy in Japan is lower than in Europe：a validated Japanese-language assessment of health literacy. BMC Public Health. 2015, 15, 505.

B．行動経済学

1) Ikeda, N., Inoue, M., Iso, H., Ikeda, S., Satoh, T., Noda, M., Mizoue, T., Imano, H., Saito, E., Katanoda, K., Sobue, T., Tsugane, S., Naghavi, M., Ezzati, M., & Shibuya, K. Adult mortality attributable to preventable risk factors for non-communicable diseases and injuries in Japan：a comparative risk assessment. PLOS Medicine. 2012, 9(1), e1001160.

2) Stringhini, S., Sabia, S., Shipley, M., Brunner, E., Nabi, H., Kivimaki, M, & Singh-Manoux, A. Association of socioeconomic position with health behaviors and mortality. Journal of

the American Medical Association. 2010, 303(12), 1159-1166.

3) Pennant, M., Davenport, C., Bayliss, S., Greenheld, W., Marshall, T., & Hyde, C. Community programs for the prevention of cardiovascular disease : a systematic review. American Journal of Epidemiology. 2010, 172(5), 501-516.

4) Kawachi, I."Application of behavioral economics to improve health". Berkman, L. F., Kawachi, I., & Glymour, M. M. eds. Social Epidemiology. New York, Oxford University Press, 2014, 478-511.

5) Roberto, C. A., Kawachi, I. Use of psychology and behavioral economics to promote healthy eating. American Journal of Preventive Medicine. 2014, 47(6), 832-837.

6) Thorgeirsson, T., Kawachi, I. Behavioral economics : merging psychology and economics for lifestyle interventions. American Journal of Preventive Medicine. 2013, 44(2), 185-189.

7) Evans, J. S. In two minds : dual-process accounts of reasoning. Trends in Cognitive Sciences. 2003, 7(10), 454-459.

8) Kahneman, D., Slovic, P., & Tversly, A. Judgement under uncertainty : heuristics and biases. Cambrige, Cambrige University Press, 1982.

9) Kahneman, D. Thinking, fast and slow. New York, Farrar, Straus and Giroux, 2011.

10) Tversky, A., Kahneman, D. Judgment under Uncertainty : Heuristics and Biases. Science. 1974, 185(4157), 1124-1131.

11) Wansink, B. Mindless Eating. New York, Hay House, 2006.

12) Wansink, B., Park, S. At the movies : how external cues and perceived taste impact consumption volume. Food Quality and Preference. 2001, 12, 69-74.

13) Pedersen, S. D., Kang, J., & Kline, G. A. Portion control plate for weight loss in obese patients with type 2 diabetes mellitus : a controlled clinical trial. Archives of Internal Medicine. 2007, 167(12), 1277-1283.

14) Dan, A., George, L., & Drazen, P."Coherent arbitrariness" Stable demand curves without stable preferences. Quarterly Journal of Economics. 2003, 118, 73-106.

15) Thaler, R. H., Sustatein, C. R. Nudge : imporoving decision about health, wealth, and hapiness. New Haven, Yale University Press, 2008.

16) Mehta, S. J., Khan, T., Guerra, C., Reitz, C., McAuliffe, T., Volpp, K. G., Asch, D. A., & Doubeni, C. A. A Randomized Controlled Trial of Opt-in Versus Opt-Out Colorectal Cancer Screening Outreach. American Journal of Gastroenterology. 2018, 1848-1854.

17) Banks, S. M., Salovey, P., Greener, S., Rothman, A. J., Moyer, A., Beauvais, J., & Epel, E. The effects of message framing on mammography utilization. Health Psychology. 1995, 14(2), 178-184.

18) Giles, E. L., Robalino, S., McColl, E., Sniehotta, F. F., & Adams, J. The effectiveness of financial incentives for health behaviour change : systematic review and meta-analysis. PLoS One. 2014, 9(3), e90347.

19) Patel, M. S., Asch, D. A., Rosin, R., Small, D. S., Bellamy, S. L., Heuer, J., Sproat, S., Hyson, C., Haff, N., Lee, S. M., Wesby, L., Hoffer, K., Shuttleworth, D., Taylor, D. H., Hilbert, V., Zhu, J., Yang, L., Wang, X., & Volpp, K. G. Framing Financial Incentives to Increase Physical Activity Among Overweight and Obese Adults : A Randomized, Controlled Trial. Annals of internal medicine. 2016, 164, 385-394.

20) Wansink, B., Payne, C. R., & Shimizu, M. The 100-calorie semi-solution : sub-packaging most reduces intake among the heaviest. Obesity. 2011, 19, 1098-1100.

21) Wansink, B., Just, D. R., Hanks, A. S., & Smith, L. E. Pre-sliced fruit in school cafeterias : children's selection and intake. American Journal of Preventive Medicine. 2013, 44(5), 477-480.

22) 渡邊晶子，福田吉治：ビュッフェ方式において料理の順番が食の選択・摂取量に与える影響．日本健康教育学会誌．2016，24，3-11．

23) 足立区．糖尿病対策アクションプラン平成 26 年．2014．https://www.city.adachi.tokyo.jp/kokoro/fukushi-kenko/kenko/action-plan.html(参照 2018-09-10)

24) Kondo, N., Ishikawa, Y. Affective stimuli in behavioural interventions soliciting for health check-up services and the service users'socioeconomic statuses : a study at Japanese pachinko parlours. Journal of Epidemiology and Community Health. 2018, 72, e1.

25) 近藤尚己．健康格差対策の進め方：効果をもたらす５つの視点．医学書院，2016．

26) Howe, K. B., Suharlim, C., Ueda, P., Howe, D., Kawachi, I., & Rimm, E. B. Gotta catch'em all! Pokemon GO and physical activity among young adults：difference in differences study. BMJ. 2016, 355, i6270.

27) Behabioral Insight Team. http://www.behaviouralinsights.co.uk/(参照 2018-09-10)

28) Ammerman, A. S., Hartman, T., & DeMarco, M. M. Behavioral Economics and the Supplemental Nutrition Assistance Program：Making the Healthy Choice the Easy Choice. American Journal of Preventive Medicine. 2017, 52(2S2), S145-S150.

29) 複数自治体連携型大規模健幸ポイントプロジェクト報告書. http://www.toppan.co.jp/news/2017/05/crl8td0000000cd3-att/PR_2017toppan0511.pdf(参照 2018-09-10)

INDEX｜索 引

数字

3 項目 7 件法版尺度　185
4P，マーケティングの　146
13 項目 7 件法版 SOC スケール　184
14-itme Health Literacy Scale　54
29 項目 7 件法 SOC スケール日本語版　184
8020 推進員　206

A–C

access to material resources　94
Active Patient Participation Cording system　108
aggregation　125
Ajzen, I.　20, 42
anchoring　251
Andreasen, A. R.　146
APPC　108
appraisal　76
association　125
Atkinson, J. W.　55
Autonomy Preference Index　191
Bandura, A.　23, 39, 52, 64
Bazell, N.　127
behavioral economics　250
behavioral factors　68
Benefit Finding　89
Berkman, L. F.　24, 91
bounded rationality　250
Bourdieu, P.　55
Bronfenbrenne, U.　92
Bruton, A.　71
Burbank, P. M.　172
Calhoun, L. G.　189
Cannon, W.　74
CARE 尺度　195
Cassel, J.　91
CBPHC　215

CBPR　135, 209
CCHL　54
CCHL 尺度　245
CDSMP　112, 195
CFIR　137
CFKS-J　246
Chang, P.　243
Charles, C.　105
Chronic Disease Self-Management Program　112, 195
Clayman, M. L.　106
coalition　25, 130
Cobb, S.　91
Cognitive Theory　28
collective efficacy　69
Collegial Model　103
commons　205
Communicative and Critical Health Literacy, 日本語版　54
Communicative and critical health literacy 尺度　245
community action　204
community-based participatory research　135, 209
community-based PHC　215
community building　204
community consciousness　204
community development　204
community engagement　130
community organization　129
community planning　204
competitive analysis　148
Consolidated Framework for Implementation Research　137
Consultation and Relational Empathy 尺度　195
Contento, I. R.　165
Continuum Model　19
Contractual Model　103
coping　77
coping strategy　23

critical consciousness　25, 132
critical health literacy　53
cultural capital　55

D–G

Decisional Conflict Scale　193
default option　252
demographic factors　55
DiClemente, C. C.　48
Diffusion of Innovations　26
dramatic relief　54
Dual Processing Theory　250
Duggan, A.　106
Durkheim, E.　90
eHEALS 日本語版　246
eHealth Literacy Scale 日本語版　54, 246
Elaboration Likelihood Model　151
ELM　151
Engineering Model　103
Eriksson, M.　81
European Health Literacy Survey　242
European Health Literacy Survey Questionnaire　54, 242
Expectancy-value Theories　55
external control　66
FCCHL　54, 246
fear appeal　54, 223
Finn, J.　112
Fishbein, M.　20, 29, 42
Folkman, S.　77
formative resarch　148
framing　253
Frank, A. W.　111
Freidson, E.　102, 191
Freire, P.　25, 132
functional health literacy　53
Functional Health Literacy テスト, 日本人用　54
Functional Health Literacy, 日本語版　54

Functional, communicative, and critical health literacy 246
general resistance resources 63
generalized self-efficacy 52
Gerbner, G. 151
Glanz, K. 2, 41, 165
Gottlieb, B. H. 111
Green, L. W. 142
group potency 71
growth following adversity 89
GRRs 63, 83
GSES 52

H–K

habitus 55
HAPA 20, 21
HBM 20, 37
Health Action Process Approach 21
Health Belief Model 20, 37
health literacy 53
Health Literacy Questionnaire 54, 243
health locus of control 尺度 67
health numeracy 240
Healthy Eating Literacy 246
Healthy People 2010 150, 239
HEL 246
Helgeson, V. C. 111
heuristic 250
Heuristic-Systematic Processing Model 151
HLC 尺度 67
HLQ 243
HLS-14 54, 245
HLS-Asia プロジェクト 243
HLS-EU 242
HLS-EU-Q 242
HLS-EU-Q47 54
―― 日本語版 245
Hochbaum, G. M. 28
Hollender, M. H. 101
Holmes, T. H. 74
House, J. S. 24, 91, 128
HSM 151
IBM 21, 30, 42
Informed Decision Making Model 105

Integrated Behavioral Model 21, 42
Integrative Model of Shared Decision Making 24
Intention 43
interactive health literacy 53
internal control 66
IOM 20, 30, 42
Japanese Health Knowledge Test 54
J-eHEALS 54
JFHLT 54, 245
J-HKT 54
KAB モデル 36
Kahneman, D. 151, 250
KAP モデル 20, 36
Kegan, R. 2
Kerlinger, F. N. 15
Kleinman, A. 110
Knowledge, Attitude, and Practice 20
Kobasa, S. 87

L–O

Lahey, L. L. 2
Lazarus, R. S. 23
learned helplessness 88
Learning Theory 56
Levy, L. H. 109
libertarian paternalism 257
Lindström, B. 81
Lipkus-J 245
Lipkus らのヘルスニューメラシー尺度日本語版 245
LOC 23, 66
locus of control 23, 66
loneliness 97
loss aversion 252
MacIver, R. M. 125
Makoul, G. 106
Measure of patient-centered communication 108
MHLC 67
MIDORI モデル 145
Minkler, M. 131
mMOS-SS-J 97
modeling 56
MPCC 108
multidimensional health locus of control scales 67

negative reinforcer 65
negative social interactions 94
Newest Vital Sign 54
Newest Vital Sign 日本語版 245
nudge 255
Nutbeam, D. 16, 53, 240
NVS 54
NVS-J 54, 245
OLQ 84
Ophelia 244
OPtimising HEalth LIterAcy 244
Orientation to Life Questionnaire 84
Osborne, R. H. 243
Ottawa Personal Decision Guide 195

P–R

PAPM 21, 50
Parsons, T. 101
Paternalistic Decision Making Model 105
Pathogenesis 23, 63
Patient perception of patient-centeredness 尺度 193
Patient perceptions of Physician Communication measure 108
Patient-Physician Relationship Model 24
Patient-Practitioner Orientation Scale 191
Pavlov, I. P. 56, 65
Pearlin, L. I. 87
Perceived Physician's Communication Style Scale 193
personal cognitive factors 68
person-to-person contact 94
Physician-patient verbal cording scheme 108
positive reinforcer 65
posttraumatic growth 89, 188
post-traumatic stress disorder 79
PPC 108
Precaution Adoption Process Model 21, 50
PRECEDE 142

PRECEDE-PROCEED モデル　20, 26, 142

Prefernce for discussing prognostic information　108

present bias　254

Priestly Model　103

PROCEED　142

Prochaska, J. O.　48, 170

PTG　188

PTSD　79

Putnam, R. D.　204

Rahe, R. H.　74

Rapid Estimate of Adult Literacy in Medicine　54, 238

Rational Model　36

REALM　54, 238

Reeder, L. G.　102

reinforcement　56, 65

reinforcer　65

Relational Regulation Theory　99

resilience　88

RIAS　107, 108, 192

Rogers, M. E.　138

Rosenstock, I. M.　39

Roter, D.　104

Roter Interaction process Analysis System　108

Roter method of interaction process analysis system　107

Rothschild, M. L.　146

Rotter, J.　65

S-W

salutary factor　63

Salutogenesis　23, 63

SDM　105

self-efficacy　52

Seligman, M. E. P.　23, 88

Selye, H.　74

sense of coherence　23, 63, 184

sense of comprehensibility　84

sense of manageability　84

sense of mastery　87

sense of meaningfulness　84

SES　55

settings approach　134

shared decision making　105

Skinner, B. F.　56, 65

SOC　20, 23, 63, 83, 84, 184

SOC-13　184

SOC-29 日本語版　184

SOC3-UTHS　185

Social Cognitive Theory　23, 56, 68

social cohesion　24

social engagement　94

social influence　94

social integration　20, 24, 91

Social Learning Theory　23, 56, 65

social network-tie　20, 24, 91

Social Readjustment Rating Scale　74

social relationship　24

social structural conditions　92

socioeconomic status　55

socioenvironmental factors　68

Sørensen, K.　242

SRRS　74

Stage Model　19

Stages of Change　173

Stajkovic, A.　71

status quo bias　252

Stewart, M.　193

Stimulus-Response Theory　28

Street, R. L.　106

stress related growth　89

Sustatein, C. R.　253

Syme, S. L.　91

Szasz, T. S.　101

task-specific self-efficacy　52

taste　55

Tedeschi, R. G.　90, 189

Test of Functional Health Literacy in Adults　54, 239

Thaler, R. H.　253

The 8-item modified Medical Outcomes Study Social Support Survey Japanese version　97

The 14-item health literacy scale for Japanese adults　245

Theory of Planned Behavior　20, 42

Theory of Reasoned Action　20, 42

TOFHLA　54, 239

Torsheim, T.　185

TPB　20, 29, 42

TRA　20, 29, 42

Transactional Model　23

Transtheoretical Model　21, 48, 170

TTM　21, 48, 170

Tversky, A.　151

ubiquitous stressor　81

Uchino, B. N.　98

Veatch, R. M.　103

victim blaming　57, 254

Wallerstein, N.　131

Wallstone, B. S.　67

Warren, R.　126

Webb, T.　41

Weinstein, N. D.　50

Wong, A.　127

あ

アーリーアダプター　140

アーリーマジョリティ　141

愛育班　205

アイゼン, I.　20, 29, 42

アクションリサーチ　209

アジェンダセッティング　152

アセットモデル　241

アトキンソン, J. W.　55

アドボカシー　154

アノミー的自殺　90

あまねく広がるストレッサー　81

アルコホーリクス・アノニマス　109

アンカー　251

アンカリング　251

アントノフスキー　80

アントノフスキー研究会　184

アンドリーセン, A. R.　146

い

医学研究所, 米国　20, 30, 42

医師－患者関係モデル　20, 24

医師－患者関係論　101

医師－患者言語的コーディングスキーム　108

意思決定ガイド　195

意思決定の共有に関する統合的モデル　24

医師コミュニケーションの患者認知尺度　108
異時点間選択　254
一般性セルフエフィカシー尺度　52
一般的な自己効力感　52
イノベーション普及（拡散）理論　20, 26, 138
イノベーター　140
インセンティブ　255

う

ウェブ, T.　41
ウォーラーステイン, N.　131
ウォールストン, B. S.　67
ウォーレン, R.　126
ウォン, A.　127
ウチノ, B. N.　98
運動普及推進員　206

え

エコロジカルモデル　92
エリクソン, M.　81
エンパワメント　20, 25, 131

お

オズボーン, R. H.　243
オタワ意思決定ガイド　195
オプトアウト　253
オプトイン　253
オペラント行動　65
オペラント条件付け　56, 65
オペラント反応　65
オンラインセルフヘルプグループ　112

か

カースル, J.　91
カーネマン, D.　151, 250
ガーブナー, G.　151
カーリンガー, F. N.　15
外傷後ストレス障害　79
外傷後成長　89, 188
外的強化　72
外的統制　66
概念　14
学習　65
学習性無力感　20, 23, 88
学習理論　56
革新者　140

課題特異的自己効力感　52
ガッティリーブ, B. H.　111
活動的患者参加コードシステム　108
カルホウン, L. G.　189
関係制御理論　99
関係調整理論　99
観察学習　23, 56, 72
観察学習理論　20
患者－医療者関係　106, 191
　——　のアウトカムへの緩和因子　114
　——　の測定法　107
患者中心コミュニケーション尺度　108
患者の受療満足度尺度　107
緩衝効果　128

き

キーガン, R.　2
技師モデル　103
犠牲者非難　57, 254
期待－価値理論　20, 55
期待感　28
機能停止　104
機能的ヘルスリテラシー　53, 239, 241
規範的信念　45
基本的ヘルスリテラシー　239, 241
逆戻りステージ　176
逆戻りリスクステージ　176
逆境後成長　89
キャノン, W.　74
強化　56, 65
強化因子　65
強化随伴性　65
強化要因　144
競合分析　148
共同体　205
恐怖アピール　54, 223
共有意思決定　105
共有意思決定統合モデル　20, 24

く

クラインマン, A.　110
グランツ, K.　2, 41, 165
グリーン, L. W.　142
クレイマン, M. L.　106

け

計画的行動理論　20, 29, 42, 164
計画モデル　142
警告受容プロセスモデル　21, 50
経済資本　55
形成的研究　148
契約モデル　103
ゲーミフィケーション　256
劇的な安堵感　54
結果要因　52
原因帰属説明スタイル　23
研究伝統　17
健康経営　134
健康－健康破綻連続体　82
健康行動　3
健康行動プロセスアプローチ　20, 21
健康行動理論　2
　——　の歴史　12
健康信念モデル　20, 37
健康推進学校　134
健康生成モデル　20, 23, 63, 83
健康生成論　23, 63, 80, 81, 184
健康生成論的アプローチ　86
健康要因　63, 81, 83
現在バイアス　254
現状維持バイアス　252
原則　15
限定合理性　250
現場設定型アプローチ　134

こ

後期多数採用者　141
構成概念　15
構成要素　15
行動意図　42, 45
行動期　173
行動経済学　250
行動結果の評価　45
行動コントロール感　43, 45, 168
行動信念　43, 45
行動ステージ　173
行動生成過程　72
行動のきっかけ　40
行動要因　68
合理的行動理論　20, 29, 42

合理的モデル　36
国立精神衛生研究所，米国　29
互恵的な結びつき　92
個人対個人の接触　94
個人的認知的要因　68
コッブ，S.　91
古典的学習理論　65
古典的条件付け　56
コバサ，S.　87
コミットメント　254
コミュニケーションの分析と評価　192
コミュニケーション理論　152
コミュニティ　125
コミュニティエンゲージメント　20, 25, 130
コミュニティエンパワメント　20
コミュニティオーガニゼーション　20, 25, 129
コミュニティキャパシティ　20, 25, 132
コミュニティビルディング　20, 25, 129, 204
コミュニティ意識　204
コミュニティ開発　20, 204
コミュニティ基盤型プライマリヘルスケア　215
コミュニティ計画　204
コミュニティ行動　204
コミュニティ参加型研究　20, 26, 135, 209
コミュニティ類型化　20
孤立　97
コンストラクト　15
コンセプト　14
コンテント，I. R.　165
コントロール信念　43, 45

さ

ザイム，S. L.　91
サステイン，C. R.　253
サルタリーファクター　63, 81

し

シーソーモデル　56
時間選好性　254
刺激−反応理論　28
資源・有形財へのアクセス　94
自己強化　72

自己効力感　20, 39, 40, 52
システム1　250
システム2　250
疾患・状況特異的ヘルスリテラシー評価ツール　246
実現要因　144
実行期　173
実行ステージ　173
実践型研究　209
実装研究強化フレームワーク　20, 26, 137
疾病生成論　23, 63, 81
指導−協力モデル　101
社会環境的要因　68
社会関係　20, 24, 63
　　── のエコロジカルモデル　92
　　── の評価　96
社会関係資本　55, 132
社会経済的要因　55
社会構造的状態　92
社会実装　136
社会集団　125
社会属性　55
社会的影響　94
社会的学習理論　20, 23, 56, 62, 65, 68
社会的関与　94
社会的凝集性　24
社会的再適応評価尺度　74
社会的説得　52
社会的統合　20, 24, 91
社会的認知理論の主要コンストラクト　70
社会的認知理論　20, 23, 56, 62, 64, 68
修正版 MOS−ソーシャルサポート尺度日本語版　97
集団効力感　69
集団潜在力　71
住民参加　30
主観的規範　45, 168
手段的サポート　94
首尾一貫感覚　20, 23, 63, 83, 84, 184
受療満足度尺度　107
遵守の動機　45
準備要因　144
条件反射　65
条件刺激　65

情緒的サポート　94
情動焦点型対処　78
消費者主義　104
情報的サポート　94
情報に基づく意思決定モデル　105
初期値設定　252
食生活改善推進員制度　205
所属的サポート　94
処理可能感　84
心理社会的ストレッサー　75
心理社会的メカニズム　92

す

スキナー，B. F.　56, 65
スザッス，T. S.　101
スザッス・ホランダーモデル　20, 101
スチュワート，M.　193
ステークホルダー　204
ステージモデル　19
ストジコビック，A.　71
ストリート，R. L.　106
ストレス　63, 74
　　── に関する研究　23
　　── の行動的プロセス　79
　　── の生理的プロセス　79
ストレス学説　20, 74
ストレス緩衝効果　98
ストレス関連成長　20, 89, 189
ストレスと対処のトランザクショナルモデル　76
ストレスフル　76
ストレスフル・ライフイベント　20, 23
ストレスプロセスの統合モデル　20, 79
ストレッサー　63, 74
　　──，あまねく広がる　81

せ

成功体験　52
聖職者モデル　103
生態学的システム論　24
生態学的モデル　92
精緻化見込みモデル　151
正の強化因子　65
生理的・感情的状態　52
セリエ，H.　74
セリグマン，M. E. P.　23, 88

セルフエフィカシー　52
セルフヘルプグループ　20, 109
先行要因　52
前熟考期　173
前熟考ステージ　173

そ

早期採用者　140
早期多数採用者　141
相互作用的ヘルスリテラシー
　53, 241
相互作用論　69
相互参加型　104
相互参加モデル　101
ソーシャルキャピタル　20, 25,
　132
ソーシャルサポート　20, 91,
　128
　── の機能別分類　91
　── の互恵性　95
　── の分類　94
ソーシャルストレス研究　24
ソーシャルネットワーク　92
ソーシャルネットワーク・タイ
　91
ソーシャルマーケティング　20,
　26, 145, 216
ソーレンセン，K.　242
損失回避　252

た

対処　63, 77
対処戦略　20, 23, 77
態度　29, 45
代理強化　72
代理経験　52
多次元ヘルス・ローカスオブコン
　トロール尺度　67

ち

地域関係者　204
地域組織活動　133
遅滞者　141
チャールズ，C.　105
チャン，P.　243
注意過程　72
統制の位置　66
直接効果　128

て

提供者−消費者の関係　103
ディクレメンテ，C. C.　48
テイスト　55
テイラー，R. H.　253
デイリーハッスル　75
テデスキー，R. G.　90, 189
デフォルトオプション　252
デュルケーム，E.　90
伝達的ヘルスリテラシー　241

と

ドゥーガン，A.　106
動機付け過程　72
統御感　87
統御感尺度, 日本語版　87
統御の座　66
統合的インプリメンテーション研
　究フレームワーク　137
統合的行動モデル　20, 21, 30,
　42
同僚モデル　103
特性的自己効力感　52
特性的自己効力感尺度　52
トベルスキー，A.　151
トランザクショナルモデル　20,
　23
　──，ストレスと対処の　76
トランスセオレティカルモデル
　20, 21, 48, 170
トルシェイム，T.　185

な

内的統制　66
ナッジ　255
ナットビーン，D.　16, 53, 240

に

二重過程理論　250
日常の苛立ちごと　75
日本語版 Communicative and
　Critical Health Literacy　54
日本語版 Functional, Communi-
　cative, and Critical Health
　Literacy　54
日本語版 NVS　54
日本語版統御感尺度　87
日本人用 Functional Health Lit-
　eracy テスト　54, 245

ニューメラシー　240
認知行動療法　56
認知された影響力　45
認知された脅威　39
認知された行動コントロール要因
　29
認知された重大性　39
認知された障害　39
認知された脆弱性　39
認知された利益　39
認知的評価　76
認知的要因　52
認知理論　28

ね・の

ネガティブな社会的交流　94
能動−受容モデル　101
ノード　92

は

把握可能感　84
バークマン，L. F.　24, 91, 92
バーゼル，N.　127
パーソンズ，T.　100
ハーディネス　87
パートナーシップ　20
パートナーシップ論　25
バーバンク，P. M.　172
パーリン，L. I.　87
ハウス，J. S.　24, 91, 128
パターナリズム　104
パトナム，R. D.　204
ハビトゥス　55
パブロフ，I. P.　56, 65
パラダイム　14
汎抵抗欠損　83
汎抵抗資源　63, 83
汎適応症候群　74
バンデューラ，A.　23, 39, 52,
　56, 64, 67
反応　65

ひ

ピアサポートグループ　20, 111
ビーチ，R. M.　103
非組織集団　125
批判的思考　20, 25, 132
批判的ヘルスリテラシー　53,
　241
ヒューリスティック　250

評価的サポート　94

ふ

フィッシュバイン，M.　20, 29, 42
フィン，J.　112
フォークマン，S.　77
普及　138
父権主義　104
父権主義的意思決定モデル　105
物理化学生物学的ストレッサー　75
負の強化因子　65
フランク，A. W.　111
フリードソン，E.　102, 191
プリシード　142
ブルデュー，P.　55
ブルトン，A.　71
フレイレ，P.　25, 132
フレーミング　151, 253
フレーミング効果　253
フレームワーク　24
プロシード　142
プロチャスカ，J. O.　48, 170
ブロンフェンブレンナー，U.　92
文化資本　55
分別的ヘルスリテラシー　241

へ

ベネフィット・ファインディング　89, 189
ヘルゲソン，V. C.　111
ヘルシーカンパニー　134
ヘルス・ローカスオブコントロール尺度　67
ヘルスコミュニケーション　20, 64, 100, 149, 190
ヘルスニューメラシー　240
ヘルスビリーフモデル　20, 27, 37
ヘルスプロモーション　4
　―― 5つの活動戦略　124
ヘルスプロモーティング・スクール　134

ヘルスリテラシー　53, 193, 238
ヘルパーセラピー原則　109
変数　15
変容期　173
変容ステージ　173
　―― の測定項目　173
変容段階　173

ほ

包括的ヘルスリテラシー評価ツール　245
ホームズ，T. H.　74
保健推進員　205
保健補導員　206
母子愛育会　205
保持過程　72
ポジティブデビエンス・アプローチ　86
ポジティブ心理学　23
母子保健推進員制度　205
ホックバウム，G. M.　28
ボボ人形　67
ホランダー，M. H.　101

ま

マクル，G.　106
マッキーバ，R. M.　125
松本千明　165
慢性疾患セルフマネジメントプログラム　112
慢性ストレッサー　75

み・む

宮坂忠夫　5, 165
ミンクラー，M.　131
無害―肯定的　76
無関心期　173
無関心ステージ　173

め・も

命題　16
モデリング　23
モデリング理論　20
モデル　17
問題焦点型対処　78

や・ゆ・よ

病いの経験と語り　20, 110
有意味感　84
ゆるやかな介入主義　257
予後情報の議論に対する優先性　108
予防行動採用モデル　20, 21, 50

ら

ライフイベント　75
ラエ，R. H.　74
ラガード　141
ラザルス，R. S.　23
楽観的説明スタイル　20, 23

り

リーダー，L. G.　102
リーダーシップ　20, 133
リスクコミュニケーション　152
リスクモデル　241
理論　15
リンドストロム，B.　81

れ

レイトマジョリティ　141
レイヒー，L. L.　2
レヴィ，L. H.　109
レジリエンス　88
連携　25, 130
連合　20, 25, 130
連続性モデル　19

ろ・わ

ローカスオブコントロール　20, 23, 66
ローゼンストック，I. M.　39
ローター，D.　104
ローター相互作用過程分析システム　107, 108, 192
ロジャース，M. E.　138
ロスチャイルド，M. L.　146
ロッター，J.　65
ワインスタイン，N. D.　50